中国罕见病医疗产品发展蓝皮书

中国罕见病医疗产品发展蓝皮书编委会　组织编写

中国健康传媒集团
中国医药科技出版社

内 容 提 要

《中国罕见病医疗产品发展蓝皮书》由中国健康传媒集团健康中国研究院组织编写，分为综述、政策发展、临床需求、模式研究及附录等部分，力求全面呈现近年来罕见病医疗产品发展取得的显著进展与良好机遇，同时围绕当前仍面临的严峻挑战展开分析、探讨对策。期望本书能为业界以及监管部门提供有价值的参考信息，进一步促进罕见病医疗产品高质量发展。

图书在版编目（CIP）数据

中国罕见病医疗产品发展蓝皮书 / 中国罕见病医疗产品发展蓝皮书编委会组织编写 . -- 北京：中国医药科技出版社 , 2025. 1. -- ISBN 978-7-5214-4878-8

Ⅰ . R442.9

中国国家版本馆 CIP 数据核字第 2024GD5039 号

美术编辑　陈君杞
版式设计　也　在

出版　**中国健康传媒集团**｜中国医药科技出版社
地址　北京市海淀区文慧园北路甲 22 号
邮编　100082
电话　发行：010-62227427　邮购：010-62236938
网址　www.cmstp.com
规格　710×1000mm $^1/_{16}$
印张　20 $^1/_4$
字数　362 千字
版次　2025 年 1 月第 1 版
印次　2025 年 1 月第 1 次印刷
印刷　北京盛通印刷股份有限公司
经销　全国各地新华书店
书号　ISBN 978-7-5214-4878-8
定价　**198.00 元**

获取新书信息、投稿、为图书纠错，请扫码联系我们。

编委会

序

　　罕见病医疗产品的发展对促进生物医药产业高质量发展发挥着积极作用。多元参与主体、数据要素赋能新质生产力等新业态与临床价值导向优化组合，给生物医药创新效率带来显著提升，成为医药产业高质量发展与民生福祉增进紧密结合的典型领域。

　　促进中国罕见病医疗产品发展，只有从实际出发，给予针对性的分类指导政策，营造适宜创新的良好生态，才能让中国罕见病医疗产品加速推进，在全球竞争中赢得中国生物医药产业高质量发展的主动权。为此，国家药品监管部门近年来做了大量工作，大力推进罕见病医疗产品研发创新。一方面，释放政策红利，让罕见病用药研发持续加速。2018 年起建立专门通道，在审评审批环节，对包括罕见病用药在内的临床急需境外新药实行单独排队、鼓励申报、加快审评。另一方面，加强技术指导，让企业少走弯路。针对罕见病单病种发病率低等特点，对罕见病创新药给予特殊政策倾斜，药品审评机构早期介入、研审联动、全程服务，组建专门的审评团队跟进罕见病新药的创新研发。允许企业滚动递交研究资料，在沟通交流、核查检验、综合审评等重点环节，建立无缝衔接机制。与此同时，制定一系列技术指导原则，指导企业结合罕见病特征，在确保严谨科学的基础上，采用更加灵活的设计，充分利用有限的患者数据，获取科学证据，推进临床研发。

　　罕见病医疗产品的临床需求仍然存在巨大缺口，罕见病医疗产品的研发创新依然是世界级难题，未来仍然还有很长的路需要去探索、耕耘。

　　罕见病医疗产品研发不仅仅是技术问题，同时也是社会问题，是需要聚集社会各方力量和资源携手推进的系统工程。让业界更加全面地了解罕见病医疗产品发展状况，为其未来发展凝聚更多力量和资源，在当下具有重要的现实意义。本书由国内罕见病领域众多知名专家，从监管政策、临床需求、前沿技术、模式探索等方面展开分析、探讨对策，相信对进一步推动罕见病医疗产品发展具有重要意义。

愿我国罕见病医疗产品发展事业再上新台阶，国内越来越多罕见病患者家庭因此获益，并为全球公众的健康水平提升贡献中国经验！

吴少祯

中国健康传媒集团

2024 年 12 月

前　言

罕见病给亿万家庭带来沉重的经济和精神负担。发展罕见病医疗产品是应对罕见病挑战的重要方式。由于罕见病的"罕见"特性，其医疗产品的研发成为世界级难题，它意味着要在基础科学层面做更多破冰工作，意味着研发创新过程更加艰难，意味着全力投入但未必能获得理想回报。

关注企业在罕见病医疗产品发展中面临的挑战，积极营造有益于罕见病医疗产品发展的有利环境，是对少数弱势群体的人道主义关爱，亦是践行"为人民服务"使命的具体行动。立足经济产业的发展现状，面对多元复杂的权衡与博弈，需要更加关注罕见病医疗产品发展环境，切实为维护好企业持续投入研发创新提供强有力的支持。

中国健康传媒集团落实党的十九大报告提出"加强中国特色新型智库建设"要求，明确"智库建设"发展战略，加强健康中国研究院建设，大力开展监管政策和产业发展状况研究。作为中央文化企业，中国健康传媒集团长期关注罕见病医疗产品发展课题。中国健康传媒集团健康中国研究院倾注力量，深入访谈了近百位资深专家，访谈范围覆盖政策制定者、医生、研究学者、企业代表、投资者以及患者和家属，从众多长期深耕罕见病领域的人士中探索追问当前中国罕见病医疗产品发展面临的机遇和挑战，研判未来中国罕见病医疗产品发展的核心价值以及未来走向。通过专题研究，我们清晰地看到，一方面，中国罕见病医疗产品在近些年取得了极大进步，为罕见病患者的诊疗提供了更多可能性以及希望，充分展示了我们"以人民为中心"理念的有效执行；另一方面，也需要更多关注资源的科学合理投入，切实厘清产业环境的薄弱环节与焦点问题，以便更好地锚定问题，提高问题解决的效率。

在开展专题研究的同时，健康中国研究院向我国诸多活跃在罕见病领域的资深专家约稿，汇聚学者力量共同编写首部《中国罕见病医疗产品发展蓝皮书》。全书分为综述、政策发展、临床需求、模式研究及附录五部分，力求全面呈现近年来罕见病医疗产品发展取得的显著进展与良好机遇，同时围绕当前仍面临的严峻挑战展开分析、探讨对策。我们期待本书能为业界清晰发展思路以及监管部门优化监管策略提供有价值的参考信息，同时为各相关方开展交流提供抓手，为形成合力提供助力。

本书的编写组织工作历时两年有余，编写过程得到了国家药监局领导的关注和支持，得到了相关部门的鼎力协助，以及高校、医院、协学会等多方面专家的大力支持。受邀专家们倾注力量和心血，完成了不同专题的撰写工作，并且以强烈的责任心，不厌其烦地对文章进行修订完善，在此一并致以诚挚的敬意和感谢。

解决罕见病医疗产品发展难题、回应社会关切，不仅可以增加全社会的凝聚力和全体人民的归属感，更可以促进生物医药产业的高质量发展。我们希望，这本汇聚罕见病领域一线资深专家研究成果的著作，能进一步凝聚罕见病领域共识，形成社会合力，惠及更多罕见病患者，谱写罕见病事业发展事业的新篇章。

中国健康传媒集团　健康中国研究院

2024 年 12 月于北京

目 录

临床需求篇

模式研究篇

附录

综述

中国罕见病医疗产品发展报告

罕见病医疗产品发展是牵动患者、医生、科研机构、企业、政府等多个利益相关方的复杂问题，也是考验医疗、医药、医保联动机制的特殊案例。关注罕见病医疗产品发展具有必要性和合理性：只要生命在繁衍，就有基因异常、发生罕见病的可能，每个家庭都可能出现罕见病患者；保护和促进罕见病患者获得医疗产品，既是国家法律的明确要求，也符合社会道德的基本伦理。

党的二十大报告中指出：要把保障人民健康放在优先发展的战略位置。党中央、国务院高度重视罕见病患者健康，指导各有关部门和方面加强罕见病研究、诊疗和药品研发供应，完善罕见病医疗保障体系。特别是 2018 年以来，罕见病医疗产品发展取得了突破性进展，给患者带来了更多希望，越来越多的罕见病患者家庭获得了更好的治疗手段和更高的生活质量，为社会发展创造了更大财富。

然而，随着经济社会的快速发展，罕见病医疗产品发展不平衡、不充分的问题也日益突出，持续构建良好的罕见病医疗产品发展环境任重道远。在中国实践中，罕见病医疗产品政策频频发布，但在可获得可负担方面仍然面临不少挑战，如部分产品定价与支付难以匹配、部分产品研发与审批对接不畅，以及投资意愿低迷、创新增速放缓等，国际上也涌现出对罕见病医疗产品发展环境与政策的反思。在当下的中国，汲取国际经验教训、直面罕见病所带来的挑战，具有重大理论意义和现实价值。

本报告将调查分析中国当下的发展环境，阐述罕见病医疗产品国内外鼓励策略比较，为更好的未来建言献策。

第一章
中国罕见病医疗产品发展政策与环境

加强罕见疾病患者的诊断和用药保障，是落实党中央和国家增进民生福祉、提高人民生活品质的重要举措，也是以人民为中心、实践健康中国战略"一个都不能少"的大爱体现。党的十八大以来，党中央、国务院高度重视罕见病防治工作，指导各有关部门和方面加强罕见病研究、诊疗和药品研发供应，完善罕见病医疗保障体系，取得良好成效，给更多患者带来了希望。

然而，罕见医疗产品的可持续发展仍然面临一定的不确定性。不确定性既来自于资源分配过程中，对于投入鼓励罕见病医疗产品发展之程度与力度尚无社会共识；也取决于问题解决过程中，罕见病医疗产品对发展环境提出了支持性、协作性和灵活性的更高要求。罕见病医疗产品的发展既不能超越社会经济发展水平，也不能脱离现有产业环境发展，如何定位罕见病医疗产品的发展价值，决定了资源投入的多寡；摸清产业环境中的薄弱环节，才能确保资源投入产出的效率。

回顾总结我国在罕见病医疗产品发展方面取得的积极成效、全面梳理分析全球罕见病医疗产品发展政策特点，中国健康传媒集团健康中国研究院（后简称"研究院"）试图回答三个问题：要如何关注和支持罕见病医疗产品发展？国内外为促进其发展做了哪些工作？中国下一步支持策略应该如何选择？

通过政策梳理和行业从业者访谈，我们看到了更多参与者的视角与期待，也更加深刻地理解了热点难点问题背后的关键原因与解决路径，希望通过这份报告，促进多方形成更广泛的共识，为推动罕见病医疗产品的良好发展提供助力。

一、中国罕见病医疗产品发展取得的成绩

近年来，罕见病医疗产品发展取得一系列成绩。这得益于党和国家对罕见病群体的高度重视，得益于各部委各级政府的大力引导，得益于各相关方的积极创造，所取得的一系列成果显著增加了罕见病患者家庭的获得感和幸福感。

在国家规划层面，党和国家鲜明提出鼓励罕见病医疗产品发展的若干举措，有力丰富了国家支持罕见病医疗产品发展的政策体系，为罕见病医疗产品高起点规划提供了重要依据。

• 2021 年 3 月十三届全国人大四次会议表决通过的《中华人民共和国国民经济和社会发展第十四个五年规划和 2035 年远景目标纲要》中指出，我国要全面推进健康中国建设，深化医药卫生体制改革。完善创新药物、疫苗、医疗器械等快速审评审批机制，加快临床急需和罕见病治疗药品、医疗器械审评审批，促进临床急需境外已上市新药和医疗器械尽快在境内上市[1]。

• 2021 年 12 月，国家药监局等 8 部门正式发布《"十四五"国家药品安全及促进高质量发展规划》，把促进药品高质量发展同满足人民美好生活需要紧密结合起来，进一步加快重点产品审批上市。对具有明显临床价值的创新药，防治艾滋病、恶性肿瘤、重大传染病、罕见病等疾病的临床急需药品以及儿童用药，符合条件的予以优先审评审批[2]。

• 2022 年 1 月，国务院印发《"十四五"市场监管现代化规划》，提出优化管理方式促进新药好药加快上市。完善创新药物、创新疫苗、医疗器械等快速审评审批机制，加快临床急需和罕见病治疗药品、医疗器械审评审批。建立国家药物医疗器械创新协作机制，加强对重大创新药研发的指导。鼓励研制短缺药品、儿童用药品、防治重大传染病药品、公共卫生方面急需药品，鼓励新药境内外同步研发申报[3]。

• 2022 年 1 月工信部和国家药监局等 9 部门联合印发《"十四五"医药工业发展规划》，指出当前发展环境存在企业开发罕见病药、儿童药积极性低、小品种药仍存在供应风险等问题，未来发展目标是增强罕见病药保障能力，重点发展针对罕见病治疗需求的创新化学药研发（如具有新靶点、新机制的新药以及基于反义寡核苷酸、小干扰 RNA、蛋白降解技术（PROTAC）等新型技术平台的药物），动态调整《罕见病目录》，从审评审批、专利期延长等方面制定罕见病药物开发激励政策，落实税费优惠政策，鼓励企业加快相关品种开发。

落实研发费用加计扣除和抗癌药品、罕见病药品增值税简易征收等扶持政策[4]。

• 2022 年 3 月国务院办公厅印发《"十四五"中医药发展规划》提出建设高水平中医药传承保护与科技创新体系，开展中医药防治重大、难治、罕见疾病和新发突发传染病等诊疗规律与临床研究，加强重点领域攻关[5]。

• 2022 年 5 月 20 日，国务院办公厅印发《"十四五"国民健康规划》，指出要推动医药工业创新发展，深化药品医疗器械审评审批制度改革，对符合要求的创新药、临床急需的短缺药品和医疗器械、罕见病治疗药品等加快审评审批[6]。

• 2024 年 3 月，《政府工作报告》明确 2024 年工作任务，其中第十条指出，切实保障和改善民生，提高医疗卫生服务能力，加强罕见病研究，诊疗服务和用药保障[7]。

在政策法规方面，多部委、多地各级政府部门积极探索营造支持罕见病医疗产品发展的产业环境，形成了多主体、多环节、多要素的支持体系，为罕见病医疗产品高质量发展建立了初步的多方协作网络。

罕见病主要实践如表 1-1-1 所示。

表 1-1-1　罕见病主要实践

单位	时间	实践
多部门联合	2018、2019、2020	卫健、药监发布临床急需境外新药品种名单，列入药品数量 73 个[7-9]
	2018、2023	卫健、科技、工信、药监、中医药管理局 5 部委（第二批增总后 6 部委）发布 2 批罕见病目录，纳入 207 种罕见病[10-11]
	2017	国家卫生计生委、国家发展改革委、工业和信息化部、财政部、人力资源社会保障部、商务部、国务院国资委、工商总局、食品药品监管总局 9 部委出台《关于改革完善短缺药品供应保障机制的实施意见》，纳入罕见病医疗产品[12]
	2019—2022	2019 年 6 月，北京协和医院采用"一次性进口"途径申请治疗肾上腺皮质癌特效药米托坦[13]；2021 年，国家卫生健康委、国家药品监督管理局建立临时进口工作程序[14]，2022 年引进氯巴占等产品进入临床使用[15]
药监系统	2016—2021	药品审评审批制度改革[16]，明确优先审批、附条件批准、突破性疗法[17]等 3 种针对性加速审评程序；增加审评阶段沟通交流[18]；促进境外已上市罕见病药物豁免临床试验进口上市[19]

单位	时间	实践
药监系统	2017 至今	《药品管理法》第二十三条明确，可将未获批上市药物用于同临床试验机构的同病患者[20]；2017 年 12 月发布《拓展性同情使用临床试验用药物管理办法（征求意见稿）》[21]，2021 年，全国首例同情用药项目在北京协和医院实施[22]
	2017、2018	《关于鼓励药品医疗器械创新保护创新者权益的相关政策（征求意见稿）》[23]《药品试验数据保护实施办法（暂行）（征求意见稿）》[24] 两文件提出，对罕见病适应证自在国内获批起，给予 6~10 年数据保护期
	2020—2023	药审中心发布罕见病、接受境外数据、真实世界研究、患者参与及罕见病常用技术、罕见病单病种等多份审评技术指导原则[25-42]
	2022	《药品管理法实施条例（修订草案征求意见稿）》指出，给予罕见病药品最长 7 年市场独占期[43]
卫健部门	2022	启动全国罕见病诊疗水平和实施能力提升项目，资金来源为中央专项彩票公益金[44]
医保部门	2020	推动医保目录纳入更多罕见病药物，推进目录内产品谈判，建立健全医保谈判药品"双通道"落地机制[45]
科技部门	2016—2020	"十三五"期间共资助项目 179 项，直接经费合计 1.08 亿元[46]
财政部门	2019—2022	财政部等 5 部门发布罕见病药品增值税政策清单，3 批 54 个产品按 3% 缴纳增值税；进口罕见病药品减按 3% 征收进口增值税[47-48]
地方探索	2019 至今	设立博鳌乐城先行区，引入 270 种临床急需进口药械，9 个产品通过利用真实世界数据辅助支持在中国加速获批上市[49]
	2020 至今	探索"港澳药械通"，在试点医院开展逾百个罕见病病种的诊疗，引进罕见病医疗产品[50]
	2019—2022	多地通过专项基金、大病保险和医疗救助等方式，积极探索罕见病用药保障机制[51-55]

在社会环境方面，各相关方在政策引领下各尽所能，在合作机制与技术创

新上大胆探索，形成了行业企业蓬勃发展、社会组织百花齐放、公众舆论积极关注的发展氛围，为罕见病医疗产品创新发展注入了新的活力。知名学协会，如北京罕见病诊疗与保障学会（中国罕见病联盟）、上海市罕见病防治基金会等；代表公司，如国内的北海康成、曙方医药、信念医药、琅钰集团等，国外公司，包括赛诺菲、武田、罗氏、渤健等。患者组织及患者代表，如北京病痛挑战公益基金会、北京市美儿脊髓性肌萎缩症关爱中心、渐冻症患者蔡磊等。

在取得成果方面，从 2018 年起，我国批准上市的进口和国产罕见病用药已经达到了 130 余个，其中多个境外罕见病新药通过审评审批加速通道获批进口上市；罕见病新药的审评审批时限同比最短。截至 2023 年 6 月底，已累计将 60 余种罕见病用药纳入医保药品目录，平均降价超 50%。目前超过 90 种罕见病药品已纳入医保药品目录。此外，全国已有 22.9 万家定点医院和药店配备了包括罕见病用药在内的目录谈判药品[56, 45]。

二、相关方对中国发展成果的态度与期待

在取得前所未有发展的同时，社会对罕见病的关注也在不断增加，相关方对罕见病发展的期待也日益提高。深入了解相关方的态度与期待，有助于加深对市场需求的理解、有助于不断优化和改善医疗产品的发展环境，是实现持续创新和长期发展的重要手段。

在 2022 年 10 月至 2023 年 9 月期间，研究院通过座谈、访谈及问卷调研等形式，与近百位罕见病领域资深专家深度沟通，包括行政管理部门、医疗机构与医生、产业从业者、患者组织与患者代表、研究机构、资本等不同相关方，收集汇总不同相关方对罕见病医疗产品发展的共性问题。

1. 调研情况

本次问卷调研分为总体情况、制度环境、产业环境、社会环境等部分，展现当前的态度与对未来的预期，围绕相关方对现有政策的优化建议、国际经验的借鉴思路，以及资源倾斜的倾向展开分析，探索相关方对不同环节影响程度的判断，如企业与产业链、医疗机构与医生、数据共享与患者参与、投资机构与资本等，并呈现相关方对罕见病问题的认知和态度。通过多元视角和全景透视，我们可以更好地了解相关方对罕见病医疗产品发展全生命周期所需环境的共同期盼。

调研对象来自罕见病医疗产品发展全生命周期的不同利益相关方，工作内容高度相关、工作年限相对丰富，对中国的罕见病医疗产品发展有更深刻的洞见和理解（图 1-1-1）。

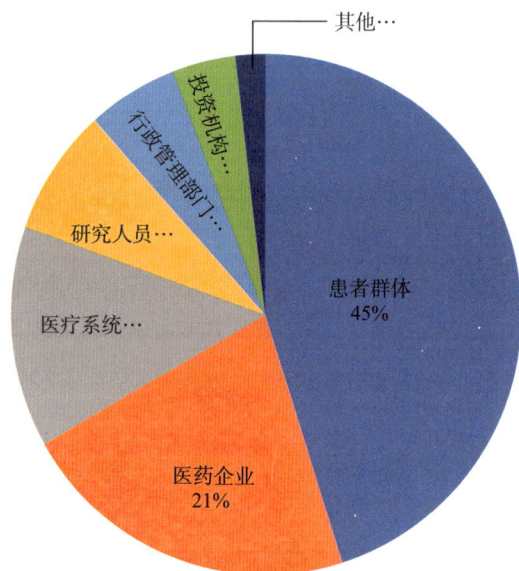

图 1-1-1　调研对象类别

半数以上调研对象拥有 6 年及以上从事罕见病工作的经历，其中 23% 以上调研对象拥有 10 年以上与罕见病打交道的阅历，具备丰富的实践经验，调研结果可信度较高。此外，有 49% 的调研对象从事罕见病工作在 1 年至 5 年；这与过去 5 年罕见病医疗产品发展环境迎来快速改善有关，因此也有更多新的人员投入到罕见病相关工作中（图 1-1-2）。

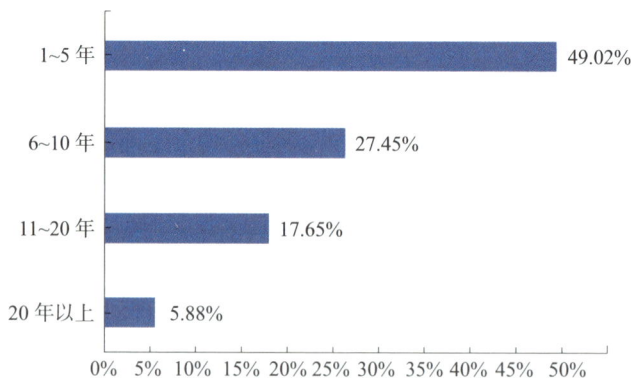

图 1-1-2　调研对象从事罕见病工作的年限

　　人员所在地区情况方面，本次调研涉及全国16个省份的相关从业者。其中，来自上海和北京的调研对象居多，分别占27%、22%，符合罕见病相关工作的特点：无论是诊疗还是产业在上述城市都相对集中，也更容易获得发展。而来自其他省份的调研对象多为患者代表，反映出罕见病发病率的随机，以及患者意见领袖产生的随机性（图1-1-3）。

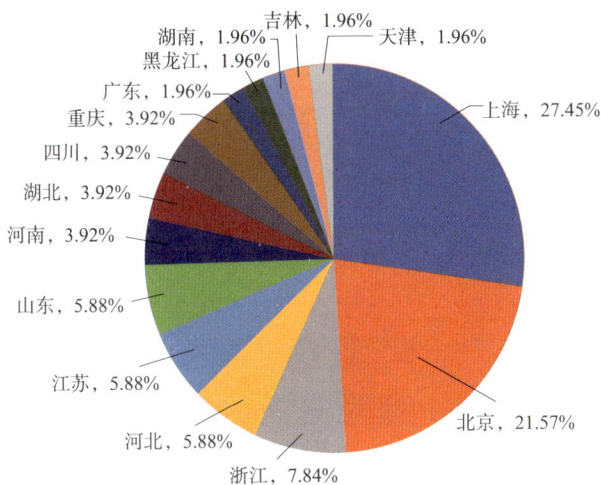

图 1-1-3　调研对象所在地区

2. 总体情况

　　与5年前相比，逾94%的调研对象认为当前罕见疾病相关政策对医疗产品发展环境有改善，其中认为显著改善的占69%，罕见病政策利好获得了大多数调研对象的认可。个别调研对象认为环境没有变化甚至严重恶化，补充说明原因是支持政策的力度仍有待提升、促进本土研发创新产品的数量仍然较为有限、支付环境导致企业与投资机构在创新方面预期较低并投入减少等（图1-1-4）。

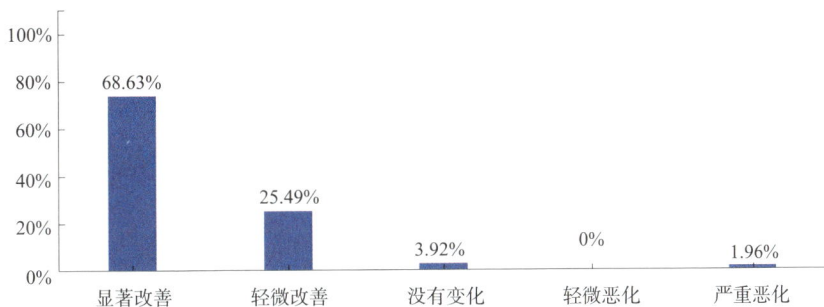

图 1-1-4　近5年相关政策对发展环境的影响

在众多有关罕见病医疗产品发展的政策中，调研对象认为意义最大的是加速审评程序（优先审评、突破性疗法、附条件批准），该政策综合得分为 7.94分[1]（满分 10 分）。调研对象普遍认为，国家药品监管部门在罕见病医疗产品发展中的推动行动最为积极、利好政策频出，显著提升了罕见病医疗产品可及程度。

出台罕见病目录位列第二，综合得分 7.53 分。目录出台首次明确了中国获得罕见病政策支持的病种范围，为后续规范诊疗、药物研发以及医保政策的制定发挥正向作用。

参与国家药品谈判、纳入医保目录位列第三，综合得分 6.92 分。制药企业研发决策和资本方投资决策都需要评估产品的投入产出比，而良好的支付体系可以使研发和投资预期更加明确，也因此成了医疗产品发展的重要风向标（图 1-1-5）。

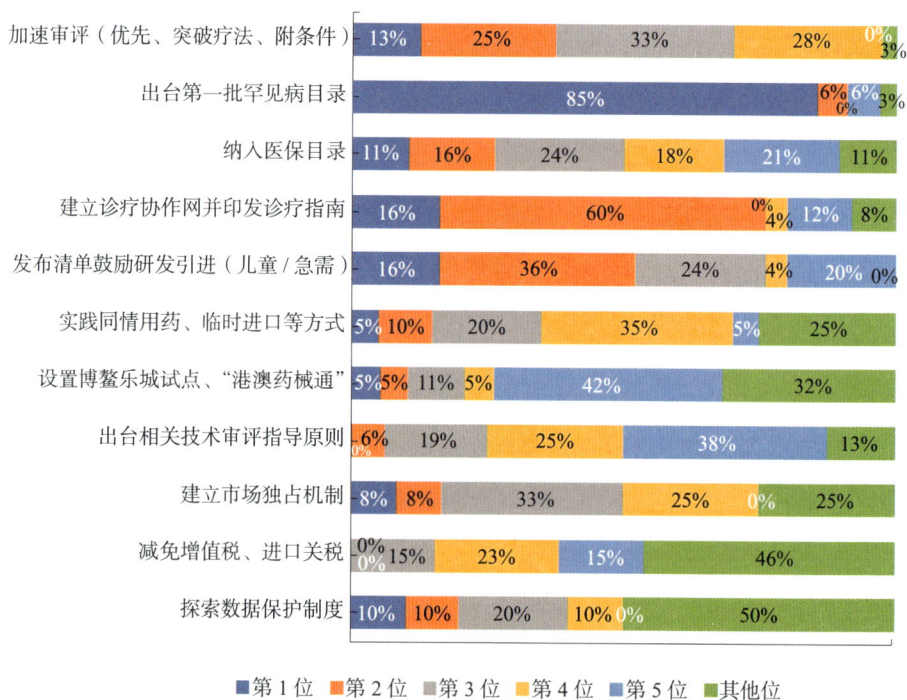

图 1-1-5　调研对象认为最有意义的政策

1　分值计算方法为：选项平均综合得分 =（Σ 频数 × 权值）/ 填写人次，得分越高表示综合排序越靠前。

　　在国内市场对国内外相关罕见疾病企业的吸引力方面，与 5 年前相比，86.27% 的调研对象认为吸引力在增加，其中 64.71% 的调研对象认为吸引力增加程度相对温和；认为吸引力没有变化或吸引力下降的调研对象反馈原因是支付环节还存在挑战，具体来说包括支付能力和范围有限，导致高价药和创新药引进后的商业预期不可实现或不清晰，地方支付方面的探索被叫停，从而间接影响创新动力（图 1-1-6）。

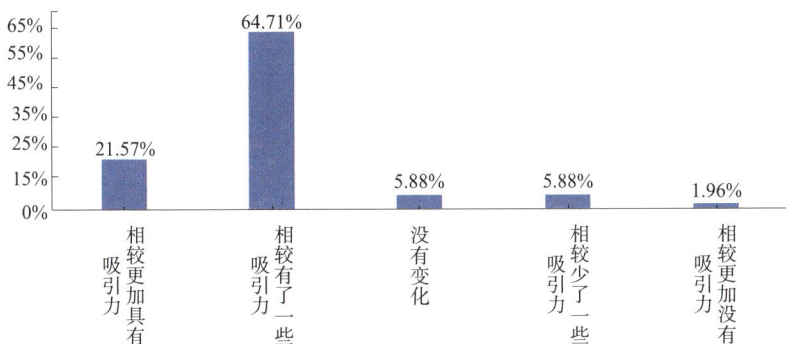

图 1-1-6　国内市场吸引力变化

　　经过了 5 年的努力，国内罕见病患者群体的临床需求满足程度调研平均得分为 33.94（满分为 100 分），且全部分数均在 80 分以下。由此可见，罕见病患者群体的需求多样且复杂，当前罕见病医疗产品发展仍处于方兴未艾阶段，距离患者群体满意仍有较远距离（图 1-1-7）。

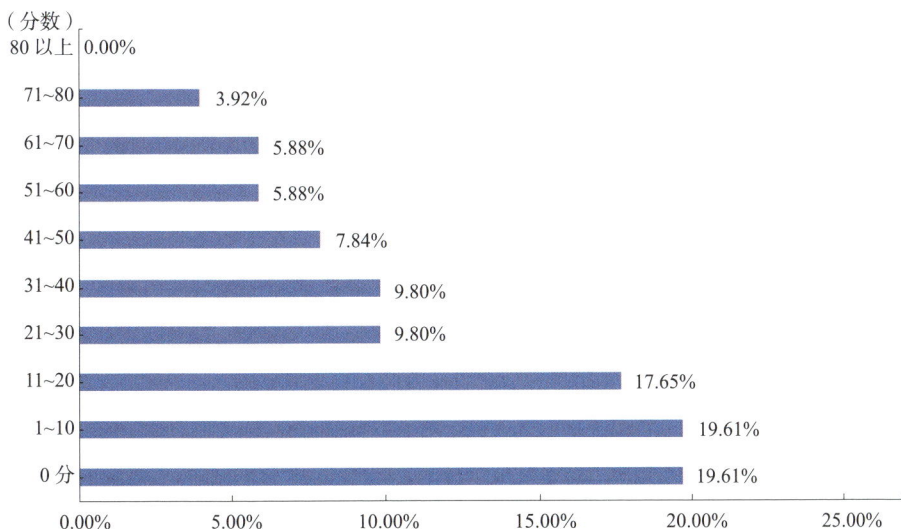

图 1-1-7　罕见病患者临床需求满足情况

展望未来 5 年，逾 90% 的调研对象对国内的罕见疾病产品市场规模增长持积极态度。其中近 30% 的调研对象认为市场规模会大幅增加（图 1-1-8）。

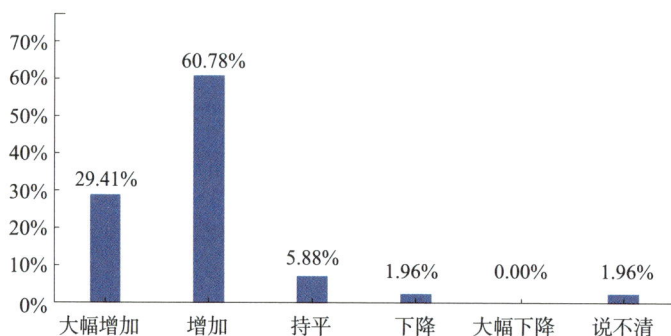

图 1-1-8　未来 5 年罕见病医疗产品市场规模预期

结合对医疗产品发展预期来看，尽管逾 90% 的调研对象认为市场规模会增加，但对未来罕见病医疗产品的总体发展持乐观态度的调研对象仅有 60%。导致调研对象态度相对保守的可能影响因素是认为大环境、特别是政策发展趋势存在不确定性（图 1-1-9）。

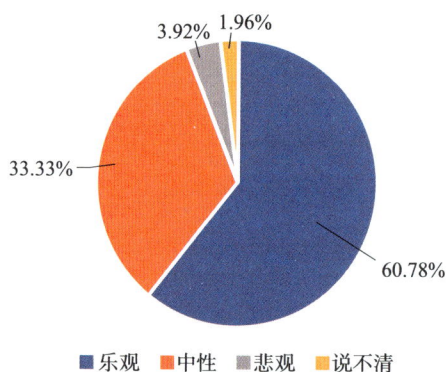

图 1-1-9　未来 5 年罕见病医疗产品发展态度预期

总体而言，调研对象对中国罕见病医疗产品发展环境持正向预期，并高度认可既往政策对改善发展环境发挥了积极作用。与此同时，罕见病临床需求未被满足情况依然严峻。

3. 政策环境

政策是罕见病医疗产品发展的必要条件，良好的政策环境会带来积极的市场预期。政策环境既体现在现有政策的执行方面，也体现在对国外创新政策的借鉴方面，亦包括国家资金对于行业的大力引导。

　　在期待进一步完善的政策方面，62%的调研对象期待完善的是罕见病医疗产品支付机制，48%的调研对象期待进一步细化明确的政策是加速审评相关政策，同情用药、临时进口尽管是仍在探索中的政策，但是对于满足类别多样的罕见病的复杂需求而言具有积极意义，也获得了36%的调研对象认同。同样满足个性化需求的鼓励清单也获得了32%调研对象的关注，罕见病目录的出台和更具有市场引导作用的建立市场独占机制，也各获得了28%调研对象的关注和期待（图1-1-10）。

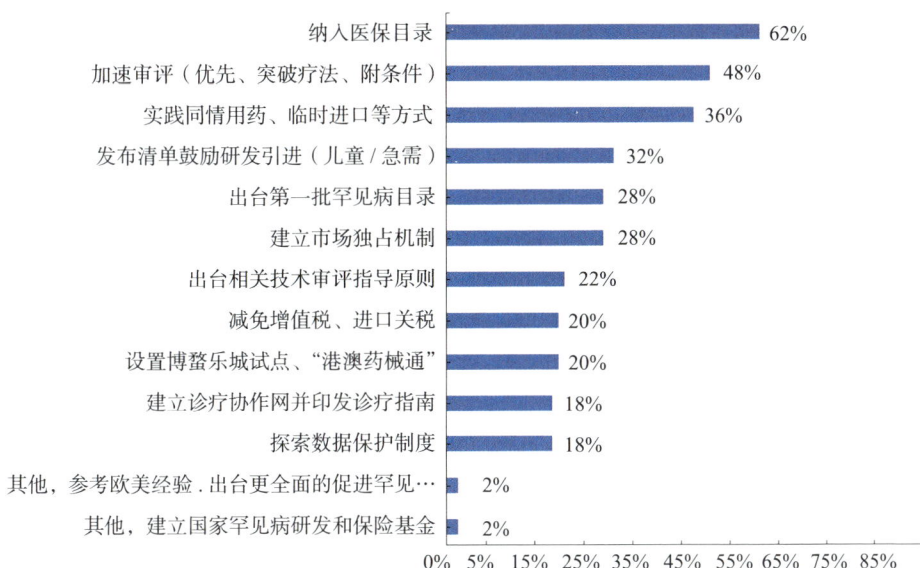

纳入医保目录	62%
加速审评（优先、突破疗法、附条件）	48%
实践同情用药、临时进口等方式	36%
发布清单鼓励研发引进（儿童/急需）	32%
出台第一批罕见病目录	28%
建立市场独占机制	28%
出台相关技术审评指导原则	22%
减免增值税、进口关税	20%
设置博鳌乐城试点、"港澳药械通"	20%
建立诊疗协作网并印发诊疗指南	18%
探索数据保护制度	18%
其他，参考欧美经验.出台更全面的促进罕见…	2%
其他，建立国家罕见病研发和保险基金	2%

0% 5% 15% 25% 35% 45% 55% 65% 75% 85%

图1-1-10　期待进一步完善的政策

　　结合国际经验和国内研究，调研对象期待从政策法规层面鼓励罕见病医疗产品研发开展的政策前三位分别是：加快罕见病及医疗产品相关立法（71%）、增加国家经费投入（66%）及精简上市后程序（45%）（图1-1-11）。

加快罕见病及医疗产品相关立法 70.59%
增加国家经费投入，支持相关研究 66.67%
精简上市后医保、进院、配送等程序 45.10%
设置专门机构总体统筹部委协同推进 41.18%
鼓励研发早期阶段多方沟通交流 39.22%
明确罕见疾病定义或认定产品资格 37.25%
促进高质量患者登记研究与数据共享 37.25%
继续优化审评（含检验）程序，减免注册费 33.33%
鼓励慈善资金参与公益创投、救助等 33.33%
促进补充医疗保险发展 29.41%
延长专利保护时限 11.76%

0% 5% 15% 25% 35% 45% 55% 65% 75% 85%

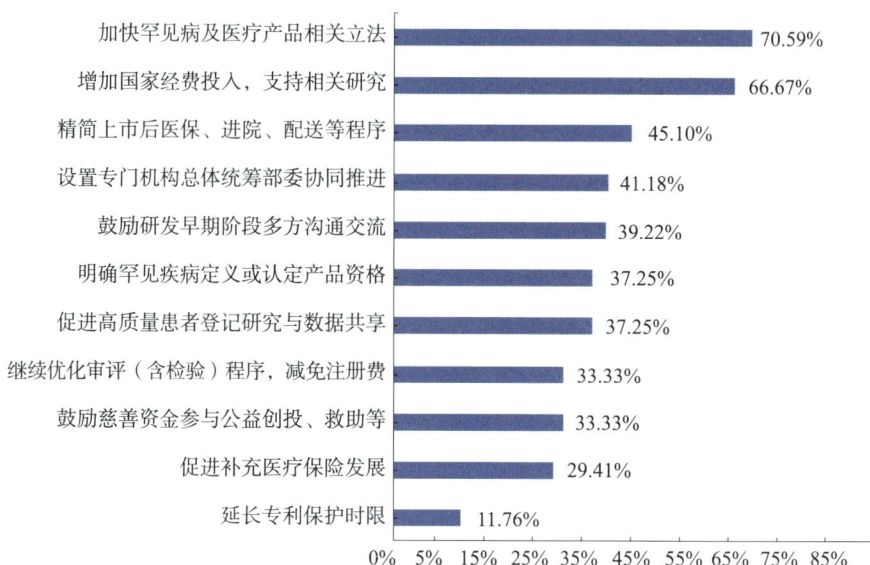

图 1-1-11 期待推出的新政策与新机制

增加基础投入是领跑科学和市场的前提。调研对象认为，自然病史 / 患者登记等观察性临床研究，基础与临床转化研究，发病机制 / 动物模型等基础研究，是需要有限投入的领域，分别得分 8.9、7.88 和 7.12。上述领域研究均有助于探索罕见病致病机制与治疗靶点，可为后续医疗产品开发奠定扎实基础（图 1-1-12）。

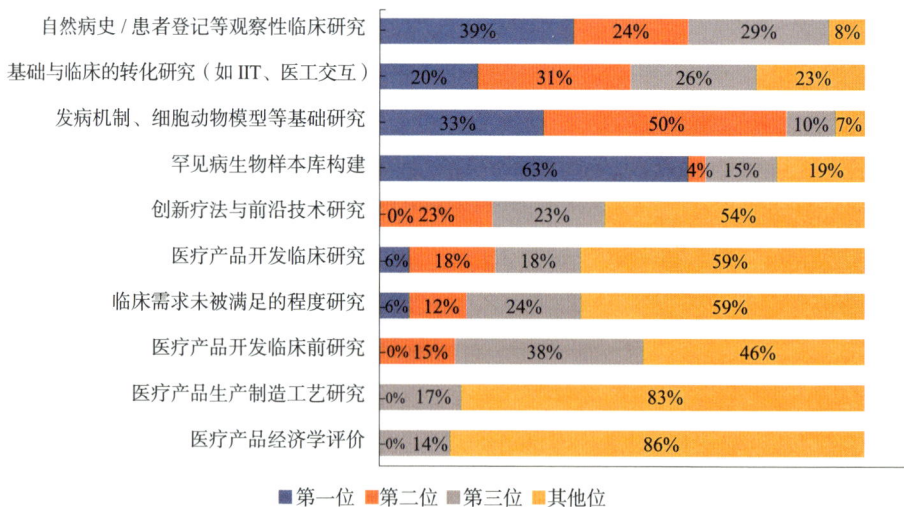

自然病史 / 患者登记等观察性临床研究 39% 24% 29% 8%
基础与临床的转化研究（如 IIT、医工交互） 20% 31% 26% 23%
发病机制、细胞动物模型等基础研究 33% 50% 10% 7%
罕见病生物样本库构建 63% 4% 15% 19%
创新疗法与前沿技术研究 0% 23% 23% 54%
医疗产品开发临床研究 6% 18% 18% 59%
临床需求未被满足的程度研究 6% 12% 24% 59%
医疗产品开发临床前研究 0% 15% 38% 46%
医疗产品生产制造工艺研究 0% 17% 83%
医疗产品经济学评价 0% 14% 86%

■ 第一位 ■ 第二位 ■ 第三位 ■ 其他位

图 1-1-12 期待增加投入的领域

概括来说，相关方对政策的期待聚焦在医疗产品可及的关键环节，希望从医保支付、加速审评审批、健全灵活的可及机制（同情用药、临时进口）等方面改善现有环境；长期来看，围绕罕见病医疗产品发展立法、增加国家经费投入、降低上市后交易成本，对于罕见病医疗产品长期可持续发展意义重大。在资源投入方面，倾向于为医疗产品创新奠定临床研究、转化研究和基础研究基础。

4. 产业环境

产业是罕见病医疗产品发展的中心。良好产业基础是罕见病医疗产品得以发展的依托。产业环境由企业与产业链、医疗机构与医生、患者与数据、投资机构与资本等四个主要部分组成。调研对象分别遴选出相关部分的关键环节。

在企业自身建设方面，调研对象认为临床研究能力（76%）、临床前研究能力（64%）和政府事务能力（58%）是企业亟待提升的关键技能。罕见病医疗产品的研发通常会开展国际多中心临床研究，临床研究能力是让中国创新在全球开花的关键；而临床前研究能力和政府事务能力往往是罕见病药物开发可以压缩和加速的环节，患者对医疗产品的迫切需求也给企业相关能力建设提出了新的要求。此外，国际合作能力、战略决策能力、公共事务能力和融资能力建设也与罕见病医疗产品的特点相符。可以说，要做罕见病医疗产品的企业，需要具有较强的综合实力，这也对开展创新疗法研究的初创企业提出了更高的能力目标。此外，调研对象建议企业建立与专门患者对接的部门（图 1-1-13）。

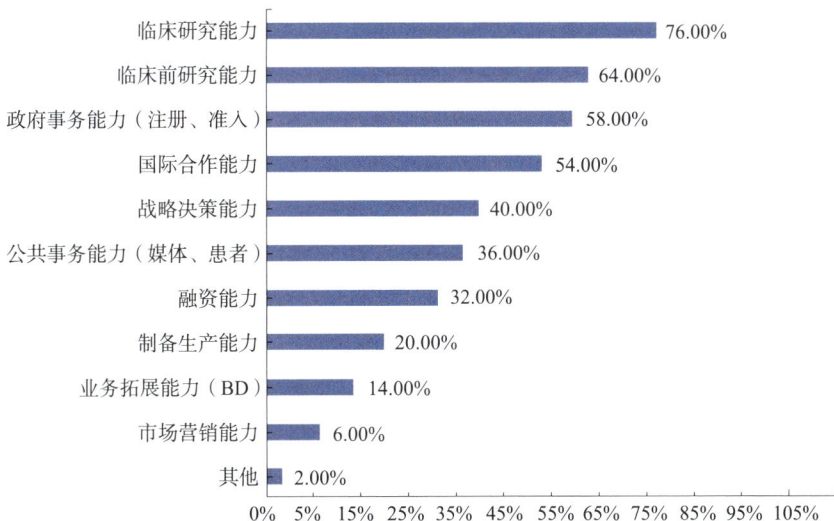

图 1-1-13 企业亟待加强的能力

罕见疾病医疗产品研发有时会需要产业链上下游企业的支持。在产业链建设方面，罕见病动物与细胞模型（52%）、相关仪器设备（40%）及原辅包材（40%）的可及性，存在协同不足的情况。此外，有调研对象补充，相较产业链的各子环节，科研、诊疗与企业之间的脱节更为严重（图1-1-14）。

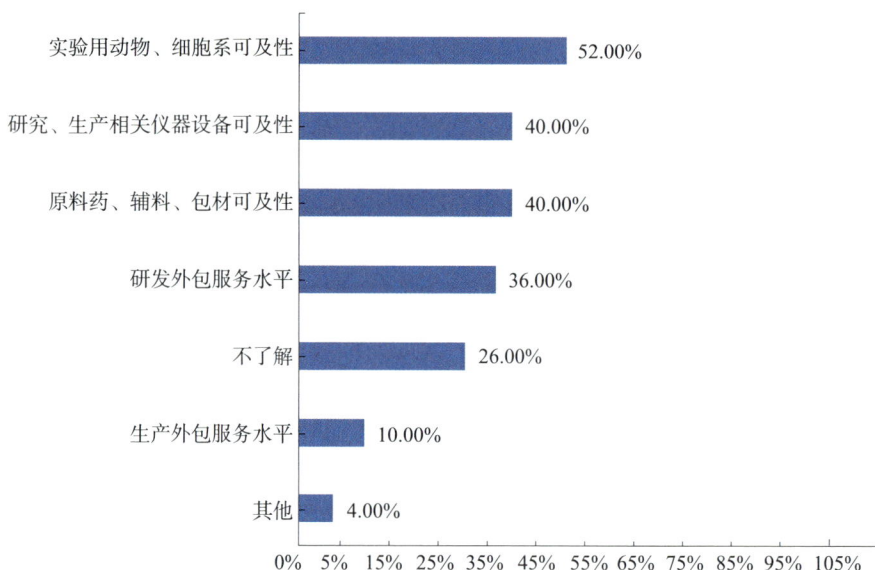

图1-1-14　产业链亟待衔接协同环节

医院及医生、药师等医务工作者是罕见病诊断与治疗的关键，医生在罕见病医疗产品研发中可以贡献宝贵的临床经验、基础研究视角以及扮演临床试验实施与管理的角色。然而，医务工作者参与罕见病医疗产品研发过程中，67%的调研对象表示面临的最大挑战是研究经费的不足。而可接触到患者数量、参与的时间精力、合作成果转化路径的不清晰不流畅、基础研究方面的支持不足也分别获得了59%、55%、49%、47%的调研对象认同，认为这些原因也对临床医务工作者发挥作用带来了重大挑战。

此外，调研对象认为医生群体在临床研究、转化研究、院际交流和数据共享以及国际合作方面也面临一定挑战。为医务工作者提供更多支持与创造平台，也将有助于罕见病医疗产品的研发（图1-1-15）。

患者数据是罕见疾病医疗产品开发的基础生产资料，促进数据交流意义重大。患者的个人信息和健康记录数据，涵盖各自类型，包括诊断、治疗、药物使用、体检报告、流行病学、生物样本信息、生存质量动态数据以及医保支付等，涉及多个不同来源收集和分析形成，数量巨大。随着医疗信息化的不断推进，患者的数据量不断增加。82.35% 的调研对象认为，当前影响患者数据交流的主要挑战是各方对数据的权、责、利归属不清晰，同时缺少合作机制、患者参与不足、伦理及隐私保护意识不够、对数据收集与使用缺少规划，也是半数以上调研对象认为面临的主要挑战。比起在企业能力和医生挑战方面的问题，更多的调研对象认为患者数据面临的挑战更大、问题更多，亟待提升认知和建立规则的空间更大（图 1-1-16）。

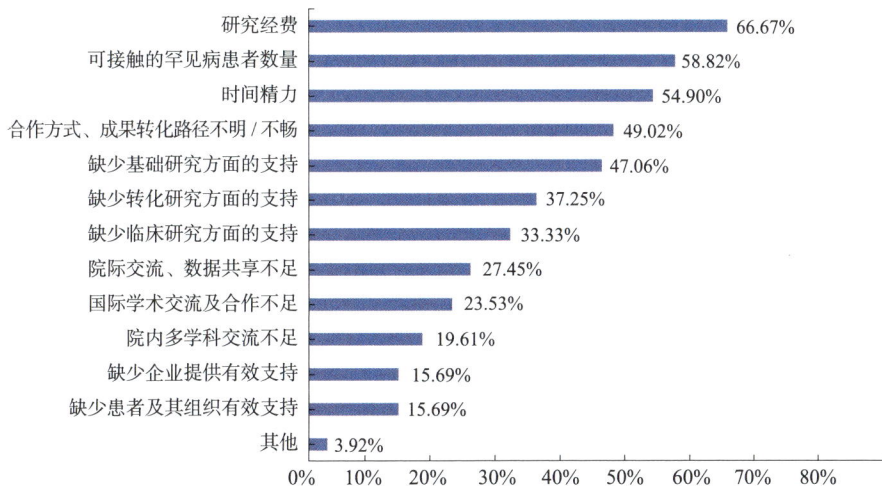

研究经费	66.67%
可接触的罕见病患者数量	58.82%
时间精力	54.90%
合作方式、成果转化路径不明 / 不畅	49.02%
缺少基础研究方面的支持	47.06%
缺少转化研究方面的支持	37.25%
缺少临床研究方面的支持	33.33%
院际交流、数据共享不足	27.45%
国际学术交流及合作不足	23.53%
院内多学科交流不足	19.61%
缺少企业提供有效支持	15.69%
缺少患者及其组织有效支持	15.69%
其他	3.92%

图 1-1-15　医疗机构及医务工作者面临的挑战

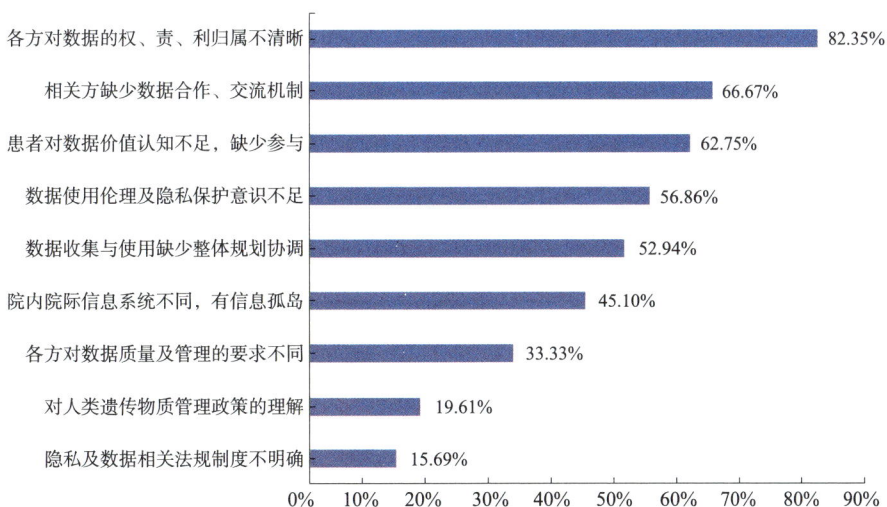

各方对数据的权、责、利归属不清晰	82.35%
相关方缺少数据合作、交流机制	66.67%
患者对数据价值认知不足，缺少参与	62.75%
数据使用伦理及隐私保护意识不足	56.86%
数据收集与使用缺少整体规划协调	52.94%
院内院际信息系统不同，有信息孤岛	45.10%
各方对数据质量及管理的要求不同	33.33%
对人类遗传物质管理政策的理解	19.61%
隐私及数据相关法规制度不明确	15.69%

图 1-1-16　患者数据交流主要挑战

与常见病相比，罕见病患者具有更强的行动力，既可以转化为自救行动的能量，也可以转化成影响舆论走向的压力。因此，做好患者工作也具有积极意义。62.7% 的调研对象认为提升认知、理解患者参与的意义价值是当前迫切需要推进的工作。其次，建立沟通渠道，管理部门定期交流、集中回应关切；赋能患者，帮助其理解产业研发、政策法规和审评进展等是有助于提升患者参与程度的重要工作（图 1-1-17）。

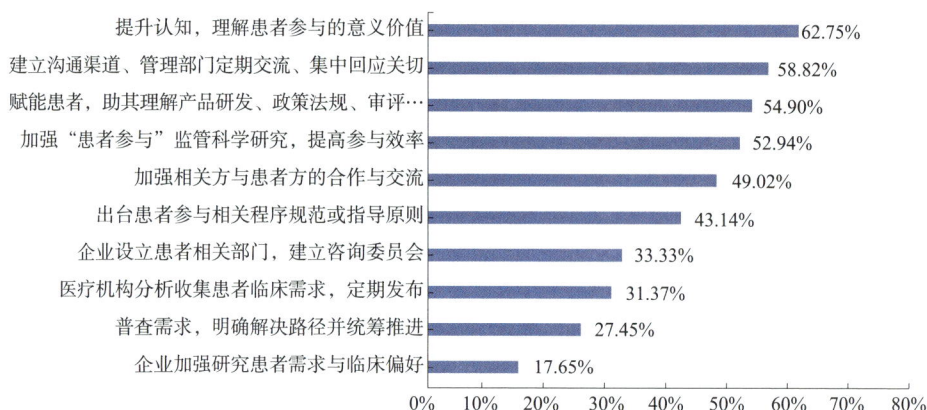

图 1-1-17　推进患者参与迫切需要开展的工作

医疗产品研发离不开资本的支持。在影响资本是否选择罕见病医疗产品开发的核心因素方面，64% 的调研对象认为，医保支付支持政策是影响资本选择罕见疾病医疗产品开发的重要因素。其次，罕见病医疗产品创新性强、投资风险更高，投资机构对专业领域的理解（60%），外部投资环境（58%）如金融市场成熟度等因素也会影响资本对罕见疾病医疗产品投资的选择（图 1-1-18）。

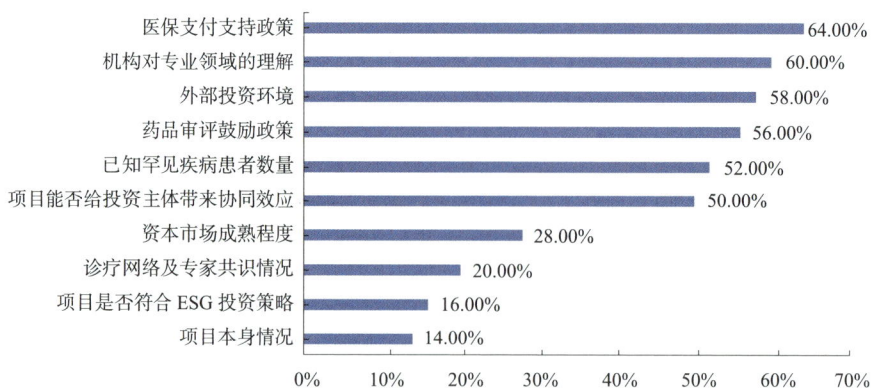

图 1-1-18　影响投资机构选择罕见病医疗产品开发的核心因素

横向对比产业相关要素可以看到，调研对象对数据要素关注度最高，尤其希望明确数据的责、权、利等归属，其次关注企业的临床研究能力和临床医生的经费问题。数据是罕见病医疗产品研发的生产资料，企业的临床研究能力决定了其在全球的竞争地位，医生是患者临床需求的洞察者与医疗产品创新研究的实施者，调研对象高度关注上述基础要素，也提示了业界期待更好产业环境的改善方向。

5. 社会环境

除了政策和产业环境，社会环境对罕见病问题解决的态度也影响着罕见疾病医疗产品的发展。患者群体对解决路径越清晰、媒体对政策影响越积极、公众对罕见需求越理解，就越容易形成罕见病医疗产品发展的良性环境，本次调研也围绕上述问题展开（图 1-1-19）。

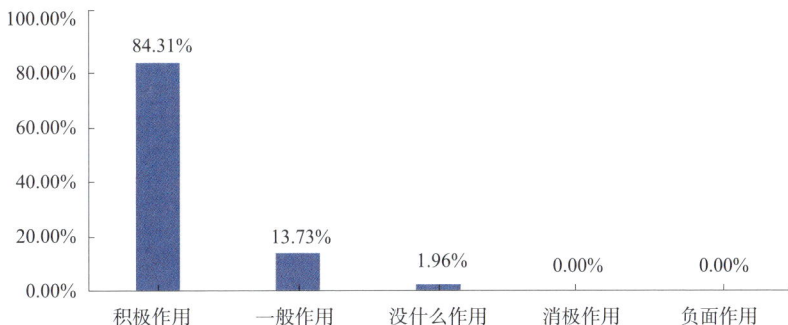

图 1-1-19　罕见疾病患者群体在推动罕见病医疗产品政策环境方面的作用

98% 的调研对象认为，罕见病患者群体的自救行动在推动政策环境方面发挥正面作用。86% 的调研对象认为，舆论在推动罕见病医疗产品政策环境方面也发挥了正面作用。67% 的调研对象认为，社会公众认可，当前国家正在积极支持罕见疾病群体医疗产品的可及（图 1-1-20、图 1-1-21）。

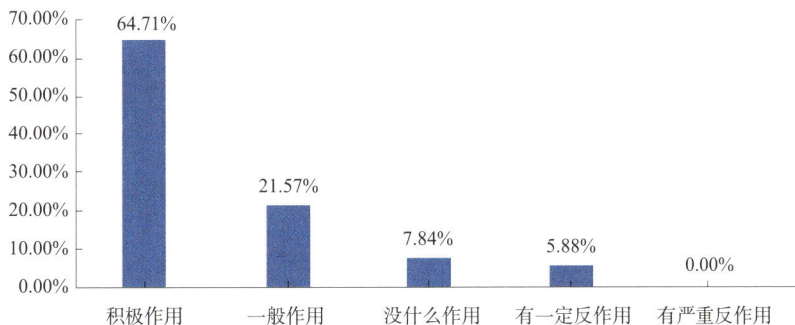

图 1-1-20　舆论在推动罕见病医疗产品政策环境方面的作用

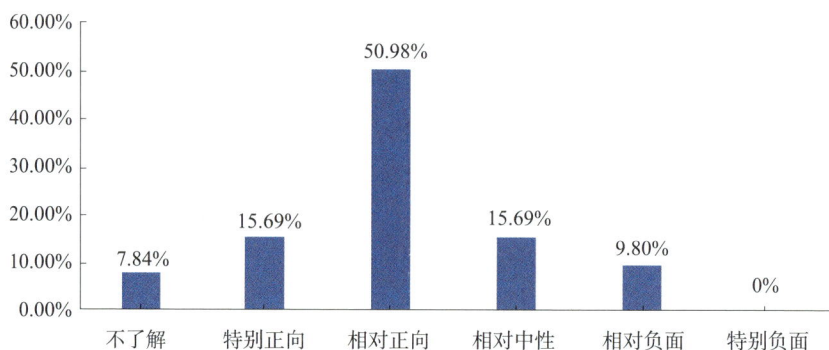

图 1-1-21　公众当前对于国家支持罕见疾病群体医疗产品可及的态度

　　社会环境方面，面对罕见病给患者家庭带来的沉重命运，社会呈现出温暖底色与共情大爱。理解认同患者自救、正向引导的舆论环境、接纳支持的公众态度，良好的社会氛围不仅给罕见病患者及家庭提供希望和力量，让他们更好地应对困境、积极参与社会生活，也增加了社会的包容性，为社会成员带来了归属感。在更加宽松的舆论环境中，支持政策的出台、医学科技的进步和社会稳定的发展也有望更好实现。

第二章
罕见病医疗产品支持策略国际比较

人民健康是社会文明进步的基础。拥有健康的人民意味着拥有更强大的综合国力和可持续发展能力。我国在罕见病医疗产品发展领域虽起步较晚，但在政策支持和各方努力下取得了快速发展。党的十八大以来，我国建成小康社会、历史性解决了绝对贫困，如今迈向全面建成社会主义现代化强国的第二个百年目标，在时与势上都为破解罕见病医疗产品发展难题创造了有利条件。因此，继续探索罕见病医疗产品的发展规律，有助于为我国社会主义制度的优越性再添新实践。

汇总分析全球主要国家和地区对罕见病医疗产品开发的有效支持政策，参考世界卫生组织对创新的支持方式[57]，对应罕见病医疗产品的发展过程，即基础研究阶段、上市前研发阶段及上市后阶段，归纳为三种不同的驱动策略：需求驱动策略、创新驱动策略和产品驱动策略。产品驱动策略，是指在达成目标如产品上市或实现里程碑后承诺给予的资金，或以阶段性垄断、先期市场承诺等方式支持产品上市。创新驱动策略，是指预先通过资助、实物捐赠，或者降低研发成本、增加研发竞争力、减少成本较高环节（如优化临床试验设计）等方式，降低产品上市前的投入。需求驱动策略，是指通过整合平台、汇集资金、开放合作、共享数据和建立伙伴关系等方式，为破解上游研究遇到的复杂难题构筑合力。

不同策略的组合实践有助于构建对罕见病医疗产品全生命周期发展的支持系统，将罕见病医疗产品发展的挑战与困难拆分、分解，而非集中在单一环节（如医保支付），有助于减轻相关部门压力、减少企业执行过程的动作变形、多靶点多环节给患者家庭带来治疗希望。比较国际支持政策策略的实施情况，有助于探索中国支持策略的制定与实践。

一、产品驱动策略

产品驱动策略是指在达成目标如产品上市或实现里程碑后承诺给予的资金，或以阶段性垄断、先期市场承诺等方式支持产品上市。产品驱动策略是支持罕见病医疗产品发展的直接抓手，对产品上市发挥关键作用。借助产品驱动策略，可增加对产品商业价值的明确预期，并引导更具有竞争优势的企业及相关投资机构参与到罕见病医疗产品开发与投资中。具体来说，产品驱动策略包括减税优惠、市场独占、支付支持、倾斜性定价、带量采购等（表 1-1-2）。

表 1-1-2　产品驱动策略情况

支持策略	具体方式	美国	欧盟	日本	中国
产品驱动	减税优惠	√	√	√	√
	数据保护	√	√	√	=
	支付支持	√	√	√	√

说明：√表示已有相关政策；=表示有相关政策但有待实施；○表示尚无相关政策

1. 减税优惠

减税优惠是鼓励罕见病医疗产品上市的常见手段，相关国家和地区都有程度不同的税收减免措施。

美国罕见病药的临床研究阶段费用享有 50% 的课税扣除优惠，在 15 年内有效，剩余的 50% 可以减税，总的税收减免可达临床研究总费用的 70%[58]；日本减免扣除资助基金后孤儿药研发全部费用的 6%，但是不超过公司税的 10%[59]；加拿大则提出研发费用税收抵免政策；欧盟各国政策不同，都会给予一定优惠。其他提供税收补偿机制的国家包括比利时、爱沙尼亚、芬兰、意大利、拉脱维亚、立陶宛、荷兰等[60]。

为降低罕见病医疗产品企业的税收负担，我国相关部门 3 次出台减免措施。2019 年 2 月，财政部、海关总署、税务总局、药监局联合发布《关于罕见病药品增值税政策的通知》，决定从 3 月 1 日起，对首批 21 个罕见病药品和 4 个原料药，国内环节可选择按照简易办法依照 3% 征收率计算缴纳增值税，进口环节减按 3% 征收增值税。2020 年四部门联合发布了《第二批适用增值税政策的抗癌药品和罕见病药品清单的公告》，旨在加大罕见病药品税收减免政策。企业所得税方面，按照现行政策规定，在据实扣除的基础上，对罕见病药品研发费用的 100% 或 75% 给予加计扣除优惠。此外，国家还出台了高新技术企业减按 15% 优惠税率征收企业所得税，从事孤儿药研发的企业可被认定为高新技术企业，享受企业所得税优惠政策，涉及 21 个罕见病药品和 4 个原料药。其中，通知所称罕见病药品是指经国家药品监督管理部门批准注册的罕见病药品制剂及原料药。2022 年 11 月，财政部、海关总署、税务总局、药监局发布了《关于发布第三批适用增值税政策的抗癌药品和罕见病药品清单的公告》，相关药品从 12 月 1 日起执行新政策，这将进一步鼓励制药产业发展，降低患者用药成本。第三批清单包括 51 个抗癌药品制剂和原料药、20 个罕见病药品制剂和原料药。

2. 市场独占

数据保护、数据再审查、市场独占期等方式，可以通过阶段性市场垄断方式，助力罕见病医疗产品获得市场竞争优势。

美国针对罕见病医疗产品设立了 7 年罕见病药品保护（orphan drug excusivity）：《孤儿药法案》对获得 "罕见病药" 资格认定的罕见病药品授予 7 年的市场独占保护期，在此期间，FDA 不会再批准用于与该药相同的疾病或病变的药物上市。罕见病药品的市场独占保护具有以下特点：①获得 "罕见病药" 资格和独占保护的不一定是创新药，可以是已批准的药品针对罕见病适应证重新批准上市。② OOPD 可以认定数量不限的同种 "罕见病药"，但仅首家批准的新药可获得 7 年保护期。③ 7 年独占保护只限于罕见病适应证，其他同种 " 罕见病药 " 可作为治疗其他病症的药品上市使用。④在罕见病药的供应不能满足市场需要时，7 年独占保护也可能共享，或基于主办者之间的协同，或由 FDA 决定。除非生产企业不能满足患者需求、主动让出垄断权，FDA 可撤回。此外，还有为期 6 个月儿科保护（pediatric exclusivity）：由于儿科用药的临床试验中涉及伦理问题、实际操作困难以及商业利益少，导致长期以来儿科用药品种少、药效不明确，并且缺乏专门针对儿童的临床试验数据。1997 年《食品和药品现代化管理法》颁布，该法为了鼓励药品制造商进行儿科群体的临床研究，给予 6 个月的市场保护期。进行儿科临床研究，主办者须事先向 FDA 提出申请。与其他几项保护不同的是，儿科保护期不能单独存在，必须附加在有效专利或保护期基础之上，并连接在期尾。即 6 个月的儿科保护不从授予之日算起，而是增加在该药品的逐项专利和其他保护期之尾部，相当于现存专利或保护期的延长。这是 FDA 授予的唯一可以续加在新药专利和其他保护期尾的保护期。为获得儿科常用药品的安全性和有效性信息，美国国会于 2002 年 1 月通过了《最佳儿童药物法案》(best pharmaceuticals for chil-dren act)，再次鼓励增加对儿科群体的临床研究[58]。

欧盟则对认定为孤儿药且获得上市批准的药品授予 10 年的市场独占期。在此期间，EMA 不再批准针对同一罕见病适应证的相同或相似药品上市。除非：①该药的拥有者许可。②该药的拥有者不能再供应该药品。③第二个申请的药物比该药更安全、有效或具有临床优越性。如果 EMA 发现该药获得的利润使其不再符合获得孤儿药认定的标准，则将独占期降为 6 年。此外，欧盟每 6 年需要对孤儿药进行资格再审查。此外，澳大利亚对罕见病医疗产品授予 5 年市场垄断权；新加坡授予 10 年市场独占期；加拿大的市场独占期制度基于标准专利保护制度；韩国则设立 6 年市场独占[60-61]。

日本则设立药品再审查权制度，再审查制度规定一般药物批准上市 4~6 年后需进行再审查。再审查期间内，原研药厂商享有数据独占保护权。新药上市后，HLW 将发布"批准概要"(summary basis of approval)，其中包含新产品的所有必要信息。再审查结束后，仿制药申报者只需验证药品规格及实验方法，并进行稳定性、生物等效性等试验即可，节约了大量临床前及临床研究成本。因此，日本数据保护的独占权力是附义务的权利，原研药厂商负有确证创新药物安全有效性的责任。日本类似于数据保护，只针对罕见病适应证相关数据，并非所有适应证数据[59]。

我国也在市场独占方面推出若干举措。2018 年 4 月，国家药品监督管理局公开发布了《药品试验数据保护实施办法（暂行）（征求意见稿）》，提出将会对包括罕见病治疗药品在内的几类药品试验数据进行一定期限保护。其中规定：对罕见病用药自该适应证首次在中国获批之日起给予 6 年数据保护期。虽然只是征求意见稿，但这是国家首次以正式文件的形势提出对罕见病用药建立数据保护期。通过这种方式，能够给予罕见病药物研发企业药品实验数据的独占权保护，进而从知识产权的角度鼓励药企从事相关研发。

2022 年 5 月，国家药监局发布了《中华人民共和国药品管理法实施条例（修订草案征求意见稿）》，其中关于罕见病的条例列入了，"鼓励开展已上市药品针对罕见病的新适应证开发，对临床急需的罕见病药品予以优先审评审批""对批准上市的罕见病新药，在药品上市许可持有人承诺保障药品供应情况下，给予最长不超过 7 年的市场独占期，期间不再批准相同品种上市。药品上市许可持有人不履行供应保障承诺的，终止市场独占期"。

3. 定价与支付

在倾斜性定价和保险覆盖方面，美国采取自由定价方式，只要市场可接受，企业就可以自主定价。欧盟、日本、澳大利亚则采取一定程度的倾斜性定价：其中比利时统一定价，法国、意大利与企业谈判后定价，荷兰根据报销水平和邻近国家价格制定固定价格，瑞典和英国企业自由定价但限定一定的利润水平；日本采取全民医保，罕见病药物由国家统一定价。日本大多数新批准的罕用药是通过成本计算方法定价的，但是如果已有类似药品上市，那么该新药的价格设定则要以类似药品价格为标准，并根据新药的疗效、创新性以及市场容量的大小进行加算定价。罕用药则可以享受 5% 的有用性加算率，以及 10%~20% 的市场性加算率。在日本，除非该药有创新、更有效或市场价值有限，否则，新药价格一般不能高于已上市的同类药物价格。另说为价格最多可高于计算价格的 10%。澳大利亚则将罕见病药物纳入高值罕见病药物药品福利计划政府定价，未进入药品福利计划的则采取市场自由定价方式由企业自主定价[62]。

美国采取医保基金、患者、第三方资助多方共付。通过引入民营资本，采取政府医疗保险与商业保险计划共担的方式；Medcare（65 岁以上或患友特殊残疾的美国合法公民，part D 与罕见病相关），Medicaid（低收入家庭，如果有罕见病可以负担一部分）；商业保险、制药企业赞助、非政府组织等多方负担。欧盟主要国家如法国将非常具有临床价值的孤儿药纳入报销目录，全额报销或设定支付价格部分报销。意大利则根据治疗需求、现存治疗方案、预算影响、成本效果，谈判支付价格后全额报销。比利时药品报销委员会根据适应证、治疗价值、预算影响、治疗需求等多方面决定是否报销，比例达 100%。日本将部分罕见病纳入保险范围，孤儿药进入国家健康保险，由政府制定支付价格（规定报销比例）。"药价基准"（yakka kijyun）系日本的医疗保险药品目录，该用药目录规定了日本医疗保险药物的范围，具有"品目表"功能，同时也规定了所使用药物的结算价格，具有"价格表"功能。"药价基准"规定的是由政府确定的药品零售价格，即在国家医疗保险体系下保险机构付给医疗机构的补偿价格。澳大利亚将一部分罕见病纳入药品津贴计划（PBS）。纳入药品可报销很高比例，并对患者自付金额设置上限，对特困患者会有更低上限。在韩国，政府可承担罕见病患者医疗药物花费的 1/2~2/3[61, 63]。

我国罕见病医疗产品则采取企业自主定价，国家通过医保谈判降价的机制。自国家医保局成立以来，已累计将 60 余种罕见病用药纳入医保目录，平均降价超 50%。此外，国家医保局优化准入程序，2023 年国家医保药品目录调整工作方案中对罕见病用药的申报条件未设置上市时间限制，纳入国家鼓励仿制药品目录的药品可以申报当年医保目录，通过定点医疗机构和定点零售药店两个渠道，满足谈判药品供应保障、临床适应等方面的合理需求。

二、创新驱动策略

创新驱动策略是指预先通过资助、实物捐赠，或者降低研发成本、增加研发竞争力、减少成本较高环节（如优化临床试验设计）等方式，降低产品上市前的投入。创新驱动策略是促进罕见病医疗产品研发的主要助力，对研发创新发挥关键作用。借助创新驱动策略，可有助于企业克服研发罕见病医疗产品所面临的挑战，保护研发积极性、加速产品尽快走向临床。具体来说，创新驱动策略包括加速审评、优化研究设计、加强沟通交流、减免审评费用和资助基础研发过程等方面（表 1-1-3）。

表 1-1-3　创新驱动策略情况

支持策略	具体方式	美国	欧盟	日本	中国
创新驱动	加速审评	√	√	√	√
	优化研究设计	√	√	√	√
	沟通交流	√	√	√	√
	减免审评费用	√	√	○	○
	研发资助	√	○	√	○

说明：√表示已有相关政策；＝表示有相关政策但有待实施；○表示尚无相关政策

1. 加速审评

在加速审评方面，美国可通过优先审评（priority review，适用于那些与已上市药物相比，在治疗、诊断及预防疾病方面有重大改进，或市场尚无有效治疗方案的药物，FDA 制定的目标审评时限为 6 个月，而不是标准的 10 个月）、加速审批（accel-erated approval，对于那些用于治疗严重的、威胁生命的疾病，并且与现有治疗相比，能提供显著治疗优势的新药）或快通道项目（fast track programs，促进和加速用于治疗严重疾病且有潜力解决为满足医疗需求的药物的相关审评）3 种绿色通道之一加速注册[62]。

此外，美国 FDA 还推出优先审评券（priority review vouchers，PRVs）制度。该制度 2007 年推出旨在鼓励热带疾病新药（包括生物制品）的研发，2012 年拓展到罕见儿科疾病领域。制度规定如果一种药物用于预防或治疗罕见儿科疾病，其含有的活性成分在其他已批准药物中从未出现（或存在）过，并且符合优先审评的资格认定，则新药研发公司可以获得罕见儿科疾病优先审评券。获得优先审评券的药物研发公司，可以将其优先审评券兑现用于将来其他药物申请的优先审评。此外，优先审评券也可以转让或出售给其他药物研发公司。优先审评券的最终持有人在递交其新药申请时，可以使用优先审评券直接获得优先审评的资格。对于不符合优先审评条件的药物，若使用优先审评券，将会极大缩短该药物的审评时间，从而实现其早日上市。在 2009—2019年间，FDA 共授予了 31 张优先审评券。在这些被授予的优先审评券中，有 17张随后被出售给其他新药研发公司，售价在 0.675 亿美元至 3.5 亿美元之间。而在已经兑现使用的 16 张优先审评券中，有 12 张是新药研发公司通过购买其他公司拥有的优先审评券而获得的。虽然 FDA 曾几次告知将终止罕见儿科疾病优先审评券计划，但是在 2020 年 12 月 27 日，该优先审评券计划又被延长至 2026 年 9 月 30 日[64]。

欧盟罕见病医疗产品由欧洲药品管理局内的专利药品委员会（committee for proprietary medicinal products，CPMP）集中审评。明确规定孤儿药可以享受有条件的上市审批（conditional marketing authorisation）或特殊情况上市审批（marketing authorisation ex-ceptional circumstances）等两种特殊通道。孤儿药的上市申请可进入集中审批程序，即申请人向 EMA 提出上市申请，由EMA 主持、各成员国指定专家委员参与评价。经 EC 批准上市的孤儿药可在欧盟任一成员国市场上自由流通、销售。集中审批程序是药品在欧洲上市的最有效、迅捷的途径[65-66]。

1985 年，日本厚生劳动省（MHLW）首次发布了关于罕用药的通告，该通告详细阐述了申请时可优先审评的程序：（快速通道）特殊注册制度实施后，孤儿药的注册审批时间比政策实施前同类药品的注册节约近 1 年时间；与非孤儿药注册审批相比，节约将近 2 年时间。主要流程包括：听证、正式申请、审查、咨询、告知[59]。

此外，加拿大设有紧急用药机制（special access programme、investigational

new drug submissions/clinical trials、priority review、notice of compliance with conditions（NOC/C）、importation of drugs for personal use）有条件批准，促进早期患者获得更有希望药物；同时可通过紧急药物和特殊药物授权程序获得进入未授权的药品；澳大利亚要求罕见病药品需优先审批，工作必须再 255 个工作日内完成。新加坡也对罕见病医疗产品富裕优先注册权，在注册过程中被卫生部给予最优先权利。韩国也规定罕见病的审批时间为 6~9 个月[61]。

2018 年起，我国国家药监局就建立了专门通道，对我国包括罕见病用药在内的临床急需境外新药，实行单独排队、鼓励申报、加快审批。根据上述政策，已有 23 个进口罕见病新药通过专门通道获批上市。2020 年，我们进一步明确了优先审评程序，将具有明显临床价值的防治罕见病新药，纳入优先审评审批程序。我国加快新药上市注册审评审批通道包括 4 种类型，分别是突破性疗法、附条件批准、优先审评、特殊审批。目前，在所有药品上市申请中，罕见病新药的审评审批时限是最短的。除了激励研发以外，国家还出台了相关政策加快罕用药的审批上市，尤其加快境外已上市临床急需新药进入我国。2018 年 7 月，国家药品监督管理局发布《接受药品境外临床试验数据的技术指导原则》，指出对于用于罕见病的药品注册申请，"经评估其境外临床试验数据属于'部分接受'情形的，可采用有条件接受临床试验数据方式，在药品上市后收集进一步的有效性和安全性数据用于评价"。从而鼓励药品的境内外同步研发，加快临床急需、疗效确切、安全性风险可控的药品在我国的上市。

2. 简化试验设计

在简化试验方案方面，美国食品药品管理局允许孤儿药选择非随机、非双盲的单臂试验设计，药物的关键试验也可选用替代指标来代替生存期等硬指标。这种较为宽松的临床试验设计要求在一定程度上弥补了因罕见病特定病种患者数量少而导致的孤儿药在临床试验过程中难以招募到足够数量受试患者的不足。此外，若孤儿药达到突破性创新药审评标准，还可申请免除一些临床试验。1985 年，日本厚生劳动省（MHLW）首次发布了关于罕用药的通告，该通告详细阐述了申请时减少提交的数据。澳大利亚执行美国罕见病评价标准，建立动态应用和评价体系[58, 59, 64]。

在临床试验设计方法方面，目前国际上通行的罕见病主要方法如表 1-1-4 所示[67]。

表 1-1-4　罕见病的主要临床试验设计方法

试验设计	特性	优势	缺点
平行分组随机化（Parallel group randomization）	参与者被随机分配到两个或多个治疗组中的一个	黄金标准；最大限度地减少选择偏倚和混杂因素	样本量大；随访时间长；在罕见病中并不总是可行
交叉（Cross-over）	参与者接受一系列随机的不同治疗，每次治疗后都有一个洗脱期；参与者作为自己的对照组	最大限度地增加治疗参与者的数量；参与者接受所有干预措施	仅适用于治疗持续时间较短的稳定疾病；遗留效应
延迟启动（Delayed start）	初始随机化安慰剂对照阶段，随后是第二阶段，在此期间所有参与者接受阳性治疗	所有受试者均接受积极治疗；可用于评估疾病进展和复发	仅在第一阶段进行双盲；第一阶段至第二阶段的遗留效应
随机撤药（Randomized withdrawal）	所有受试者在第一阶段接受开放标签治疗，以确定应答者；在第二阶段，仅应答者随机接受治疗或安慰剂	暴露于无效治疗和安慰剂的时间减少	高估治疗效果（仅包括应答者）
成组序贯（Group sequential）	未预先设定受试者人数；通过预先确定的中期分析监测临床试验数据；根据中期分析，试验可能提前终止	减少样本量；确定早期疗效的可能性；灵活的方法	当试验提前终止时，亚组中的疗效数据有限
自适应（Adaptive）	根据获得的结果，随机分配至一组的概率向更有希望的治疗方向转变	减少样本量；灵活的方法；增加接受最有效治疗的概率	研究设计所需时间；估计治疗效果和控制 I 类错误所需的适当分析

　　我国国家药监局药品审评中心也推出了多项技术指导原则，为罕见病医疗产品开发保驾护航。2020 年以来，经国家局审核同意由药审中心发布的指导原则累计达 218 个，大干快上推动指导原则体系建设工作，通过规范程序、把控质量、加大培训力度多措并举，实现了指导原则提质增速，截至 2023 年底已发布指导原则共 482 个，总量接近国际先进监管机构水平。其中，罕见病相关指导原则、基因与细胞治疗等创新疗法指导原则、真实世界研究相关指导原

则、患者参与等相关指导原则等，给罕见病医疗产品开发带来积极助力。

3. 加强沟通交流

在沟通交流方面，FDA 可向申请者提供关于孤儿药上市申请的非临床或临床研究问题的书面建议，提供指导性信息，减少研发成本，缩短研发时间。欧盟人用药品委员会（committee for medicinal products for human use，CHMP）的科学意见工作组（scientific advice working party，SAWP），给予企业在药品开发中恰当的检验和研究的建议。此外，2009 年 7 月，EMA 和 FDA 协定平行科学建议通则（EMEA–FDA parallel scientific advice），申请者可以从 EMA 和 FDA 获得重大突破药品（肿瘤、疫苗、孤儿药、儿童用药、血液制品等领域）临床安全性、动物毒理学等方面的平行科学建议。卫生福利部门全面评估孤儿药登记与上市审批、安全性评价与研究部门 KIKO 负责确认资助基金和税收减免，并提供免费咨询。澳大利亚治疗产品管理局也对孤儿药产品在研发、申请上市提供免费咨询。其他提供免费科学或管理意见的国家包括丹麦、芬兰、法国、西班牙、荷兰、瑞典等[58, 61]。

尽管目前我国尚未建立罕见病专门的沟通交流渠道，但药审中心在国家药监局的领导下，对加快新药上市、完善沟通交流机制所采取的一系列举措及取得的成效。2020 年 12 月，药监机构发布《药物研发与技术审评沟通交流管理办法》，有效指导相关方与 CDE 开展高效沟通。

4. 减免审评费用

在审评费用减免方面，各国家和地区对罕见病医疗产品注册申报也有一定鼓励政策。

美国方面，根据 1992 年通过的《处方药申请付费法案》（PDUFA 法案），对不含其他非罕见病适应证的罕见病或适应证的药品申请或补充申请，以及进行儿科研究的补充申报免收申请费[58]。

欧盟则向 EMA（欧洲药品管理局）提供专款，用于免除满足 R2309/93 规定企业的部分或全部应付费用：企业申请孤儿药上市可享受注册费减免政策，包括协议辅助、上市申请、上市前检验及上市后申请等相关费用。中小企业（micro，small and medium–sized enterprises，SMEs）可获得更多费用减免优惠（表 1-1-5）。具体是：自 2009 年 2 月 1 日起，对中小型企业孤儿药申请费用减免。又于 2011 年 2 月 15 日，对费用减免政策进行了再次修订，修订政策于 4 月 1 日生效。修订后的费用减免政策增加了对 SME 的支持力度，具体包括：

①协定帮助、初始和后续要求的费用，SME 申办者全免，非 SME 申办者减免 75%。②免除所有申办者批准前检查费用。③首次上市批准申请费用，SME 申办者全免，非 SME 申办者减免 10%。④在上市批准授予后的第一年，上市后再注册申请和年费，SME 申办者全免[62]。

表 1-1-5　企业申请孤儿药上市的注册费减免政策

程序	适用类型	费用减免占比（%）
协议辅助、首次及后续申请	SME 申请所有辅助	100
	非 SME 申请非儿科药相关辅助	75
	非 SME 申请儿科药相关辅助	100
上市前检验	所有企业	100
首次上市申请	SME	100
	非 SME	10
获上市授权起第 1 年内的上市后申请及年费	SME	100

澳大利亚对罕见病医疗产品也没有年度注册费，对注册费用全部减免。加拿大则提出减少市场需求量小的药物申报费用。此外，其他建立孤儿药申请或注册费用减免机制的国家包括芬兰、法国、葡萄牙、瑞典、荷兰、拉脱维亚、斯洛文尼亚、捷克等[63]。

5. 资助罕见病研发

在资助罕见病医疗产品研发方面，美国和日本的资助力度最为突出。美国国立卫生研究院 NIH 对制药企业和科研机构发放孤儿药临床研究资助基金，2008—2012 每年拨款 3000 万美元。其中，每年 10 万美元，资助 Ⅰ 至 Ⅲ 期临床试验，不超过 3 年；每年 20 万美元，资助 Ⅱ 至 Ⅲ 期临床试验，不超过 2 年。在自然病史研究方面，FDA 也有每年 20 万美元的资助，到 2019 年累计资助 8 项研究[58]。

日本方面，1973 年日本实施的一项对于孤儿药研发的资金支持政策：政府将向研究所、大学和医院从事罕见病研究和药物研发的小组颁发奖励金，每项研究连续发放 3~5 年，每年奖励金额可达 1000 万 ~3000 万日元。从临床前

试验到临床试验均可，用于研究的直接成本。资助总额不超过研发总费用的
1/2，时间为 3 年。值得注意的是，当产品销售额超过 1 亿日元时，强制征收
1% 的销售税用于偿还基金，直到还清为止。这一反哺举措缓解了罕见病定义
的压力，也为可持续发展创造了条件[59]。

其他国家通过建立研究院、医学中心、委员会、成立专项基金等来支持罕
见病或孤儿药的研究，包括比利时、丹麦、芬兰、法国、德国、匈牙利、意大
利、瑞典、英国、荷兰、西班牙、斯洛伐克等。

三、需求驱动策略

需求驱动策略是指通过整合平台、开放合作、共享信息等方式，为破解
上游研究遇到的复杂难题构筑合力。需求驱动策略是奠定罕见病医疗研究的关
键基础，是需求转化为产品的重要基石。借助需求驱动策略，可有助于相关方
形成促进罕见病医疗产品发展的合力，厘清临床需求必要性和紧迫性，有助于
目标导向解决核心基础问题。具体来说，需求驱动策略包括建立产业联盟、建
立公司伙伴关系、建立数据共享平台及知识产权开放平台和筹资平台等（表
1-1-6）。此外，国际监管机构间的协同合作以及反哺机制建立，也有助于罕
见病医疗产品发展的可持续性建设。

表 1-1-6　需求驱动策略情况

支持策略	具体方式	美国	欧盟	日本	中国
需求驱动	建立联盟	√	√	=	√
	知识库平台	√	√	○	○
	公私伙伴关系	√	√	=	○
	数据共享平台	√	√	√	=

说明：√表示已有成熟经验；=表示有相关探索；○表示尚无相关尝试

1. 建立联盟

政策研究联盟案例

国际罕见病研究联盟（IRDiRC）是欧盟委员会和美国国立卫生研究院于
2011 年发起的一项全球合作倡议，旨在研究解决罕见病在诊断、治疗、科研、
药物研发过程中的难点问题。联盟设组成委员会和科学委员会，前者由资助者

（小额、大额）、企业和患者组织组成，侧重梳理研究需求，后者围绕诊断、治疗、政策和综合问题组建工作组，研究解决方法并提出建议。联盟运营委员会（组织架构如图 1-1-22 所示）设定研究工作开展的优先级并为活动提供经费和媒体支持。目前该联盟聚集了来自各大洲的 60 个成员组织，通过制定指南、形成政策建议，为罕见病的解决提供了助力[68]。

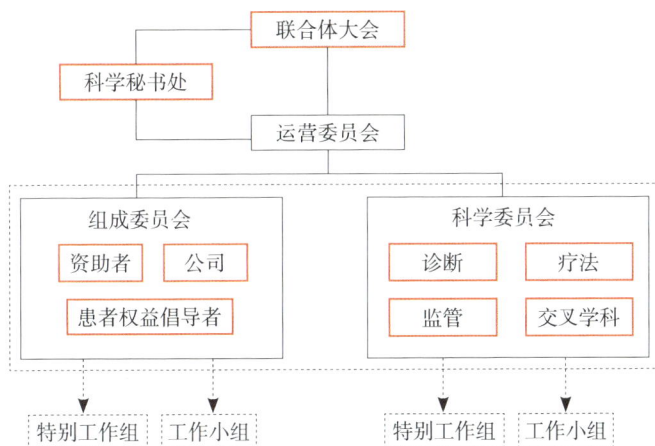

图 1-1-22　IRDiRC 组织架构

综合联盟案例：中国罕见病联盟

中国罕见病联盟是经国家卫生健康委医政医管局同意，由北京协和医院、中国医药创新促进会、中国医院协会、中国研究型医院学会共同发起，50 余家具有罕见病相关专科的医疗机构、高等院校、科研院所、企业等联合组成。2018 年 10 月 24 日，中国罕见病联盟在北京成立，旨在推动医学在罕见病研究方面取得重大突破，提升罕见病防治与保障水平，促进罕见病临床、科研与孤儿药开发的协同创新。2016 年 12 月，由北京协和医院牵头，联合全国 20 家具有丰富罕见病资源的大型医院，启动了"十三五"国家重点研发计划"罕见病临床队列研究"项目。2018 年 10 月 24 日，中国罕见病联盟在北京成立。联盟成立大会还发布了《中国第一批罕见病目录释义》。2020 年，发布《2020 中国罕见病综合社会调研》报告。

2. 搭建平台

罕见病知识与标准库平台案例：Orphanet

Orphanet 网络于 1997 年在法国上线，旨在收集罕见疾病的稀缺知识，以改善罕见疾病患者的诊断、护理和治疗。这一倡议从 2000 年起成为欧洲的一项努力，得到了欧洲联盟委员会的赠款支持：目前，Orphanet 已逐渐发展成为全球 41 个国家的网络。Orphanet 致力于实现三个主要目标：一是通过维护 Orphanet 罕见病命名法（ORPHAcode），为罕见病领域的相互理解提供了一种共同语言，提高罕见病在医疗保健和研究领域的可见性。二是提供关于罕见疾病和专业知识的高质量信息，确保所有利益相关方平等获得知识。三是为更好破解罕见疾病未知致病原因、治疗方法而做出努力[69]。

加速罕见病诊断和基因发现的协作平台案例：RD-Connect GPAP

RD-Connect Genome-Phenome Analysis Platform 是一个在线工具，用于罕见病研究中的诊断和基因发现。用户友好的界面允许即使没有经过生物信息学培训的患者分析测序数据，如基因组和外显子组，与存储在表型数据库中的详细临床信息（表型数据）相关联。该平台的独特功能允许识别罕见病患者的致病突变，并通过寻找世界各地其他研究人员提交的匹配病例来确认诊断。该平台面向全球开放，随着病历数量增加，可加速帮助罕见病患者及家庭成员确诊[70]。

单一类型疾病登记平台案例：TREAT-NMD

TREAT-NMD 是欧盟资助的"卓越网络"建立的平台组织，职责是在神经肌肉领域"重塑研究环境"。目前已发展为全球性组织，汇聚了全球的专家、患者组织和行业代表。通过该注册登记平台，组织全球神经肌肉病患者参与调研和反馈数据。该平台还建立了治疗咨询委员会（TACT），该委员会由全球多国的学术界、行业药物开发专家、患者代表和政府代表组成，旨在促进制定、更新、翻译和传播非专业版本的护理标准（家庭指南），并监测护理标准的实施。同时，与监管机构接触，反馈神经肌肉领域的关键问题，并讨论相关社会和伦理问题。同时成立护理和试验中心登记（care and trial site registry，CTSR），帮助制药行业和临床研究人员选择合适的试验中心，协助招募患者，提供访问患者生物样本库的途径，并就适当的标准操作规程和动物模型提供建议（和共识），有助于企业选择适当的经过验证的结局指标[71]。

数据共享平台

2017 年初，日本启动了罕见病数据注册平台（RADDAR-J），其使命是构建一个整合 AMED 和 MHLW 支持的项目的跨部门数据集成平台。RADDAR-J 根据 AMED 制定的数据共享政策促进项目的数据共享，该政策根据在促进数据共享的同时保护研究人员权利的策略将数据共享分为三类。RADDAR-J 整合和分析每个项目共享的数据，以增加资源的价值，促进第三方的二次使用，同时保护共享数据的研究人员的权利。该平台旨在通过支持登记册建设或基因组分析促进数据共享，为共享数据的项目提供激励。RADDAR-J还具有数据识别功能，可以安全地整合来自同一个人的数据。RADDAR-J通过鼓励每个项目利用中央伦理委员会来加速临床研究[72]。

3. 形成公私伙伴关系

2018年，FDA与美国国家罕见疾病组织（NORD）签订了谅解备忘录，就罕见病药物研发设立合作框架。FDA的患者事务办公室工作人员和NORD计划可与患者就罕见疾病开展聆听会议，以帮助指导对疾病和病症的临床和监管理解，并对最紧急的患者需求达成共识，就药物开发计划开展相关沟通。2020年9月，为支持罕见病药物开发流程中的创新和质量，FDA启动了"罕见疾病治疗方法加速器"（rare disease cures accelerator）计划，希望通过加速器来促进建立通用的标准化平台如RDCA-DAP，以更好地表征罕见病，将患者观点纳入临床结局评价措施，并在竞争前阶段建立临床试验准备状态。其中，FDA与NORD及数据保管人合作，将9种不同疾病的数据集提供给RDCA-DAP，形成公私伙伴关系，致力于推动罕见病的基础研究和药物开发[73]。

需求驱动策略立足罕见病医药研发基础的信息与数据，为相关方建立协同合作的平台与机制，减少沟通协调成本，提高了药物发现和临床试验的效率，为创新和上市奠定了坚实的基础。此外，建立国际合作方式，也是基于需求整合的有力促进发展方式。

4. 加强国际合作

EMA、FDA统一了格式以简化孤儿药认定程序。通用申请格式允许申办者用同一申请在同一时间向两个管理机构申请。通用格式为EMA和FDA在分享共同经验方面建立了良好的基础并且促进了两大管理系统在孤儿药认定程序上相同与不同之处的理解[60]。通用申请表包含了EMA、FDA要求的共同基础信息，也包含了每个管理机构单独的要求。即使仅向EMA申请也要求使用通用申请表。每个管理机构都将实施各自的审评，以确保提交的数据满足各自的法律和技术要求。

自2003年9月之后，欧盟（包括EC和EMA）与FDA达成共享保密信息协议。欧盟和FDA之间的保密协议内容在2005年有所扩大，2010年又根据需求再次扩大。同时声明，在没有进一步更新的要求下，这个保密协议将无限期有效。作为管理和科学程序的一部分，协议允许欧盟和FDA交换保密信息，包括法律预先草案和管理指导性文件的信息，也包括确保人兽药品质量、安全性、有效性的非公开信息等。EMA 和 FDA 共享的信息除包括：美国和欧盟双方审评中的上市授权程序，上市授权变更和上市后再注册监管；孤儿药认定；儿科用药；科学意见；药物基因组学；生物标记物；检查计划和报告；大规模流感预案等。两大机构近年来的合作内容还包括在 2009 年 7 月设立一项新的共同 GCP 计划和在 2010 年 8 月为制药商设立的有关 GMP 检查的试点项目。

2010 年 2 月 28 日，FDA 和 EMA 宣布他们同意接受为美国和欧洲人民研发孤儿药的申办者提交同一年度报告。双方管理局均要求已认定的孤儿药每年必须提交年度报告。这些报告提供了孤儿药发展现状的信息，包括一份审评报告和继续临床研究的现状；对下一年调查研究计划的描述；过程中任何预期的或现有的问题；试验中的困难；可能影响孤儿药研发的任何潜在改变。孤儿药制药商向 FDA 和 EMA 提交年度报告是自愿的，且这仅适用于产品已经获得孤儿药认定地位的申办者。从 2010 年 2 月 28 日开始，申办者可以向 FDA 和 EMA 呈递同一份孤儿药研发年度报告。FDA 和 EMA 通过安全网络出入口交换电子化年度报告，并且达成在罕见病日这天接受年度报告，申办者也可以按正常的年度报告日期递交。目前，美国要求申办者在孤儿药认定后的 14 个月内递交年度报告直到获批上市，欧盟则要求在认定后每年更新产品开发情况。递交的筛选过程没有任何新的管理要求，每个管理实体都将实施各自的审评和年度报告评价，以确保信息满足每个机构的法律和技术要求。年度报告的使用将益于申办者通过排除预报系统的重复和文件递交过程的简化来达到 FDA 和 EMA 的要求。同一年度报告的使用也有助于管理者在整个孤儿药产品研发过程中更好的鉴定和共享信息。

2014 年 4 月，EMA 宣布与澳大利亚药物管理局（therapeutic goods administration，简称 TGA）协作开发孤儿药，即对于平行接受的同一孤儿药上市申请，EMA 和 TGA 可共享该药品的技术信息和评估报告，但是否允许在各自市场上市由各自监管部门独立判断。

第三章
中国在罕见病医疗产品发展领域的机遇

支持罕见病医疗产品发展，意味着出台政策、对话患者、动态统筹，每一项工作都需要缜密策划、每一项工作都充满挑战。但考虑到罕见病为医药创新带来的机会与市场，以及对行业高质量发展和现代化治理水平提升的促进作用，抓住中国在罕见病医疗产品发展领域的机遇，用好罕见病患者资源，对各个相关方都意义重大。

1. 发展罕见病医疗产品：中国恰逢其时

罕见病相关投入需要国家经济发展作为基础。有数据发现，典型国家或地区出台罕见病法案或颁布政策的时间与当年人均 GDP 数据具有一定相关性（表 1-1-7），去掉日本与印度的极值数据，平均人均 GDP 在 14750.3 美元。2023 年，我国人均 GDP 为 89358 元，与这一数值尚有少许差距。

表 1-1-7　典型国家或地区罕见病法案或政策颁布时间与当年人均 GDP*

国家或地区	时间	人均GDP*（美元）	法案或政策名称
美国	1983	15543.9	孤儿药法案（Orphan Drug Act）
新加坡	1991	14502.4	罕见病药物特许令（Drug Exemplion Order）
日本	1993	35682	孤儿药法规（Orphan Drug Regulation）
澳大利亚	1998	21478.4	孤儿药政策（Orphan Dnug Policy）
欧盟	2000	16947.6	罕见病用药规章（Regulation（CE）No141/2000）
韩国	2003	14672.9	孤儿药指导原则（Orphan Drugs Guideline）
俄罗斯	2008	14311.1	高花费疾病计划（Expensive Disease Program）
阿根廷	2011	12848.9	Law 26.689

续表

国家或地区	时间	人均GDP*（美元）	法案或政策名称
墨西哥	2012	10376.1	Article 224 revision
巴西	2014	12071.2	国家罕见病政策（National Policy for Rare Diseases）
印度	2021	2256.6	罕见病国家政策（National Policy for rare diseases）

注：* 人均 GDP：指罕见病法案 / 计划颁布当年的人均 GDP，数据来源于世界银行网站。

2. 全面推进健康中国战略：一个都不能少

2021 年，我国脱贫攻坚战取得全面胜利，以习近平同志为核心的党中央做出设立 5 年过渡期、实现巩固拓展脱贫攻坚成果同乡村振兴有效衔接的重大决策。第七次全国人口普查显示，居住在乡村的人口为 50979 万人，占 36.11%。根据国家乡村振兴局数据，在防止返贫重点监测的三类人员中，因病返贫的人员占比较大。

当前，我国脱贫攻坚已经取得全面胜利，贫困县已全部脱贫摘帽，但仍需持续巩固脱贫攻坚成果，防止贫困反弹。对于农村居民来说，在所有导致贫困的风险中，疾病风险是最大的致贫风险，且因病致贫不同于就业、住房、教育等致贫因素，难以做到一次性消除。

罕见病患者家庭是因病返贫人员中的高危群体。一方面，罕见病影响群体以儿童为主、临床表现骇人，家庭通常会倾尽全力救治。具体数据是，罕见病患者群体中 80% 的患者存在基因异常，50% 的患者为儿童，儿童患者中 30% 无法存活至 5 岁以上。另一方面，诊疗过程漫长，疾病的持续进展会带来巨大的诊断与治疗花费，以及照护者误工甚至无法工作的家庭收入损失。研究发现，由于患者分散、临床表现差异性大，罕见病患者需要平均 4.8 年的确诊时间，疾病往往伴随进行性并发症，患者家庭四处求医情况普遍存在。此外，尽管全球药品监管机构相继加大力度批准罕见病药品上市，但仍有 95% 的罕见病医疗产品尚无针对性治疗药物，5% 的罕见病药物定价也高于普通常见病药物，给患者家庭带来沉重经济负担。

在当前医保统筹层次偏低的背景下，党中央、国务院对提高医保统筹层次高度重视并在重要会议和文件中多次提出明确要求，未来医保支付的统一性、规范性、经济性、可及性、公平性、安全性有望持续改善。在改善过程中，关注罕见病患者家庭因罕返贫致贫情况，也将对乡村振兴发挥积极作用。

目前，国家对于因病返贫人员的主要措施是：持续加强监测帮扶，对重点监测对象开展定期摸排、动态管理，持续跟踪患病情况，及时落实分类救治措施，主要目标是努力让居民少生病、晚生病，患病后得到及时救治，从而减轻疾病对个人和家庭造成的负担。

3. 打造全球创新竞争力：发挥资源优势

国际市场的定价策略和支付体系，是成就罕见病药物市场蓝图的重要保证。与中国不同，以罕见病适应证上市的药品可以在拓展适应证后维持较高定价。尽管美国和欧盟都有改革立法与支付体系的呼声，如美国质疑患者人数20万分之一的罕见病定义是否仍符合罕见标准，欧盟审查孤儿药框架、认为现有体系不足以将开发导向临床需求未被满足的领域，最为激烈的呼吁来自德国成本监管机构 IQWiG，但受到体制惯性的影响，国外研究机构认为，罕见病市场规模的增长没有放缓的迹象。这也为中国罕见病创新品种出海创造了宝贵的时间窗。

目前中国创新药企已有积极探索。截至 2023 年 2 月，我国共有 108 个药品（适应证）获得美国孤儿药认证，其中肿瘤相关适应证 84 项、非肿瘤适应证 24 项。近 3 年中国企业获得孤儿药认证的药品数量激增，占全部认证数量的 68.5%。获得认证超过 3 项的企业包括亚盛医药、百济神州、信达生物、君实生物、石药集团、康方生物、瑛黎药业、依生生物、礼新医药等。在获得认证的药品中，目前仅有百济神州的泽布替尼 5 项肿瘤适应证获得 FDA 批准。

由于中国人口众多，按照国际罕见病定义估算，相当一部分病种的中国患者群体并不罕见。如何有效整合患者群体的信息、并将患者的数据其作为创新的生产材料，如何鼓励中国企业参与到从临床向商业转化的循环中、并将研发成果打造成具有全球竞争力的大品种，如何调动相关方，合力打造罕见病领域的中国全球创新竞争力，这一征途前路漫漫、任重道远。

（中国健康传媒集团健康中国研究院　张燕玲、马茗舒、方剑春、陈秋佳）

参考文献
请扫描二维码查阅

政策发展篇

罕见病药品监管政策的进展与思考

一、我国高度重视罕见病药品临床可及

罕见病大多数威胁患者生命，是严重且影响广泛的公共健康问题，尽管罕见病的单个病种发病率较低，但疾病种类多、我国人口基数大，存在巨大的未被满足的临床治疗需求，提高罕见病患者的健康水平，关系千万家庭的幸福。

（一）把保障人民健康放在优先发展的战略位置

党的十八大以来，以习近平同志为核心的党中央始终把人民生命安全和身体健康放在第一位，坚持把人民健康放在优先发展的战略地位；党的十八届五中全会提出"推进健康中国建设"；党的十九大作出"实施健康中国战略"的重大决策，将维护人民健康提升到国家战略的高度；党的二十大报告进一步强调："把保障人民健康放在优先发展的战略位置。"罕见病患者的健康权益，是健康中国战略的重要组成部分，在党中央的坚强领导下，全社会给予大力支持，罕见病治疗和康复保障水平正在得到明显提升。

中国特色社会主义建设进入新时代以来，基础研究和原始创新不断加强，一些关键核心技术实现突破，战略性新兴产业发展壮大，包括生物医药在内的很多领域取得重大成果，进入创新型国家行列。二十大报告提出了到2035年实现高水平科技自立自强，进入创新型国家前列的目标。在医药领域，多种创新疗法如基因编辑、细胞治疗等率先在罕见病治疗领域取得进展，我国医药科技专家团队和医药企业在科技前沿的创新性研究为罕见病患者带来新的希望。鼓励罕见病药品高质量发展，有助于推动我国尽早成为全球医药创新高地。

在国家总体战略部署下，各有关部门加强罕见病研究、诊疗、药品研发和供应，在药品审评审批制度改革、提升诊疗能力建设、完善罕见病医疗保障体系等方面推出了一系列政策措施，逐步形成了政策合力，共同推进了罕见病防治与保障工作迈上新台阶。药品注册是医药创新研究成果从实验室走向临床应

用的关键中间环节，近年来国家药监局不断优化监管体系，出台多种举措，加速相关产品的上市和临床使用，为罕见病患者救治解决燃眉之急，发挥了重要作用。

（二）罕见病药品的可及性是世界难题

罕见病是严重且影响广泛的公共健康问题，因其疾病特点，其治疗药品的开发及监管面临诸多挑战，罕见病药品的可及性是世界难题。

罕见病存在以下特点：一是影响面大。罕见病虽然发病率低，但疾病种类多，影响的群体广泛。二是治疗手段缺乏。致病机制复杂多样、治疗难度大，超过90%的罕见病尚无治疗方法，是科学探索和疗法研究的重点领域。三是对患者家庭影响显著。85%~90%的罕见病被认为危及生命或慢性、耗竭性发展，疾病引发长期医疗相关支出，带来沉重的经济和精神负担，罕见病不仅是医学问题，还是家庭问题和社会问题；四是罕见病与基因缺陷高度相关，大多数罕见病是遗传病，约一半的患者是儿童，严重危害儿童健康。

由于罕见病的特点，其治疗药品的研发注册面临以下挑战。

一是医药学研究存在客观困难。单个病种发病率较低，患者人数少、分布散，临床医生难以收集大样本对疾病开展系统研究、难以开展高质量的临床随访，导致反映疾病规律的自然病史信息与疾病发病机制不易被发现。药物开发通常需要经过先导化合物发现、临床前研究和临床研究等阶段，发病机制是明确靶点、发现先导化合物的基础，自然病史研究为相关药物的开发和上市后使用提供重要的定位和指导。对罕见病的认知有限、缺少相关信息，会导致科研人员在药物研发上缺少基础和方向，临床试验设计、试验终点的评价与选择也存在困难，影响药物研发的成功率。另外，药物研发机构开展临床试验亦存在难以实施随机对照试验、入组困难等难题。

二是企业研发动力存在不足、能力尚需提高。罕见病研发难度大，研发周期长、风险大，临床试验招募困难，市场规模有限。更少的患者群体、更难的开发过程，都给企业带来了"收益不确定"的担忧，一定程度上削弱了企业对罕见病药品研发的积极性。我国生物医药创新能力与国际先进仍有一定差距，缺少国际领先的罕见病药品研发龙头企业，缺少经验丰富的研究者。此外，国内外监管部门都需进一步积累对罕见病药品的审评和管理经验。

（三）国外罕见病药品研发趋势与监管特点

尽管面临重重挑战，全球罕见病药品开发仍然呈现出提速加码的趋势，在每年的新药研发中占据相当的比重。有研究表明[1]，梳理美国和欧盟孤儿药批准上市信息，在2018—2022年近5年时间里，FDA共批准247个新药上市，其中孤儿药有132个，约占53%；EMA共批准274个新药上市，其中孤儿药97个，约占35%。美国FDA药物评价和研究中心（CDER）发布的2023年度新药批准报告显示，在2023年获批的55种新药中，有28种（占51%）获得了孤儿药资格认定。

罕见病药物开发的迅速进展，一方面原因来自于生物技术创新发展。目前药物开发日益关注遗传因素，罕见病与基因、遗传因素密切相关，一旦研究清楚其发病机制，更容易在创新技术领域有所突破。目前，越来越多的创新治疗方法正在应用于罕见病领域，如酶替代疗法、CRISPR技术、RNA修正、细胞疗法、小核酸药物等，多个创新治疗产品已相继获得国内外监管部门的批准。例如，治疗脊髓性肌萎缩症的诺西那生钠注射液，治疗成人肌萎缩侧索硬化的托夫生注射液，均为境外研发的小核酸药物，目前已获批进口我国，使全球最新科技成果及时在我国临床获得应用。

另一方面，罕见病药品领域产业创新发展得益于各国良好的政策环境。欧美罕见病药品监管有如下特点[2, 3]。

一是加强立法保障。1983年，美国颁布了《孤儿药法案》，明确了罕见病的定义、孤儿药的市场独占等内容，是世界上第一个鼓励罕见病药品开发的法律。2000年，欧盟颁布《孤儿药法规》（EC No 141/2000）确定了孤儿药认定标准与市场独占、费用减免等优惠政策。

二是罕见病定义明确。美国将罕见病定义为"影响少于20万美国人口，或用于治疗此疾病药品的研发和生产无法在市场上收支平衡的疾病"。欧盟将罕见病定义为"用于诊断或预防严重威胁生命、慢性削弱性疾病，且患病人数不超过万分之五；或没有激励措施的情况下，药物的税后收益不足以弥补研发投入"。从欧美对罕见病的定义来看，其以发病率为基础，落脚点在于识别难以收回药物研发投入的疾病，其激励目标更为直接和明确，即使得优惠政策向不具备经济可行性的药物研发倾斜，以促使研发者有动力进行罕见病药物开发。

三是设有专门机构。1982年，FDA设立孤儿产品开发办公室（office of

orphan products development，OOPD），负责认定孤儿药资格，并支持推进孤儿药开发和评估，包括授予优先审评资格、提供资金支持等。EMA 有独立的罕见病药物委员会（committee for orphan medicinal products，COMP）负责罕见病药物资格认定，欧盟委员会（EC）负责制订罕见病药物的相关激励政策。欧美对孤儿药的注册都采取了两步走的方式：资格认定＋上市审批，资格认定即由上述专门机构负责。

四是激励措施多。市场独占制度是国际通行的鼓励罕见病药物开发的措施，是对罕见病患者健康权益采取的政策倾斜。在美国，孤儿药获批准上市后可享有 7 年的市场独占期，如为罕见儿科疾病药物可延长 6 个月独占期。在欧盟，孤儿药获批准上市后可获得 10 年的市场独占期，如申请药物信息中含有儿科研究结果，可申请延长 2 年市场独占期。另外，欧美药品监管机构还在加速审评程序、推出可交易的优先审评券、减免费用、商业保险等方面采取措施，确保了企业开发罕见病药品的可预期回报，极大促进了市场的蓬勃发展。

在上述生物医药创新发展以及政策激励下，随着传统新药市场日趋饱和，很多制药企业将研发重心转移至更有市场空间的罕见病药物研发。Evaluate 发布《2022 年孤儿药报告》显示，罕见病药物的销售增长持续领跑全球医药市场；预计到 2026 年，其份额将占到全部处方药市场的 1/5，是全球药物管线价值的 1/3。全球制药巨头也纷纷收购罕见病相关业务，交易金额不菲。

（四）我国药品审评审批制度改革为罕见病药品研发提供重大机遇

药品监管应立足行业发展，保护和促进公众健康。我国现代制药业起步较晚，2015 年前，医药产业虽然获得快速发展，较好地满足了公众用药需要，但药品医疗器械审评审批中存在的问题也日益突出。为鼓励创新、提高药品质量和可及性，2015 年 8 月，国务院发布《关于改革药品医疗器械审评审批制度的意见》（国发〔2015〕44 号），拉开了药品审评审批制度改革的大幕，提出加快审评审批防治艾滋病、恶性肿瘤、重大传染病、罕见病等疾病的创新药；2017 年 10 月，中共中央办公厅、国务院办公厅发布《关于深化审评审批制度改革鼓励药品医疗器械创新的意见》（厅字〔2017〕42 号）提出：支持罕见病治疗药品医疗器械研发；罕见病治疗药品医疗器械注册申请人可提出减免临床试验的申请；对境外已批准上市的罕见病治疗药品医疗器械，可附带条件批准上市，企业应制定风险管控计划，按要求开展研究。2018 年，国家卫生健康委、国家药监局等五部门联合发布第一批罕见病目录。自此，罕见病药品发展呈现出方兴未艾之势。

国家药监局坚决贯彻落实党中央、国务院文件部署，采取有力措施、积极推动变革、不断完善药品监管体系，为中国医药产业的发展和罕见病药品的可及创造了宝贵的发展机遇期。一是制修订了法规政策体系及技术指南体系，为包括罕见病在内各类药品的全生命周期监管提供了系统、明确、细致的指导；二是着力提升药品审评审批的质量和效率，通过增加审评力量、优化工作流程等方式有效解决了积压问题，关注临床试验数据质量真实可靠、仿制药与原研药品质量疗效一致等，监管能力显著提升，构建了我国药品监管的新时代；三是多措并举鼓励创新，通过上市许可持有人制度等，点燃了产业开展创新药物研发的热情，专家、企业、资本勠力同心、积极投入。

在积极的措施鼓励下，改革取得显著成效：药品注册的受理和批准数量逐年增加（表2-1-1、表2-1-2），近五年受理量年均增长18.6%，批准上市量年均增长39.9%，获批数量逐渐接近发达国家和地区水平。鼓励创新成效显著，创新药研发上市数量逐年增加（表2-1-3、表2-1-4），近五年创新药临床试验申请批准量年均增长29%，创新药批准数量年均增长52.7%，一批临床急需的新药、好药获批上市，不断解决人民群众急难愁盼的用药需求。

可以说，作为公众健康的守门人和生物医药创新的助推器，国家药品监管部门为罕见病药品的开发提供了良好的政策环境。

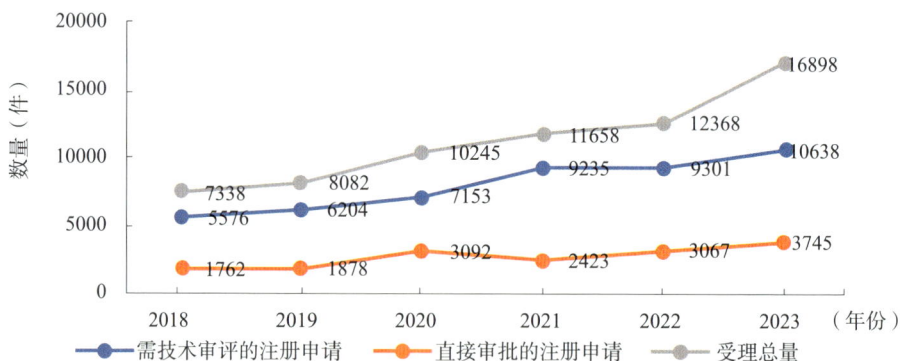

表 2-1-1　2018—2023 年药品注册申请受理量（件）

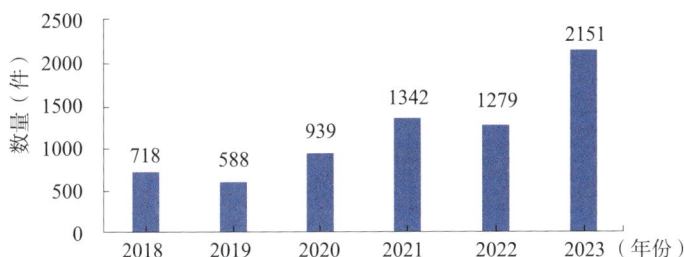

表 2-1-2　2018—2023 年批准上市药品数量（件）

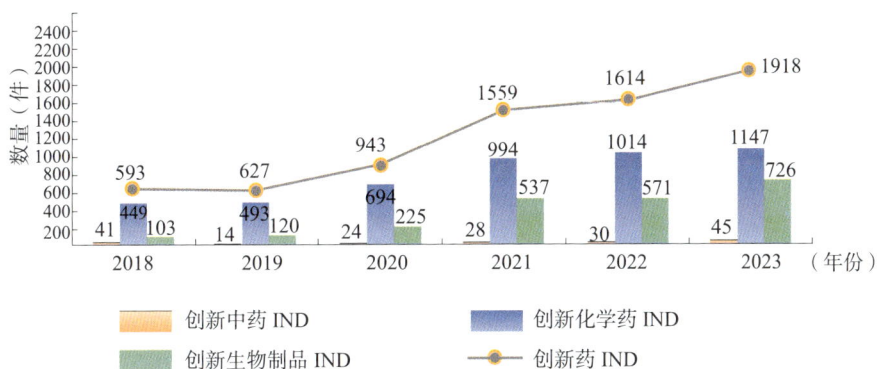

表 2-1-3　2018—2023 年创新药临床试验申请批准情况

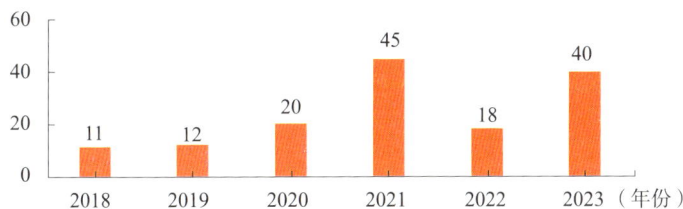

表 2-1-4　2018—2023 年创新药批准上市情况

二、当前我国罕见病药品监管工作进展

立足罕见病患者群体的所想、所求、所盼，国家药监局积极作为，以深化审评审批制度改革为统领，坚决贯彻"四个最严"的要求，加强监管科学研究，优化审评审批程序，完善技术指南体系，强化知识产权保护，采取一系列措施提升企业研发积极性，助力更多罕见病药品上市；同时立足临床急需，多渠道满足患者的紧急临床需求。

（一）持续鼓励罕见病药品研发申报

近年来，国家药监局从加强法规标准建设、优化注册管理体系、提高药品审评审批效率等方面入手，坚持科学审评的理念，牢牢守住药品安全底线、追求药品高质量发展高线，在保障获批药品安全、有效、质量可控基础上，加快罕见病药品审评审批，使罕见病患者及早获得可靠的治疗药物。

1. 优化审评审批程序，加快罕见病药品上市

（1）建立和完善加快罕见病药品上市制度

自 2015 年起，按照党中央、国务院决策部署，国家药监局对药品审评审批制度进行了全面深化改革。2017 年起，对跨国制药公司发起的国际多中心临床试验，允许境外申请人同步在中国开展，国际多中心临床试验取得的数据在符合我国技术要求的前提下可用于申报药品注册，2018 年发布了接受境外数据的技术指导原则。上述政策能够鼓励境外新药尽早来我国申报，使我国患者能够及时使用全球最新医药研发创新成果。2018 年将临床试验改为默示许可制，提高了临床试验审评审批效率。2019 年新修订的《药品管理法》从法律层面固化了药品审评审批制度改革成果，明确鼓励具有新的治疗机理、治疗严重危及生命的疾病或者罕见病、对人体具有多靶向系统性调节干预功能等的新药研制，推动药品技术进步；明确对防治罕见病的新药予以优先审评审批。2020 年新修订《药品注册管理办法》中，优化了工作程序，审评、核查、检验、通用名称核准并联进行，大大提高了效率；设置了突破性治疗药物、附条件批准、优先审评审批程序等加快上市通道，均适用于罕见病药品，通过研发过程中加强沟通指导、滚动递交资料、临床终点替代、缩短审评时限等方式加快罕见病药品的研发与上市。2020 年 7 月 8 日，国家药监局发布文件，对优先审评审批、突破性治疗药物、附条件批准的适用范围、申请、审核认定、公示纳入、终止程序等关键内容明确了程序和要求。

优先审评审批程序旨在缩短审评时限。在审评时限方面，罕见病药品临床试验申请 60 日完成默示许可；符合优先审评条件的上市许可申请在 70 日内审结，快于 130 日普通品种的优先审评时限，远快于 200 日常规审评时限。在所有药品上市申请中，罕见病药品审评审批时限最短，体现了国家药监局对罕见病患者需求的高度关注和大力支持。

突破性治疗药物旨在加强监管部门对申请人的沟通指导。对于防治严重危及生命或者严重影响生存质量的疾病，且尚无有效防治手段或者与现有治疗手

段相比具有明显临床优势的创新药或者改良型新药，突破性治疗药物认证可以帮助企业在药物临床试验阶段获得技术指导、全过程沟通等支持。

附条件批准上市旨在缩短危重疾病药物临床试验的开发时间，基于替代终点、中间临床终点或早期临床试验数据先行批准上市，使药品尽早应用于无法继续等待的危重疾病或公共卫生方面急需的患者。附条件上市的产品，还需按照要求完成新的或继续正在进行的临床试验，以确证药物的疗效。2020年11月发布了《药品附条件批准上市技术指导原则（试行）》，明确了相关技术要求。

为进一步完善加快上市制度，将有限的审评资源进一步向临床最急需的药品倾斜，2023年3月，药审中心发布《加快创新药上市许可申请审评工作规范（试行）》，将儿童专用创新药、用于治疗罕见病的创新药、纳入突破性治疗药物程序的创新药纳入范围，对纳入品种提前介入、一企一策、研审联动、全程指导。

（2）优化罕见病药品注册检验程序和要求

一方面，压减罕见病药品送检样品量。按照《药品注册检验工作程序和技术要求规范（试行）》（2020年版）的要求，药品注册检验所需样品应当为商业规模生产3个批次，每批样品数量为质量标准检验项目所需量的3倍。检验所需量通常为每个检验项目单独检验所需量的总和。对于罕见病药品，在满足审评需要的前提下，每次注册检验批次可以少于3批。对于每批样品量，能够合并开展检验的项目，合并计算样品量，最大限度压减检验所需量。在实际工作中，中检院已充分考虑了罕见病药物的特殊性，对送检的罕见病药物，已采取了灵活的处理方式，2021年以来由中检院承担的13个罕见病药品注册检验，均只受理了1批样品送检。

另一方面，加快罕见病药品注册检验。一是纳入优先检验。对于纳入优先审评的罕见病药品，中检院将其列入优先检验范围。二是提高信息化水平。自2021年1月开始实行药品注册检验报告电子化，报告签发后及时送达申请人和药审中心，提高检验报告印制寄送效率。2021—2023年，中检院完成了罕见病用药注册检验60个品种，其中，化学药品30个品种，生物制品30个品种。检验平均用时约为65日，较常规注册检验时限缩短25日。

另外，国家药监局积极听取企业诉求，正在研究进一步优化罕见病药品注册检验要求，相关举措已于2024年6月公开征求意见：对于临床急需境外已上市境内未上市的罕见病药品，鼓励申请人采取前置检验方式申请注册检验，只进行样品检验的，注册时限由 60 日缩短至 40 日；同时进行标准复核和样品检验的，注册时限由 90 日缩短至 70 日；注册检验样品量由商业规模 3 批减为 1 批，每批用量由 3 倍全检用量减为 2 倍全检用量，显著降低注册检验送样成本，以 2023 年数据为例，每个品种送样约节省 700 万至 1000 余万元。

（3）引导鼓励境外罕见病药品到我国申报

目前，引进境外生产罕见病药品已成为提升我国罕见病药品可及性的重要路径。

一方面，对于过去已在境外上市，但未到我国申报的临床急需药品，引导鼓励进口申报。2018 年 10 月，国家药监局会同国家卫生健康委联合发布《关于临床急需境外新药审评审批相关事宜的公告》（2018 年第 79 号），建立专门通道对临床急需的境外新药审评审批。根据《公告》要求共遴选发布了三批我国急需的药品名单，共计 81 个药品，其中 46 个为罕见病药品。在国家药监局鼓励引导下，46 个罕见病药品中已有 27 个通过该专门通道获批上市（另有 3 个在审评过程中），包括治疗特发性肺动脉高压的司来帕格片、治疗黏多糖贮积症的依洛硫酸酯酶 α、治疗多发性硬化症的盐酸芬戈莫德胶囊、治疗高胆固醇血症的依洛尤单抗、治疗阵发性睡眠性血红蛋白尿的依库珠单抗、治疗多发性硬化症的特立氟胺片、治疗脊髓性肌萎缩症的诺西那生钠注射液、治疗肌萎缩侧索硬化症的依达拉奉注射液等，我国罕见病患者急需的多个重磅品种通过该通道上市。

另一方面，扫清过去进口药在上市准入方面的制度障碍，鼓励境外创新药在我国同步开展临床、同步申报、同步上市，甚至是全球首发上市。2021 年 6 月，国家药监局批准境外生产创新药利司扑兰口服溶液用散上市，用于治疗 2 月龄及以上脊髓性肌萎缩症，从全球首发到在我国获批，时间差距不到 1 年；2024 年 2 月，国家药监局批准罗氏的可伐利单抗注射液进口注册，用于未接受过补体抑制剂治疗的阵发性睡眠性血红蛋白尿症患者，该品种为全球首次获批；2024 年 3 月，国家药监局批准勃林格殷格翰佩索利单抗注射液（皮下注射）进口注册，用于治疗泛发性脓疱型银屑病（GPP）发作，也是全球首次获批。截至目前，共批准境外生产罕见病药品 60 个品种进口注册，有效解决"境外有药，境内无药"的困境。

在技术要求方面，接受罕见病药品境外临床试验数据。2018 年，国家药监局发布《接受药品境外临床试验数据的技术指导原则》，明确：对于用于罕见病的药品注册申请，经评估其境外临床试验数据属于"部分接受"情形的，可采用有条件接受临床试验数据方式，在药品上市后收集进一步的有效性和安全性数据用于评价。这一政策可减少不必要的重复研究，能够极大鼓励罕见病药品的境内外同步研发，加快罕见病药品在我国的上市进程，更好满足我国罕见病患者的用药需求。

截至 2024 年 4 月，我国共批准境外生产罕见病药品 60 个品种，有效解决"境外有药，境内无药"的困境；其中有 47 个品种豁免临床试验，仅要求 13 个品种在国内开展了临床试验。

另外，国家药监局正在研究进一步优化临床急需境外已上市药品审评审批工作，包括对符合要求的临床急需境外已上市药品纳入优先审评审批范围，豁免药物临床试验、优化境外注册核查启动方式等，相关举措已于 2024 年 6 月公开征求意见。

（4）构建沟通平台，提升罕见病药品研发效率

良好的沟通交流是提高罕见病药品审评审批质量和效率的基础。为鼓励创新，国家药监局就药品研制与注册建立多渠道、多层次的沟通交流机制，发布了《药物研发与技术审评沟通交流管理办法》，建立了药物研发与技术审评期间的沟通交流机制，向药品注册申请人提供面对面会议、视频会议或书面回复等多种沟通交流途径。在药物研发与注册申请技术审评过程中，罕见病药品注册申请人可与国家药监局药审中心就现行药物研发与评价指南不能涵盖的关键技术等问题进行沟通交流，形成的共识可作为研发和评价的重要参考。该项举措提升了企业研发效率，有效加快了罕见病用药研发上市进度。

2. 加强监管科学研究，完善技术指南体系

面对复杂、疑难疾病问题，为积极助力创新研究、开发新技术，国家药监局开展监管科学研究，并研究完善技术指导原则体系，为罕见病药品开发引领方向、保驾护航。

（1）推动监管科学行动

为主动应对新技术、新业态给监管工作带来的挑战，推动监管理念制度机制创新，2019 年 4 月，国家药品监督管理局决定启动实施中国药品监管科学行动计划，确定的首批重点研究项目中包括细胞和基因治疗产品技术评价与监管体系研究等，而罕见病通常由基因缺陷引起，细胞和基因治疗有望成为潜在的创新治疗手段。通过监管科学研究，制定一批审评技术规范指南、检查检验评价技术等，助力罕见病药品研发创新。

（2）实现技术要求与国际接轨

2017 年国家药监局加入 ICH（国际人用药品注册技术协调会），并当选、连任 ICH 管理委员会成员，积极参与国际标准制定，推动 ICH 指导原则在我国转化实施，加快了中国药品注册技术要求与国际要求的协调和统一，为我国新药研发国际化，国外创新药在我国实现同步研发申报、同步上市，创造了有利条件。

（3）完善药品技术指导原则体系

近年来，国家药监局陆续出台相关技术指导原则，经国家局审核同意由药审中心发布的指导原则累计达 500 余个，其中罕见病相关指导原则、真实世界研究相关指导原则、以患者为中心相关指导原则、基因与细胞治疗等创新疗法指导原则等，给罕见病药品开发带来积极助力。

在罕见病临床研究方面，2022 年发布了《罕见疾病药物临床研发技术指导原则》《罕见疾病药物临床研究统计学指导原则》，从临床研究方法学角度指导申办者提高研发效率，在确保严谨科学的基础上，采用更为灵活的设计，以通过有限的患者数据，获得更加充分的科学证据，满足获益与风险的评估，支持监管决策；2023 年发布《罕见疾病药物开发中疾病自然史研究指导原则》，旨在结合我国罕见疾病研究现状，提出符合我国研发实践的罕见疾病药物开发中疾病自然史研究的考虑要点；2023 年研究起草了《罕见疾病药物临床研发中应用去中心化临床试验的技术指导原则（征求意见稿）》并公开征求意见，拟指导、规范去中心化临床试验，探索更有利于患者参与的临床试验新模式，为罕见疾病药物临床试验提供更加灵活、可及的新方法、新路径。另外，还发布了《治疗儿科动脉性肺动脉高压药物临床试验技术指导原则》《基因治疗血友病临床试验设计技术指导原则》《多发性硬化治疗药物临床试验技术指导原则》等针对单个罕见病适应证的药物研发指导原则。

在真实世界研究方面，药审中心于 2020 年发布《真实世界证据支持药物研发与审评的指导原则（试行）》和《真实世界研究支持儿童药物研发与审评的技术指导原则（试行）》，2021 年发布《用于产生真实世界证据的真实世界数据指导原则（试行）》，2023 年发布《真实世界证据支持药物注册申请的沟通交流指导原则（试行）》《药物真实世界研究设计与方案框架指导原则（试行）》，旨在指导真实世界研究设计、数据收集以及适用性评估，探究真实世界证据的评价原则等，为工业界和监管部门利用真实世界证据支持罕见病药物研发和监管决策提供参考意见。

在以患者为中心方面，2022年药审中心发布《患者报告结局在药物临床研发中应用的指导原则（试行）》，提出应用患者报告结局，在药物全生命周期中获取患者体验、见解、需求等数据并将其有效地融入药物的研发和评价中，为申办者在药物注册研究中合理使用患者报告结局数据提供指导性意见；2023年又陆续发布《以患者为中心的药物临床试验设计技术指导原则（试行）》《以患者为中心的药物临床试验实施技术指导原则（试行）》《以患者为中心的临床试验获益 - 风险评估技术指导原则（试行）》，进一步对以患者为中心的药物临床试验提供指导。

在基因与细胞治疗方面，随着细胞治疗和基因编辑等基础理论、技术手段和临床研究的不断发展，基因与细胞治疗产品将为罕见病提供新的治疗思路与方法。为规范和指导此类产品的研究、开发与评价，早在2017年，药审中心就已发布《细胞治疗产品研究与评价技术指导原则（试行）》；近几年，又陆续发布多项技术要求，例如：2021年发布《基因治疗产品非临床研究与评价技术指导原则（试行）》《基因治疗产品长期随访临床研究技术指导原则（试行）》《基因修饰细胞治疗产品非临床研究技术指导原则（试行）》《免疫细胞治疗产品临床试验技术指导原则（试行）》；2022年发布《体内基因治疗产品药学研究与评价技术指导原则（试行）》《免疫细胞治疗产品药学研究与评价技术指导原则（试行）》；2023年发布《细胞和基因治疗产品临床相关沟通交流技术指导原则》《人源性干细胞及其衍生细胞治疗产品临床试验技术指导原则（试行）》；2024年发布《重组腺相关病毒载体类体内基因治疗产品临床试验申请药学研究与评价技术指导原则》《罕见病基因治疗产品临床试验技术指导原则（试行）》等。

3.明确罕见病目录以及其他鼓励品种目录

2018年，为贯彻落实中共中央办公厅、国务院办公厅《关于深化审评审批制度改革鼓励药品医疗器械创新的意见》（厅字〔2017〕42号），加强我国罕见病管理，维护罕见病患者健康权益，国家卫生健康委员会、国家药监局等5部门联合制定了《第一批罕见病目录》，涉及121种疾病，在我国罕见病界定上具有里程碑的意义；2023年，又联合制定了《第二批罕见病目录》，涉及86种疾病；两批目录共涉及207种罕见病。目录的出台有助于指导各部门采取相关鼓励措施，提高药企的研发积极性，加快罕见病药品上市进程。

截至2024年12月，国家卫生健康委、国家药监局等部门联合发布了五批《鼓励研发申报儿童药品清单》、共计鼓励144种儿童药品研发申报，上述清单内产品也可获得国家药监局的优先审批。已获批准的清单品种中，包括氨己烯酸散、氯巴占片等 4 个用于治疗罕见病的儿童药品，另有 4 个治疗罕见病的清单品种在审评中。

另外，国家卫生健康委、国家药监局等部门还联合发布了三批《鼓励仿制药品目录》，共计鼓励 89 个品种开展仿制，其中有 18 个罕见病药品。已获批准的目录品种中，包括 4 个用于治疗罕见病的仿制药，另有 6 个治疗罕见病的目录品种在审评中。

4. 知识产权保护与市场独占

药品专利链接、药品试验数据保护、市场独占期、专利期限补偿等制度，是鼓励创新、推动行业发展的组合拳，从欧美监管机构的一些成功经验来看，上述知识产权保护和市场独占制度对激励罕见病药品开发发挥了尤其重要的作用。

建立药品专利纠纷早期解决机制。新修订《专利法》于 2021 年 6 月 1 日起正式施行，其中设置了新药专利权期限补偿制度和药品专利纠纷早期解决机制，目前两项制度均已落地实施，对鼓励和支持创新药研发产生了积极影响。

2021 年 7 月 4 日，国家药监局会同国家知识产权局联合发布《药品专利纠纷早期解决机制实施办法（试行）》，在药品审评审批环节由相关职能部门同步解决专利纠纷。目前，该制度已运行实施逾 3 年，整体来看，我国药品专利纠纷早期解决机制运行顺畅，有效提升了我国药品知识产权保护水平。

截至 2024 年 8 月底，在中国上市药品专利信息登记平台上，已公示专利信息 2197 条，公示仿制药专利声明 10049 条；审评期间设置等待期 111 件，根据国家知识产权局的行政裁决书和法院的生效判决书结论，已在审评期间明确 25 件仿制药落入专利权保护范围，药审中心在审评系统中标记专利届满日期，待专利权期限届满后完成审批。

研究建立药品试验数据保护制度。药品试验数据保护制度是为保护和奖励为获得试验数据而付出巨大努力的药品研发公司，给予其在一段时间内独占试验数据，并阻止他人使用该试验数据申请上市的保护制度。《与贸易有关的知识产权协议（TRIPs 协定）》《全面与进步跨太平洋伙伴关系协定（CPTPP）》均有药品试验数据保护制度相关规定。药品试验数据保护制度的建立对促进药品创新，提高创新药物可及性，推动医药产业发展具有重要意义。

国家药监局积极推进《药品管理法实施条例》修订工作。2022 年 5 月公开征求意见的《药品管理法实施条例（修订草案征求意见稿）》中第四十条提出："国家对获批上市部分药品的未披露试验数据和其他数据实施保护，药品上市许可持有人以外的其他人不得对该未披露试验数据和其他数据进行不正当的商业利用。自药品上市许可持有人获得药品注册证书之日起 6 年内，其他申请人未经药品上市许可持有人同意，使用前款数据申请药品上市许可的，国务院药品监督管理部门不予许可；其他申请人提交自行取得数据的除外。"该条款中原则规定实施药品试验数据保护的药品范围从现行条例规定的"新型化学成分药品"扩展为"获批上市部分药品"。另外，国家药监局已经和相关学术机构、医药产业界开展药品试验数据保护相关具体措施研究，在制度设计过程中将会广泛听取各方的意见，综合考虑鼓励创新、产业发展、公众用药需求等因素，进一步研究明确数据保护的范围、期限、保护方式等。

探索市场独占期制度。梳理欧美药品监管机构的做法，市场独占期是鼓励罕见病药品研发的重要激励制度，我国也开始探索这方面的制度设计。在 2022 年 5 月公开征求意见的《药品管理法实施条例（修订草案征求意见稿）》第二十九条中提出相关制度考虑："对批准上市的罕见病新药，在药品上市许可持有人承诺保障药品供应情况下，给予最长不超过 7 年的市场独占期，期间不再批准相同品种上市。药品上市许可持有人不履行供应保障承诺的，终止市场独占期。"目前，国家药监局正在委托相关学术机构开展罕见病药品市场独占期的具体措施研究。

5. 税收减免

为鼓励罕见病制药产业发展，降低患者用药成本，2019 年 2 月，财政部、海关总署、税务总局、药监局联合发布《关于罕见病药品增值税政策的通知》，明确：增值税一般纳税人生产销售和批发、零售罕见病药品，可选择按照简易办法依照 3% 征收率计算缴纳增值税；对进口罕见病药品，减按 3% 征收进口环节增值税，并公布了享受政策的第一批药品目录，涉及 25 个罕见病药品制剂和原料药；2020 年、2022 年，四部门又联合发布第二批、第三批适用增值税政策的抗癌药品和罕见病药品清单，共涉及 34 个罕见病药品制剂和原料药。

通过多种政策措施协同激励，近年来，我国罕见病药品上市数量和速度实现了"双提升"。据统计，2018 年至 2024 年 8 月，我国已累计批准 130 余个罕见病药品上市，每年批准罕见病药品数量从 2018 年的 6 个，增长到 2023 年的 45 个，2024 年 1 至 8 月，已批准上市的达 37 个。多种罕见疾病如脊髓性肌萎缩症、X 连锁低磷佝偻病、血友病、遗传性血管性水肿、多发性硬发症、亨廷顿舞蹈、戈谢病、青年帕金森、高氨血症等的治疗药物相继获批上市，填补了国内罕见病治疗用药的空白，为更多的罕见病患者延缓病情发展、提高生活质量带来了希望。

（二）多渠道灵活满足临床用药需求

为响应罕见病患者群体之所"急"，针对特别迫切的临床需求，我国积极探索更加灵活地为患者提供药品的渠道和方式，主要包括：明确了处于临床试验阶段尚未上市产品的同情用药制度，针对境外上市产品开通了临时进口的通道，还在海南博鳌乐城、大湾区两地授权地方先行先试，为加速引进创造更多可能。

1. 同情用药制度

对于患有严重危及生命且尚无有效治疗手段的疾病的患者，在不能通过参加临床试验来获得临床试验用药物时，允许在开展临床试验的机构内使用尚未得到批准上市的药物，也即"同情用药"，作为满足临床急需的一种特殊方式，我国近年来一直在进行制度探索。

2017 年 10 月，中共中央办公厅、国务院办公厅发布《关于深化审评审批制度改革鼓励药品医疗器械创新的意见》，明确提出："支持拓展性临床试验。对正在开展临床试验的用于治疗严重危及生命且尚无有效治疗手段疾病的药品医疗器械，经初步观察可能获益，符合伦理要求的，经知情同意后可在开展临床试验的机构内用于其他患者，其安全性数据可用于注册申请。"

该项制度被写入 2019 年新修订《药品管理法》，第二十三条规定："对正在开展临床试验的用于治疗严重危及生命且尚无有效治疗手段的疾病的药物，经医学观察可能获益，并且符合伦理原则的，经审查、知情同意后可以在开展临床试验的机构内用于其他病情相同的患者。"至此，我国在法律层面上正式确定了"同情用药"制度。2021 年 6 月，在北京协和医院，一名患有阵发性睡眠性血红蛋白尿症（PNH）的罕见病患者在未能入组新药临床试验的情况下，通过同情使用临床试验用药的方式申请到了尚处于三期临床试验的药物盐酸伊普可泮胶囊（iptacopan），开启了我国罕见病同情用药的破冰之路。该药物已于 2024 年 4 月获国家药监局批准上市。

2. 临床急需药品临时进口通道

为进一步完善药品供应保障政策，满足人民群众对于氯巴占等国外已上市、国内无供应的少量特定临床急需药品需求，2022 年国家卫健委、国家药监局依照《中华人民共和国药品管理法》有关规定，印发了《临床急需药品临时进口工作方案》和《氯巴占临时进口工作方案》，明确了相关工作要求。其适用药品范围为国内无注册上市、无企业生产或短时期内无法恢复生产的境外已上市临床急需少量药品，其中，临床急需少量药品为罕见病药品、用于防治严重危及生命疾病，且尚无有效治疗或预防手段或具有明显临床优势的药品。《工作方案》发布后，用于治疗罕见或难治性癫痫的二类精神药品氯巴占通过该路径获准临时进口，2022 年 9 月，全国开出首张氯巴占处方。

另外，国家药监局于 2019 年 5 月、2021 年 12 月、2023 年 7 月，三次批准北京协和医院提出的米托坦片临时进口申请，满足罕见肿瘤肾上腺皮质癌患者的临床急需。

3. 区域先行先试

区域试点也给罕见病患者群体提供了更多获取药物的路径。

（1）博鳌乐城国际医疗旅游先行区

2013 年 2 月，国务院印发《关于同意设立海南博鳌乐城国际医疗旅游先行区的批复》（国函〔2013〕33 号），同意设立乐城先行区，并先行先试以下政策：对于医疗机构因临床急需进口少量药品的，可按相关法律法规要求，向国务院药品监督管理部门提出申请，经批准后进口，进口药品应当在指定的医疗机构内用于特定医疗目的。2018 年 12 月，国务院印发《关于在海南博鳌乐城国际医疗旅游先行区暂时调整实施〈中华人民共和国药品管理法实施条例〉有关规定的决定》（国发〔2018〕43 号），明确：对先行区内医疗机构因临床急需进口少量药品（不含疫苗）的申请，由海南省人民政府实施审批。2019 年 9 月，国家发展改革委、国家卫生健康委、国家中医药局、国家药监局印发《关于支持建设博鳌乐城国际医疗旅游先行区的实施方案》（发改地区〔2019〕1482 号），赋予乐城先行区更多优惠政策，包括支持引进国内知名公立医疗卫生资源；开展真实世界临床数据应用研究；对先行区范围内临床急需少量进口药品、医疗器械的符合要求的临床使用数据，可以用于进口药品、医疗器械注册申请；在患者备案承诺基础上，有条件允许先行区医疗机构患者带合理自用量的进口药品离开先行区使用等。

相关政策的落实也推动了一系列医疗产品的可及。在特许药械引进方面，截至 2024 年 3 月 8 日，乐城先行区进口特许药械品种首例达到 388 例，其中药品 145 个、器械 243 个；共批准临床急需进口药品 1394 批，用于患者 19065 人次。进口药品中有 26 个罕见病药品，包括治疗库欣综合征的奥西卓司他、治疗 ≥ 12 月龄的高风险神经母细胞瘤患者的达妥昔单抗 β 注射液、治疗 NF1（1 型神经纤维瘤病）的司美替尼胶囊、治疗肾病型胱氨酸贮积症（范可尼综合征）的半胱胺酒石酸胶囊、治疗黏多糖贮积症Ⅵ型的那加硫酶注射液、治疗 2 岁以下的脊髓性肌萎缩症（SMA）儿童患者的 OAV101 注射液、治疗 1 岁及以上的短肠综合征（SBS）患者的替度鲁肽等，在儿童罕见病治疗中发挥了重要作用。

在带药械离院使用方面，截至 2024 年 3 月 8 日，共备案 69 个临床急需进口药品和 1 个临床急需医疗器械带离先行区使用。

在真实世界数据应用方面，已有 34 个特许药械产品纳入临床真实世界应用试点，其中普拉替尼胶囊、注射用盐酸曲拉西利、氟轻松玻璃体植入剂等 13 个特许药械产品，在上市注册审评中使用了真实世界研究数据。

（2）大湾区"港澳药械通"政策

2019 年 2 月 18 日，中共中央、国务院印发《粤港澳大湾区发展规划纲要》，明确要把粤港澳大湾区建设成为宜居宜业宜游的国际一流湾区。2020 年 9 月 29 日，经国务院同意，国家市场监督管理总局、国家药品监督管理局等八部委联合印发《粤港澳大湾区药品医疗器械监管创新发展工作方案》（国市监药〔2020〕159 号），《工作方案》重点任务中明确，在粤港澳大湾区内地九市开业的指定医疗机构使用临床急需、已在港澳上市的药品，以及临床急需、港澳公立医院已采购使用、具有临床应用先进性的医疗器械，均由广东省政府实施审批。广东省将此监管创新发展举措称为"港澳药械通"政策。

自 2021 年 1 月份启动"港澳药械通"政策试点、2021 年 8 月 27 日"港澳药械通"政策正式扩展实施，至 2024 年 2 月，广东省卫生健康委审核确定了 19 家内地指定医疗机构，具体如：香港大学深圳医院、广州和睦家医院、中山大学附属第一医院、南方医科大学南方医院等。2022 年 6 月，广东省药监局和卫健委发布文件，对大湾区内地指定医疗机构非首次使用临床急需药械简化审评审批流程，较首次申报审批时限而言，审批时限平均缩短 56%，尽快地满足临床急需。

截至 2024 年 2 月，"港澳药械通"共发布粤港澳大湾区内地临床急需进口港澳药品医疗器械目录 6 批，审批药械共 58 种，其中药品 29 种（共 128 批次），医疗器械 29 种（共 71 批次），获益患者 4957 人次，不断满足了临床急需用药用械要求。目前，广东省药品监管部门正在指导治疗肢端肥大症的注射用长效帕瑞肽双羟萘酸、治疗黏多糖贮积症ⅣA型的依洛硫酸酯酶α等罕见病药品申报。

（3）北京天竺综合保税区罕见病药品保障先行区

2023 年 11 月，国务院批复同意《支持北京深化国家服务业扩大开放综合示范区建设工作方案》(国函〔2023〕130 号)。《方案》提出，优化跨境贸易监管服务模式：支持在北京天竺综合保税区建立罕见病药品保障先行区，探索进口未在国内注册上市的罕见病药品，由特定医疗机构指导药品使用。为贯彻落实国务院批复，2024 年 9 月，北京市药品监督管理局等 6 部门制定印发了《北京市推动罕见病药品保障先行区建设工作实施方案（试行）》，建立涵盖罕见病临床急需药品临时进口、流通、使用全过程的罕见病药品保障先行区"白名单"制度，试点期间"白名单"药品可在天竺综合保税区保税备货，在天竺口岸一次通关多次进口，并在获准的医疗机构使用，推动由"人等药"向"药等人"的转变。

三、未来罕见病药品监管发展思考

在多部门共同努力下，我国在促进罕见病药品可及方面已取得显著成绩，但面对罕见病防治这一世界难题，距离患者的期待还有一定的差距，持续促进罕见病药品开发仍任重道远，加速满足患者临床需求分秒必争，还需不断优化工作。具体来说，包括以下四个方面。

一是健全完善法律法规，加强鼓励措施协同。在法规层面，国家药监局正全力推动《药品管理法实施条例》修订工作。在规范性文件层面，国家药监局将修订完善附条件批准等工作程序，使好的鼓励政策更能落到实处，促进产业健康有序发展。同时，将进一步加强与科技、工信、财政、卫生、医保等多部门的协作配合，推动更多的支持政策出台，形成积极合力，产生政策激励的协同效应和持续效应，建立鼓励和支持罕见病药品开发的政策生态。

二是推进监管科学研究，探索创新监管手段。为促进罕见病药品研发上市，在科学严谨的基础上，监管工作还需结合罕见病特点，采取更加灵活、鼓励性的方式，促进临床需求的进一步满足。罕见病临床表现各异、对生活质量影响各不相同，理解疾病给患者生活带来的影响，对更好开展监管工作具有重要意义。国家药监局正在研究启动"以患者为中心的罕见病药物研发鼓励行动"计划，旨在促进"以患者为中心"的药物研发理念，指导和帮助研发单位在药物研发中充分倾听患者声音，关注患者体验数据，鼓励和促进患者参与到罕见病药物研发全过程，进而高质高效推动罕见病药物研发和上市。

三是以临床需求为导向，继续坚持多渠道满足用药可及。我国罕见病种类多、药品患者可及的路径复杂，需要实事求是、具体情况具体分析、不断优化，才能尽快满足临床需求。一方面，促进罕见病药品国内注册上市：对于尚未有治疗手段的疾病，鼓励国内创新企业借助新技术积极创新研发；对于境外已有治疗手段，但药物未在境内上市的，鼓励原研药品进口、鼓励国内企业在尊重知识产权的前提下开展仿制研究，尽快满足我国临床急需。另一方面，继续拓展非注册上市渠道满足临床急需：继续支持海南乐城先行区、粤港澳大湾区相关先行先试政策，积极支持北京天竺综合保税区罕见病药品保障先行区建设，加快办理医疗机构提出的临床急需罕见病药品临时进口申请，多渠道满足临床用药需求。

四是进一步强化基础研究，夯实创新基础。医学、生命科学和生物技术基础研究是医药创新的源动力，基础研究成果孕育着新药发现的突破口。我国人口基数大，在罕见病药品创新方面具有人口资源和研究上的先备优势。我国已建立了全国罕见病诊疗协作网，并建成国家罕见病注册系统、国家罕见病直报系统两个国家级平台，其中国家罕见病直报系统已收集 78 万个罕见病病例，构建了国家级罕见病生物样本库。后续，需抓住人口优势、罕见病资源优势开展相关研究，寻求病因、治疗和药物研发的突破，在医药产业上实现科技自立自强。国家药监局也将继续巩固和深化药品审评审批制度改革成果，继续鼓励创新、加强对创新技术的研究与指导，保持并进一步提升我国生物医药产业蓬勃发展的势能，促进罕见病药品的创新发展。

（国家药品监督管理局药品监督管理司　杨胜）

参考文献
请扫描二维码查阅

罕见病药物临床研发系列指导原则解读

一、指导原则起草背景

（一）罕见病的临床研发面临诸多挑战

罕见病是指患病率极低、患者总数较少的一类疾病的统称。患病率低是罕见病的重要特征，由于中国人口基数庞大，罕见病患者的绝对数量并不少，对社会、经济、医疗等多方面均存在不容忽视的影响，是重要的公共健康问题之一。

罕见病往往病情严重、诊断困难、误诊率高、可治愈率低。80% 的罕见病属于遗传性疾病，往往病情严重，多发于儿童，有研究显示 50% 的罕见病在儿童期发病，30% 罕见病患者在 5 岁前死亡。罕见病常为多系统受累疾病，90% 为严重疾病，呈渐进性、慢性发展。整体而言，罕见病可能覆盖任何年龄时期，往往随着病程的延长，疾病越来越重。

由于罕见病单个病种的患者人数少，且通常具有病死率高、疾病类型复杂等特点，导致罕见病药物临床研发难度大，面临诸多挑战，例如患者入组困难、诊断难度大、终点指标复杂、研究周期较长等，而罕见病药物上市后患者人群较少，最终造成罕见病研发的投入回报率较低，导致企业对该类产品的研发、生产及注册申报缺乏积极性，研发动力不足。

（二）针对罕见病临床需求采取多项鼓励政策

良好的政策是激励药物创新研发的重要动力。为解决罕见疾病这一重要的公共卫生问题，美国、欧盟等通过了鼓励罕见疾病研究和孤儿药物开发的相关立法。我国也在积极推进罕见病药物的监管。自 2015 年后，我国出台了多项针对罕见病药物创新的鼓励政策，旨在确保药品安全有效的前提下，要求监管机构加快审批速度。

2018 年 5 月和 2023 年 9 月，国家卫生健康委员会、科技部、工业和信息化部、国家药品监督管理局、国家中医药管理局等多部委联合发布《第一批罕见病目录》[1]和《第二批罕见病目录》（以下简称"罕见病目录"），分别收录 121 种（类）和 86 种（类）罕见病。

随着药物审评审批制度的不断完善，进一步落实国务院常务会议精神，国家药品监督管理局组织专家研究论证，遴选出三批临床急需境外新药名单。列入临床急需境外新药名单的品种，可直接提出上市申请。截至 2023 年 12 月 31 日，列入正式发布临床急需目录的 73 种药物中，包括"罕见病目录"中 41 种药物，涉及 29 种疾病，其中已有 24 个罕见病治疗药物通过优先审评审批上市（表 2-2-1），为罕见病患者提供了有效的治疗手段，而在这些药物中，大多数都是作为国内首个上市的罕见病治疗药物，填补了治疗空白。

截至 2023 年 9 月，两批罕见病目录中的 207 种罕见病，有 70 余种罕见病在我国有了治疗药物。

表 2-2-1 临床急需目录中已获批上市的罕见病治疗药物（截至 2023 年 12 月 31 日）

序号	上市日期	药品	适应证
1	2018 年 12 月 7 日	司来帕格	肺动脉高压
2	2019 年 2 月 22 日	诺西那生	脊髓性肌萎缩症
3	2019 年 5 月 21 日	依洛硫酸酯酶 α	黏多糖贮积症 Ⅳ A 型
4	2019 年 5 月 21 日	地舒单抗注射液	骨巨细胞瘤
5	2019 年 7 月 12 日	芬戈莫德	多发性硬化
6	2019 年 7 月 25 日	依达拉奉	肌萎缩侧索硬化
7	2019 年 9 月 5 日	波生坦	肺动脉高压
8	2019 年 12 月 18 日	阿加糖酶 β	法布雷病
9	2020 年 2 月 5 日	西地那非	肺动脉高压
10	2020 年 2 月 5 日	氯苯唑酸	转甲状腺素蛋白淀粉样变性多发性神经病
11	2020 年 5 月 12 日	氘丁苯那嗪	亨廷顿舞蹈症
12	2020 年 6 月 2 日	拉罗尼酶	黏多糖贮积症 Ⅰ 型
13	2020 年 6 月 22 日	人生长激素注射液	Noonan 综合征

续表

序号	上市日期	药品	适应证
14	2020 年 8 月 26 日	阿加糖酶 α	法布雷病
15	2021 年 1 月 5 日	布罗索尤单抗	X 连锁低磷血症
16	2021 年 4 月 8 日	艾替班特	遗传性血管性水肿
17	2021 年 4 月 15 日	富马酸二甲酯	多发性硬化
18	2021 年 4 月 23 日	注射用艾诺凝血素 α	B 型血友病
19	2021 年 4 月 29 日	注射用维拉苷酶 α	戈谢病
20	2021 年 5 月 14 日	氨吡啶缓释片	多发性硬化
21	2021 年 6 月 21 日	丁苯那嗪	亨廷顿舞蹈症
22	2021 年 8 月 12 日	达妥昔单抗 β 注射液	视网膜母细胞瘤
23	2021 年 12 月 2 日	司妥昔单抗	Castleman 病
24	2022 年 7 月 26 日	贝前列腺素缓释片	肺动脉高压

二、指导原则系列解读

（一）为鼓励罕见病研发，发布系列相关指导原则

既往我国罕见病药物的上市，主要以罕见病目录及临床急需目录为依据，大多数药物都是通过接受境外数据为主的路径上市。他山之石，在一定程度上可以帮助部分患者获得有效的治疗手段。据文献报道，大约 95% 以上的罕见疾病尚无有效治疗药物。因此，除鼓励境外已上市的罕见病药物在我国上市外，为进一步满足罕见病患者迫切的临床需求，药审中心先后发布了一系列药物研发指导原则，涉及真实世界临床研发、儿童临床研发、患者参与临床研发、罕见病临床研发等领域，以指导和鼓励研发（表 2-2-2）。

表 2-2-2　促进罕见病药物研发的相关指导原则

序号	分类	指导原则	发布时间
1	真实世界临床研发相关指导原则	真实世界证据支持药物研发与审评的指导原则（试行）	2020 年 1 月 7 日
2		真实世界研究支持儿童药物研发与审评的技术指导原则（试行）	2020 年 8 月 27 日
3		用于产生真实世界证据的真实世界数据指导原则（试行）	2021 年 4 月 15 日
4		药物真实世界研究设计与方案框架指导原则（试行）	2023 年 2 月 16 日
5		真实世界证据支持药物注册申请的沟通交流指导原则（试行）	2023 年 2 月 16 日
6	儿童用药临床研发相关指导原则	儿科人群药代动力学研究技术指导原则	2014 年 7 月 11 日
7		儿科人群药物临床试验技术指导原则	2016 年 3 月 1 日
8		成人用药数据外推至儿科人群的技术指导原则	2017 年 5 月 18 日
9		儿科用药临床药理学研究技术指导原则	2020 年 12 月 31 日
10		儿童用药（化学药品）药学开发指导原则（试行）	2020 年 12 月 31 日
11		化学药品和治疗用生物制品说明书中儿童用药相关信息撰写的技术指导原则（试行）	2021 年 9 月 3 日
12		儿童用化学药品改良型新药临床试验技术指导原则（试行）	2021 年 9 月 13 日
13		儿童用药口感设计与评价的技术指导原则（试行）	2022 年 11 月 2 日
14		治疗儿科动脉性肺动脉高压药物临床试验技术指导原则	2022 年 1 月 12 日
15		儿童抗肿瘤药物临床研发技术指导原则	2023 年 3 月 24 日
16		生理药代动力学模型在儿科人群药物研发中应用的技术指导原则	2023 年 3 月 28 日
17		成人用药数据外推至儿科人群的定量方法学指导原则（试行）	2023 年 4 月 12 日

序号	分类	指导原则	发布时间
18	罕见病药物研发相关指导原则	罕见疾病药物临床研发技术指导原则	2022 年 1 月 6 日
19		罕见疾病药物临床研究统计学指导原则（试行）	2022 年 6 月 6 日
20		罕见疾病药物开发中疾病自然史研究指导原则	2023 年 7 月 27 日
21	患者参与临床研发相关指导原则	患者报告结局在药物临床研发中应用的指导原则（试行）	2022 年 1 月 4 日
22		组织患者参与药物研发的一般考虑指导原则（试行）	2022 年 11 月 25 日
23		以患者为中心的药物临床试验设计技术指导原则（试行）	2023 年 7 月 27 日
24		以患者为中心的药物临床试验实施技术指导原则（试行）	2023 年 7 月 27 日
25		以患者为中心的药物获益－风险评估技术指导原则（试行）	2023 年 7 月 27 日

1. 真实世界数据相关指导原则

对于某些缺乏有效治疗措施的罕见病和危及生命的重大疾病等情形，常规的临床试验可能难以实施。部分已上市药物在临床应用过程中，在罕见病适应证中产生一定的真实世界数据。真实世界数据是产生真实世界证据的基础，高质量的适用的真实世界数据是产生真实世界证据的前提条件。如何将真实数据转换为真实世界证据，如何利用真实世界证据用以评价药物的有效性和安全性，支持药物在已有目标适应证中的获益风险是全球关注的热点问题。药审中心先后发布了多项指导原则，为真实世界证据支持药物研发提供建议。

2. 儿童用药临床研发相关指导原则

儿童患者是药物临床研发中重点关注的人群，自 2014 年起，药审中心发布了多项儿童用药临床研发相关指导原则，为儿童临床试验的药物提供科学建议。罕见病中一半的患者为儿童起病，患儿生命和生活质量受到极大的威胁。解决儿童用药是罕见病临床研发中尤为重要的内容。罕见病儿童临床研发应遵循一般儿童用药研发规律，保障患儿权益，充分利用成人中已有的临床数据，最大程度避免在儿童人群中开展不必要的重复研究，合理利用有限的儿科临床试验资源。

3. 针对罕见病临床研发的指导原则

加强创新药的研发是真正解决患者临床需求的重要手段，新药研发是大势所趋，鼓励罕见病新药研发是解决我国罕见病患者用药困境的根本举措。但是对于罕见疾病的新药研发，仍然面临诸多困难。与罕见病药物研发比较活跃的国家和地区相比，我国罕见病的研发仍然处于早期阶段。罕见疾病药物研发经验的不足，不仅仅是企业面临的问题，也是研究者及监管机构共同的挑战。罕见病相关研究少，对疾病了解不足；罕见病患者少，临床试验招募困难；罕见病药物研发少，研发经验不足。为进一步提高罕见病药物临床研发效率，国家药品监督管理局药品审评中心组织撰写了《罕见疾病药物临床研发技术指导原则》[2]。这是我国首个从临床研发技术层面，针对罕见病起草的指导原则。

对于罕见疾病，在药物研发过程中，需要选择合适的设计和分析方法以确保研究质量和结果的可靠性。临床研究设计是决定研发成功与否的重要因素之一，良好的研究设计不仅有助于达到研究目的，同时能提高研究质量和研发效率；合理的统计分析有助于结果的解释。继《罕见疾病药物临床研发技术指导原则》，为进一步对罕见疾病药物临床研发提供指导，药审中心针对罕见疾病药物临床研究中的关键统计学问题，发布了《罕见疾病药物临床研究统计学指导原则》。

疾病自然史是指在未经干预的情况下，疾病从发生到进展，直至稳定、痊愈或者恶化并导致个体死亡或永久性功能丧失的预后和转归过程。对疾病自然史的深入研究和全面了解，是人类认识疾病，并对疾病进行诊断、治疗以及开展药物研发的基础。为推动和规范我国罕见疾病的疾病自然史研究，药审中心在结合我国罕见疾病研究现状，提出符合我国研发实践的罕见疾病药物开发中疾病自然史研究的考虑要点，发布了《罕见疾病药物开发中疾病自然史研究指导原则》。

4. 患者参与临床研发相关指导原则

药物临床研发过程中，倾听患者感受，关注患者视角，有助于确保获取来自患者的体验、需求和区分优先级。为进一步指导患者参与药物临床研发，药审中心已发布《患者报告结局在药物临床研发中应用的指导原则（试行）》等多项指导原则。申请人通过良好的组织患者参与药物研发工作，可提高整体药物研发的质量和成功率，惠及患者、改善临床用药现状，增加临床用药的选择。在罕见病药物研发中，特别强调关注患者报告结局（patient reported outcome，PRO）[3]。PRO 是临床结局的形式之一，在药物注册临床研究中得到越来越广泛的使用，并日益受到重视。

（二）罕见疾病临床研发指导原则解读

《罕见疾病药物临床研发技术指导原则》为具有罕见病特征的治疗药物的临床研发提供科学参考，考虑到目前罕见病定义的实际情况，为了避免指导原则中罕见病定义范围与罕见病目录中的疾病混淆，产生歧义，造成临床研发适应证的局限性，本指导原则采用"罕见疾病"的描述，对于符合罕见疾病发病率/患病率极低特点的疾病，在开展临床研发的过程中均可以参考本指导原则的思路。

1.根据罕见疾病特点建立临床研发思路

罕见病治疗药物的上市，同样需要以获得充分的证据，证明其对患者的获益大于风险为基本前提。由于罕见病单个病种的患者人数少，且通常具有病死率高、疾病类型复杂等特点，罕见病药物临床试验的挑战颇多。罕见疾病临床研发的"先天不足"，为罕见病的临床研发带来了很多困难，例如患者入组困难、诊断难度大、终点指标复杂、研究周期较长等；此外，对于疾病的认知程度不够，对致病机制知之甚少，诊断难度大；基础研发薄弱，对疾病自然史的了解有限，发病率、患病率数据缺乏权威性，导致受试者选择出现偏差，影响整体临床研发。对于罕见疾病的临床研发，恰恰需要结合罕见疾病的自身特点，在遵循临床研发的一般规律的同时，采用严谨科学、更为灵活的设计，通过有限的患者数据，获得满足获益与风险的评估的科学证据。

（1）加强基础研发

对于罕见疾病的临床研发，首先要清晰地了解目标罕见疾病的发病率/诊断率、诊断方法、疾病症状/特征、主要发病人群，同时通过对于治疗现状的了解以及研究早期患者的参与，进一步了解患者真正的需求。了解目标适应证的疾病特征、患者特征、疾病预后以及患者需求，可以为药物按罕见病研发思路开展研究提供立题依据，也可为适应证人群的定义、关键研究设计、临床试验终点选择等提供有价值的信息。

罕见疾病的前期数据及信息需要良好的基础研究获得，例如自然病史研究、国内外已公开的自然病史研究文献报道、患者登记平台等。自然病史研究是前期基础研究中的一个重要的组成部分。传统意义上的自然病史是指在未做干预的情况下，疾病从出现到或者消失或者个体死亡的过程。自然病史研究则是指预先设计、旨在了解疾病发展的观察性研究。其目的是识别人口统计学、遗传、环境和其他变量与疾病的发展和结局的关系。自然病史研究可以为识别患者、识别和开发临床评估终点、识别和开发生物标志物，以及建立外部对照提供重要的信息。早期临床研究数据与疾病自然史数据相结合，从科学上构成完善且逻辑充分的证据链，以支持药物的后期开发。Selumetinib 是全球首个用于罕见病"1 型神经纤维瘤病（neurofibromatosis type 1，NF1）相关的丛状神经纤维瘤（plexiform neurofibromas，PN）"的治疗药物。支持该品种上市的关键单臂"SPRINT"研究采用了 2 项研究作为外部对照，其中包括一项 Tipifarnib（一种法尼基转移酶抑制剂）在 NF1 和进展性 PN 儿童和青年患者中进行随机对照研究，该研究安慰剂组患者数据作为其他新药用于 NF1 相关 PN 研究的历史对照组。外部对照研究显示 NF1-PN 的一个关键特征是自发消退非常罕见，因此证实了在 SPRINT 研究中观察到的肿瘤反应是来自试验药物的作用。在罕见病研发过程中，鼓励企业积极开展包括自然病史研究在内的基础研究和信息收集工作，为后续临床试验设计提供有力的支撑。

充分了解试验药物本身特点，也是临床定位和试验设计的重要依据。例如，试验药物作用于特定的靶点，研发过程中就可以通过生物标志物研究，筛选目标获益人群。因此，早期开发生物标志物不仅可能成为疾病诊断的重要依据，作为临床试验特定受试者的入选指标之一，也可以在早期探索性临床试验中，提供药效学或安全性信息，以分析剂量－暴露量－效应关系，为剂量选择和疗效的概念验证提供重要的支持性证据。或者，根据药物本身的作用机制、前期非临床数据以及临床数据的不断积累，可以帮助临床研发排除某些具有高危因素的患者或者为目标获益的罕见疾病人群提供更多依据。此外，在整体研发的过程中，也需要通过充分应用科学工具，利用有限的数据，获得可靠的证据。通过有限的数据，来实现事半功倍的效果。

（2）建立整体研究计划

临床试验的最终目标是证明药物在适应证人群中的疗效明确、安全风险可控且获益大于风险。由于罕见病患者少，在关键研究中可获得来自受试者的数据也相应有限，特别是在一些无法开展循证医学级别更高的对照研究的情况下，通过疾病机制、药物机制，以及在其他非罕见病中获得临床试验数据，共同丰富、完善该药物在罕见病中有效、安全性的"证据链"，就格外重要。例如，单臂试验通常仅支持药物的附条件批准，而在一些特殊情况下，比如药物作用机制非常明确，其有效性已在其他适应证中得到确证时，也可能支持完全批准。再如，对于预期只能用于罕见疾病治疗的药物，当其靶点明确、作用机制非常清晰时（如替代疗法），基于患者获益风险的评估，可能会减少对暴露量的要求。

因此，对于罕见病药物的研发，鼓励在药物研发初期就进行全盘规划。根据罕见疾病药物的作用机制，可以分为两种情况：①只适用于目标罕见疾病。②同时适用于罕见疾病和非罕见疾病。

对于仅适用于罕见疾病的试验药物，通常需参考一般药物研发规律，开展早期探索研究，完成概念验证，确定推荐剂量、目标人群、获得初步有效性数据后，以此为基础开展关键研究，支持药物的上市。由于罕见疾病受试者有限，有时很难开展独立的概念验证研究，因此鼓励将关键研究分阶段开展，在第一阶段入组小样本量受试者，作为概念验证，并以此阶段结果为基础，对后续试验阶段进行调整，最终将第一阶段和后续研究阶段中，接受推荐剂量治疗的患者整体的有效性，作为支持上市的关键疗效数据。

对于适用于包括罕见疾病和非罕见疾病在内的多种疾病的药物，早期可以采用篮式试验设计，纳入多种疾病人群，并充分借鉴、利用在非罕见疾病中获得的临床数据，指导确定该药物在罕见疾病中的开发，根据在其他疾病所获得临床数据对罕见疾病适应证开发的指导价值，可考虑直接开展在罕见疾病适应证中的概念验证临床试验，或直接进入关键临床试验；当直接进入关键临床试验时，可参考前述适应性设计思路。

适用于包括罕见疾病和非罕见疾病在内的多种疾病的药物也可以选择首选开发罕见疾病，此时需参考情况"只适用于目标罕见疾病"的情况进行开发（图 2-2-1）。

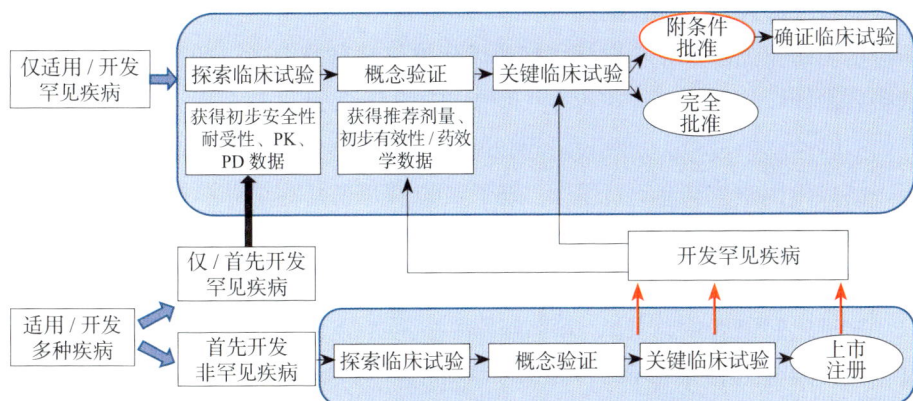

图 2-2-1 罕见疾病药物临床研发计划示例

维莫非尼是一种境内外已获批上市的药物，其获批适应证包括非罕见疾病及罕见疾病适应证。维莫非尼首先于 2011 年在 FDA 获批了 BRAF V600 突变阳性的不可切除或转移性黑色素瘤适应证，支持黑色素瘤适应证的关键研究是一项国际多中心、随机对照研究，共纳入了 675 名患者。"埃尔德海姆 - 切斯特病（erdheim-chester disease，ECD）是一种罕见疾病，全球报告 ECD 大约1000 例病例。ECD 约一半患者具有 BRAF V600E 突变阳性。根据 ECD 的突变特征以及维莫非尼作用机制，维莫非尼临床研发中筛选了具有 BRAF V600突变阳性的 ECD 患者，最终依据 22 例患者的疗效及安全性数据，于 2017 年获得 ECD 适应证的批准。维莫非尼的临床研发提示，当疾病致病机制明确、药物作用机制清晰，并且药物疗效及安全性已在相似致病机制的疾病中获得过验证的情况下，虽然罕见疾病很难开展大样本的随机对照研究，但结合已有的数据及证据，也可以与罕见疾病中有限数据互相印证，作为疗效判断的依据。

2. 临床研究关注要点

（1）纳入更广泛的人群

罕见病的主要特征是患者人群少，这也是导致药物研发难、临床试验推进慢的重要原因之一。关键研究应根据早期研究结果纳入具有代表性的患者，而早期研究中，如能尽早明确不同年龄段、特殊人群等患者的用法用量，则有利于在一个关键研究中纳入更加广泛、更加多样性的患者群体，降低受试者的招募难度。通过创新的临床试验或者纳入非罕见疾病适应证人群，来提供更多的有效性、安全性数据，或者在早期研发中，通过成人外推或建立药物模型等科学工具，确定儿童、青少年以及特殊人群的给药剂量，为关键研究纳入具有更加广泛特征的人群提供依据。

扩大研究人群可在早期临床试验中选择灵活试验设计，如篮子试验。篮子试验是指针对具有共同分子改变（预测风险因素）的多种疾病评估相应靶向治疗的前瞻性临床试验。这种设计可以根据疾病亚型来定义患者亚组，通常基于统一的风险因素进行单一干预。"篮子试验"对于某些罕见、难治性疾病，更有突出优势，既有利于早期探索研究提高入组效率，有时也可以作为支持药物上市获益风险评估的关键研究设计。

罕见疾病患者中，大约 50% 患者都是儿童[4]。罕见疾病临床试验也可通过扩大入组年龄段来达到扩大试验人群的目的。通常，对于儿童患者临床研究[5]，一般遵循两个基本原则，分别是成人数据外推以及按年龄段逐渐推进。例如，在成人、儿童共患罕见疾病中，可以在成人患者中获得初步的安全、有效性数据，建立暴露－效应后，通过模推导儿童剂量来进行小样本的验证，后续在关键研究中就可以同时纳入成人及儿童患者，来达到满足新药获益风险评价的要求，支持成人及儿童适应证同时获批。

神经营养因子受体络氨酸激酶（neuro trophin receptor kinase，NTRK）融合突变可发生在不同瘤种，是一种明确的罕见突变。据文献报道，中国人群 NTRK 融合突变阳性率约 1/1000。NTRK 融合突变的肿瘤具有复发难治的疾病背景，历史数据客观缓解不足 15%。NTRK 融合阳性突变的肿瘤临床试验中，若仅招募单一瘤种的受试者十分困难。拉罗替尼是一种针对 NTRK 融合突变设计的特异性抑制剂。拉罗替尼在临床研发的过程中，一方面采用篮子试验设计，纳入了具有 NTRK 融合突变的不同瘤种，同时通过 PK 建模为儿童患者选择剂量，最终关键研究 55 例患者中，纳入了 12 例儿童及青少年患者。最终，拉罗替尼临床试验结果显示了较历史数据更加突出的客观缓解率和持续缓解时间，支持了上市注册。

目前为止，已经有多个药物通过筛选特定的生物标志物或通过确定特定的基因突变位点，在研究中纳入了具有更加广泛特征的人群，最终支持了药物获批上市。随着基础研究的发展，根据生物标志物细分人群，可以更加精准的发现与药物机制更加匹配的研究人群。另一方面，在临床研发过程中，需要打破对疾病的固有认知，通过对于疾病及药物的了解，寻求不同罕见疾病之间或罕见疾病与非罕见疾病的相似特征，通过特定的基因突变和生物标志物类型筛选更加广泛的人群，也可能将"罕见"变为"不罕见"，从而降低临床试验受试者招募困难程度，加速临床研发。

（2）合理选择药物剂量

对于起始剂量的选择，罕见疾病药物采用的原则与一般药物相似，首要关注保护受试者的安全性。药物起始剂量的确定应遵循药理、毒理相关指导原则和技术要求[6]。对于罕见疾病的替代治疗药物，由于对所缺乏的人体内源性物质的生理水平通常较为清晰，因此鼓励充分利用疾病的非临床研究和临床研究数据，建立替代治疗的药物剂量与所替代物质水平间的关系，在符合药理、毒理相关技术指导原则对起始剂量要求，且安全可控的前提下，尽量选择接近于目标治疗剂量的水平作为起始剂量，以尽可能降低罕见疾病受试者的无效暴露，提高剂量探索研究的效率。

通过药物早期探索研究阶段，将最终明确药物的推荐剂量。推荐剂量是药物进入关键研究、预期未来上市后将采用的用法用量。剂量选择通常需要结合前期的非临床数据，临床有效性、安全性数据，建立剂量暴露效应关系，综合判断选择。在罕见疾病药物临床研发中，鼓励通过科学工具的使用，例如模型引导药物开发为剂量选择提供依据。建议在早期研究中关注特殊人群给药剂量，明确不同年龄段、不同肝肾功能水平等患者的用法用量。这样有助于在关键研究中，将具有不同特点的人群作为整体人群进行临床试验，为扩大人群的给药方案提供依据。当药效学指标在不同疾病间有相关性或者可预测性的时候，通过非罕见疾病的 PK/PD 对治疗窗及量效关系进行预测，可以为后续罕见疾病患者试验剂量选择或者剂量优化提供依据，并减少临床资源浪费。在研究中，也需要充分利用生物标志物或药效学数据，选择更加接近药物的治疗剂量开展后续研究。

（3）科学灵活的试验设计

有关研究设计方面，随机分组可以最大限度地减少影响估计药物疗效的因素，研究结论的可靠性高，因此是评价药物疗效和安全性最有效、最准确的"金标准"。对于关键研究的设计仍然推荐首选随机、同期对照研究设计。而事实上，目前大多数已获批的罕见疾病药物均主要基于一项或多项随机对照试验支持上市的。根据临床实践选择对照药的不同，可以分为安慰剂对照和阳性药对照，根据临床定位选择优效性或非劣效设计。当采用安慰剂对照时，为了避免患者长期使用安慰剂而产生的伦理问题，也可以考虑加入撤药研究或交叉设计等元素。

对于罕见且研究人群无有效治疗选择的疾病，单臂研究也是其中一种设计。然而对于计划开展单臂研究的药物，需要注意提供可靠、清晰的对照数据，尤其是作为外部对照的历史数据。例如，酪氨酸血症Ⅰ型（HT-1）的发病率为 1/12000~1/10000，已纳入我国《第一批罕见病目录》HT-1 依据发病年龄及临床表现，分为急性型、亚急性型和慢性型。既往研究显示，未经治疗的 HT-1 患儿，急性型 2 年存活率仅为 29%；亚急性型患儿 2 年存活率约为 74%，5 年存活率约为 30%；慢性型 2 年存活率约为 96%，5 年存活率约为 60%。尼替西农是一种对羟基苯丙酮酸双加氧酶（HPPD）抑制剂，通过抑制 HT-1 患者体内酪氨酸的正常分解代谢，阻止分解代谢中间体在体内蓄积，从而达到治疗目的。该品种通过一项单臂研究，证实了在饮食治疗基础上服用尼替西农后，患儿的生存率及无需肝移植的生存率等疗效终点较历史数据具有突出临床优势，从而获得了最终的上市批准。

此外，真实世界研究[7-8]、序贯设计、适应性设计、适应性无缝设计方法也可以作为创新、优化的设计，为加速罕见疾病临床研发提供帮助[9]。在计划采用创新型的试验设计作为关键研究设计支持注册上市时，建议在研究开展前，就研究设计适用性、方案、数据管理计划、统计分析方法等与监管机构沟通并达成一致意见。

（4）客观敏感的终点

与常见疾病药物的研发规律相似，当前罕见病临床研发中，关键研究中，临床终点仍是关键研究中支持药物上市的首选主要疗效指标。主要疗效指标应根据疾病特点及临床研究的主要目的选择，与临床获益具有高度相关性，还应具有客观性、敏感性、易量化、可重复等特点。对于罕见病而言，疗效指标的选择既要关注合理性及客观性以反映药物与临床获益的关系，也要特别关注疗效指标的敏感性；敏感的疗效指标可以在一定程度上将有助于减少试验所需的样本量。

由于罕见病药物研发经验有限，往往新药研发时，可供参考的既往案例有限。充分了解目标适应证人群的发病特点、临床表现、发展过程等，根据药物作用机制确定药物的治疗目标，有助于确定有意义、更敏感的临床终点。此外，鼓励在研发过程中，探索、开发与临床终点相关，对临床终点有预测价值的替代终点，通过敏感的替代终点，达到简化临床试验、提高研发效率的目的。

PRO（患者报告结局）是临床结局的形式之一，在药物注册临床研究中得到越来越广泛的使用，并日益受到重视。在罕见疾病药物研发中，鼓励应用PRO，以反映药物对罕见疾病患者生活质量、体验的改善和其临床价值，并将其PRO作为对主要终点的重要支持性数据；鼓励开发PRO量表；也可考虑将PRO开发为主要终点，并与监管机构沟通将PRO作为主要终点支持监管决策的可行性。

3. 关注药物安全性评价及全生命周期管理

虽然对于无药可治的罕见疾病患者来说，药物的有效性是特别关注的内容，但安全性也是不容忽视的。罕见病多为先天性疾病，多需终生性治疗。在人用药品注册技术要求国际协调会（international council for harmonisation of technical requirements for pharmaceuticals for human use，ICH）E1指南《人群暴露程度：无生命威胁条件下长期治疗药物的临床安全性评价—ICH三方协调指南》中指出，大部分不良反应在药物治疗的最初几个月首次出现，且最为频繁；因此通常在药物上市前，要求以临床预期使用的剂量水平治疗一定数量的患者共 6 个月，患者数量应足以描述这段时期内药物不良反应的特征。为达到这一目的，接受药物治疗的受试者应足够充足，适宜的患者数量通常为 300~600 人。对于罕见病研究，由于患者人群非常有限，达到常规要求往往十分困难。对于罕见病药物暴露量的要求，可能基于药物作用机制而有所不同。如果该药物可能用于其他非罕见疾病的治疗，则可在其他适应证中，积累安全性信息，用于支持药物上市。对于特殊情况，如疾病特别罕见、发生发展迅速，且由于药物特点不适合在其他适应证开展研究时，建议申请人与监管机构进行沟通交流[10-12]，达成一致意见。

由于罕见疾病在临床试验中所积累的数据通常非常有限，因此上市后的数据收集以及加强全生命周期的管理十分重要。建议通过完善上市后风险管理计划（risk management plan，RMP）[13]及药物警戒系统[14]，关注上市后长期用药安全性进一步收集及评估药物安全性特征。罕见病药物的风险控制策略，应涵盖药品的全生命周期，负责生命周期管理的各个监管部门以及申请人均应基于罕见病治疗药物的特点、对风险获益的考量，履行好相应的风险管控责任。

三、挑战与展望

药品审评审批改革工作以来，先后发布的《关于改革药品医疗器械审评审批制度的意见》《关于深化审评审批制度改革鼓励药品医疗器械创新的意见》和《关于优化药品注册审评审批有关事宜的公告》等纲领性文件明确了我国药品审评审批基本制度。随着 2020 年 3 月《药品注册管理办法》的颁布，目前已初步形成了具有我国特色的罕见病药物研发评价路径。

但是当前罕见疾病药物临床研发处于早期阶段，仍然面临很多的困难。目前罕见病药物相关鼓励政策均以《第一批罕见病目录》和《第二批罕见病目录》为基础，需要扩大对"罕见病用药"的认定范围，进一步满足《目录》以外的罕见疾病患者同样急需满足的治疗需求。此外，罕见病药物的研发，企业的积极自主性是重要的启动因素，因此除政策鼓励引导以外，还需在药物研发、上市、供应、销售、医保等各个环节激发企业的研发活力。

罕见疾病临床研发需要坚持科学原则，以患者为中心，以临床需求为导向进行研发。药物研发与对疾病的研究是相辅相成的关系。例如血友病治疗领域就是一个较为成功的案例：对血友病的临床研究，为药物研发奠定了基础；而随着新药的上市，患者有药可医，也促进了医生对疾病认知提升、疾病诊治精准度提高、社会关注度增加，社会资源的倾斜，进而促进药物研发企业的关注与投入，从而为患者带来更多、更好的治疗选择，并最终使临床研究与药物研发间形成良性循环。

（国家药品监督管理局药品审评中心　杨志敏、赵伯媛、唐凌）

参考文献
请扫描二维码查阅

罕见疾病相关医疗器械审评最新指导原则解读

2018 年 5 月 22 日，国家卫生健康委员会、科技部、工业和信息化部、国家药品监督管理局、国家中医药管理局等五部门联合发布了《第一批罕见病目录》。该目录共纳入了 121 种疾病，2023 年 9 月 18 日，《第二批罕见病目录》新增 86 种疾病。罕见病目录的颁布与动态更新是罕见病领域的突破，是行业加快发展的基石。

在罕见疾病的诊疗过程中，很多医疗器械发挥着重要的作用，尤其是在罕见疾病的诊断过程中，作为医疗器械管理的体外诊断产品在疾病的筛查、辅助诊断、鉴别诊断等过程中，发挥着关键作用。然而，这一类产品上市前的验证、确认过程与其他罕见病相关的药品等产品一样，面临着临床病例罕见带来的研发困难，临床研究数据既要能够支持产品安全有效，又要充分考虑临床病例罕见的实际情况。

为了满足罕见病临床诊疗过程中对医疗器械的使用需求，支持罕见病相关医疗器械产品的研发上市，国家药监局医疗器械技术审评中心（以下简称器审中心）制定了有针对性的系列指导原则，其中以 2018 年 10 月发布的《用于罕见病防治医疗器械注册审查指导原则》作为整体罕见病类产品的技术指导，后续针对专门的重点产品，陆续发布了《氨基酸、肉碱及琥珀酰丙酮检测试剂注册技术审查指导原则》《遗传性耳聋相关基因突变检测试剂注册技术审查指导原则》《运动神经元存活基因 1（SMN1）检测试剂注册审查指导原则》等具体产品指导原则，为产品研发过程中的重要环节提供了完整、细致的技术指导。同时，针对这一类产品的特殊情况，器审中心在沟通途径中专门设立了罕见病相关产品审评前置的沟通咨询服务。指导原则体系化、指导沟通途径通畅，在这样的支持政策之下，多个罕见病相关医疗器械产品顺利获批，为临床相关疾病诊疗提供了有力武器。

一、加强整体指南设计、提供全面技术指导

《用于罕见病防治医疗器械注册审查指导原则》为支持和鼓励罕见病防治相关医疗器械的研发，为满足临床需求而制定，旨在科学解决用于罕见病防治医疗器械的临床评价难点，通过拓展证据渠道、合理减免临床、附条件上市，在保证产品基本安全有效性的前提下促进该类产品尽快上市，最终目的是使罕见病患者受益。

（一）顶层设计指南，要求全面覆盖

医疗器械产品种类众多，可能涉及罕见病的诊断与治疗。该指导原则适用于罕见病防治相关用途的所有医疗器械，包含体外诊断试剂，针对罕见病目录中所包含的疾病诊疗相关的医疗器械。

（二）通畅沟通途径，提升服务效果

为将支持政策落到实处，加强指导，指导原则中首先明确，用于罕见病的医疗器械在注册申报前可以提前进行沟通交流，必要时可以召开专家会，提前解决技术问题。

（三）聚焦证据难题，拓宽证据来源

关于产品注册申报的临床前与临床研究，该指导原则重点阐述了临床证据的合理原则。

首先明确可以免于临床试验的情形：一是用于罕见病治疗的医疗器械，临床前经过充分的研究或有其他证据能够确定患者使用该器械受益显著大于风险的，经沟通，根据技术审评部门的意见，可免于进行临床试验；二是已有同类产品上市的医疗器械（不含体外诊断试剂），可采用同品种比对的方式对其临床的安全有效性进行评价；三是免于进行临床试验的体外诊断试剂产品，可采用同品种比对方式对其临床样本检测性能进行确认；四是境外已上市的医疗器械，当境外临床试验数据满足《接受医疗器械境外临床试验数据技术指导原则》并在注册时作为临床试验资料申报，经审评认为产品上市前无需再补充境内临床试验的，可免于境内临床试验。

对于不满足上述条件，需要开展临床试验的产品，指导原则从多个方面提

出了更开放的临床数据来源和更宽松的病例要求，旨在尽可能收集更多证据支持产品安全有效，在满足基本安全有效前提下，尽可能加速产品上市。

在整体临床机构选择上，建议根据疾病流行病学特征、发病原因、发病年龄及相关诊疗手段等选择多家医疗器械临床试验机构，关注临床试验机构在该疾病诊断或治疗方面具有的能力。选择相关疾病诊疗具备优势的机构开展临床试验，更有利于获取更充分的数据，并保证临床试验质量。

关于临床试验方案的设计，指南针对不同的器械和不同情况进行了分别的要求。一是对于用于治疗罕见病的医疗器械，可能存在目前尚无有效治疗手段和目前已有有效治疗手段的不同情形，应根据情形选择合理的对照。为获取更多数据，指导原则提出在与已有治疗手段的对比研究中，已有治疗手段的有效性和患者风险受益比可汇总自临床历史研究数据。真实世界数据的应用在罕见病相关医疗器械临床评价中最早获得指南支持；二是对于用于诊断罕见病的医疗器械，主要关注两种用途，一种是用于罕见病诊断或辅助诊断的产品，另一种是用于罕见病筛查的产品，应分别依据产品设定合理的临床评价指标，也关注到了跟踪随访对临床诊断结果的重要作用。

对于关键的临床病例数，尤其是阳性/患病病例数的问题，无论是治疗类医疗器械还是诊断筛查类医疗器械，均给予了可减免的政策。

（四）明确附带条件，加速上市进程

指南明确了罕见病相关医疗器械可以根据产品风险受益、产品预期临床应用情况、上市前研究等因素，限定条件上市，包括可合法使用该产品的医疗机构范围；明确该产品临床应用过程中的风险受益评估需重点关注的内容，以及患者需知情同意的内容；产品上市后需进行的研究；设定上市后产品评价时限等。

这些条件从控制风险角度、继续收集产品安全有效证据角度提出要求，既加速了罕见病相关医疗器械的上市进程，又兼顾了风险控制与安全有效性要求。

（五）结合实际情况，设定延续要求

指导原则在产品延续时也考虑到了罕见病不同的罕见程度与临床应用的差异。对于极其罕见的某种疾病患者而言，相应产品的可及需求是非常重要的，但因为其罕见性，可能存在一个注册周期内产品应用非常有限的情况。因此在

产品延续注册时，对于未完成上市后产品评价的，在能够提供合理解释的情况下，可准予延续，同时修改注册证中附带批准条件，继续产品评价工作；对于无故未完成上市后评价的或注册人提交的临床使用数据及评价结果显示产品未满足安全有效性要求的，视情况在延续注册申请时不予批准。这种对具体情况的具体分析，也体现出罕见病相关医疗器械监管政策的特殊之处。关注罕见病患者这一特殊群体，需要个性化、细致的监管思路与政策。

二、细化重点产品要求，形成典型产品示范

在《用于罕见病防治医疗器械注册审查指导原则》框架之下，器审中心编写了具体产品的指导原则，旨在对重点品种进行更详细地解读，并借助具体品种指导原则的详细要求形成对更多产品的示范作用。主要是诊断类产品，既包括用于罕见病筛查的产品，也包括辅助诊断用体外诊断试剂，这两个方面的产品均在罕见遗传病的诊疗中发挥重要作用，也是用于罕见病防治的医疗器械最主要的临床用途。

（一）关注遗传性耳聋方向，提升诊断与筛查准确性

非综合征性耳聋已纳入《第一批罕见病目录》，耳聋病因复杂，目前研究认为约 60% 重度耳聋的发病与遗传有关。遗传性耳聋主要涉及四种遗传方式：常染色体隐性、常染色体显性、线粒体遗传、性染色体连锁遗传。遗传性耳聋基因突变检测在遗传性耳聋的辅助诊断以及新生儿遗传性耳聋基因突变筛查等领域有重要意义。例如通过对具有耳聋症状和 / 或体征人群，以及其他需要进行耳聋基因突变检测的人群，如有耳聋家族史的人群等进行耳聋基因突变的检测可用于遗传性耳聋的辅助诊断；对新生儿进行遗传性耳聋基因突变筛查，可作为常规物理听力筛查的补充，特别是可发现常规物理听力筛查无法检出的药物性致聋基因携带者和迟发性耳聋基因携带者，从而进行早期干预和指导等。

然而，耳聋具有显著的遗传异质性，不同的种族中常见的致聋基因不同，进化过程造成了人种间遗传差异、人群迁徙和血源融合又导致了局部地区人群遗传背景的复杂化，中国耳聋人群中基因突变热点、突变谱、表型与基因型对应性与其他人种耳聋人群存在一定差异。这一特点对相关产品的产品设计、研发来说，就需要根据中国人群的情况进行基因位点的选择。同时，随着临床与科学的发展，不断有新的耳聋相关基因被发现，而由于其罕见性，产品验证确

认过程中证据的收集，尤其是临床证据的收集面临较大困难。

为了解决这一类产品设计、研发、验证、确认过程中的一系列问题，器审中心发布了《遗传性耳聋相关基因突变检测试剂注册技术审查指导原则》，对产品基因位点的选择、产品验证的要求、临床证据的收集等各个方面进行了详细的指导。

对于新的基因突变，强调应提供证据支持该位点与耳聋的关系，明确可以提交行业内的指南、专家共识等支持位点的临床意义，对于尚未获得行业认可的新突变位点的临床意义，要求首先应提供该基因新突变位点与耳聋表型相关的遗传学证据，包括耳聋患者和正常人群的等位基因突变频率、耳聋患者家系共分离、生物信息学分析、权威数据库的信息等基于中国人群的充分的研究数据等，对基因突变和表型的关系进行评估，具有明确致病性的基因突变位点方可纳入。

指导原则的这一系列要求，在确保产品有效性的基础上，为该类产品设计合理的覆盖中国人群耳聋相关基因检测产品提供了清晰的指导，并为新发现的基因位点纳入产品检测提供了路径。目前国内已有多款耳聋基因检测试剂上市应用，为我国部分区域耳聋基因、临床耳聋基因诊断提供了重要手段。

（二）聚焦新生儿筛查方向，助力质谱方法的临床推广

遗传代谢病的发病机理为维持机体正常代谢所必需的酶类、受体和载体等蛋白质缺陷，导致机体的生化反应和代谢异常，从而引起一系列临床表现。其临床表现主要包括神经系统损害、代谢紊乱、相关器官功能异常、生长迟缓、皮肤及毛发异常、特殊气味等。遗传代谢病主要包括氨基酸代谢障碍（disorders of amino acid metabolism）、脂肪酸氧化障碍（fatty acid oxidation disorders）和有机酸代谢障碍（organic academia disorders）等。我国相对常见的遗传代谢病包括高苯丙氨酸血症（HPA）、甲基丙二酸血症（MMA）、原发性肉碱缺乏症（PCD）、中链酰基辅酶 A 脱氢酶缺乏症（MCAD）等十余种，发病率均较低，其中多种已纳入《第一批罕见病目录》。

作为新生儿遗传代谢病筛查和诊断的手段，临床使用的方法学主要包括实验室生化检测、影像学检测、负荷试验、酶学检测、氨基酸肉碱等标志物的质谱检测、基因检测等。遗传代谢病涉及的筛查标志物包括较多种类的氨基酸、肉碱、琥珀酰丙酮等，一般来说，氨基酸是氨基酸代谢障碍的疾病标记物，游

离肉碱与酰基肉碱是脂肪酸氧化障碍和有机酸代谢障碍的标记物，琥珀酰丙酮是酪氨酸血症Ⅰ型的主要标记物。其中串联质谱法是临床检测的常用方法，具有高分析效率和高灵敏度，能同时分析多种代谢物，涵盖多种遗传代谢病，可重复性好，样本采用干血斑采集，保存方便。但该类产品需同时检测多种标志物，且质谱法对方法学建立和验证过程要求相对复杂，该类试剂使用的串联质谱主要为三重四极杆串联质谱和四极杆离子阱串联质谱（Q-trap），仪器较一般生化免疫分析仪器更为复杂，因此该类产品的研发与申报存在很多技术难点。作为新生儿多种罕见遗传代谢病筛查用试剂，该类产品的风险较高，用于遗传病筛查，为按照第三类体外诊断试剂管理的产品。

《氨基酸、肉碱及琥珀酰丙酮检测试剂注册技术审查指导原则》为该类产品的研发与注册申报提供了详细的技术指导，对该类产品相对的研究难点逐一进行了深入地探讨，提供了研究思路。如指南中基于我国流行病学数据明确了我国相对较为常见的遗传代谢病的范围，指导企业有重点的进行产品的设计、研发、验证以及更好的结合我国的临床需求；针对此类内源性物质的检测，指导原则明确写明了正确度研究的方法，对分析性能应重点关注的指标逐一说明；而对于罕见病的临床研究，指导原则详细给出了临床试验方案的建议，建议以前瞻性的临床试验方式为主，以试验用体外诊断试剂与临床诊断结果进行比较研究的方法，评价试剂的临床诊断性能相关指标，从而证明其临床性能满足预期用途的要求。对临床性能的评价综合考虑了产品的疾病筛查能力、异常指标检出能力以及疾病的发生率等。对于我国相对常见的遗传代谢病如高苯丙氨酸血症（HPA）、甲基丙二酸血症（MMA）、原发性肉碱缺乏症（PCD）等，要求通过前瞻性临床试验检出真阳性病例；其他发病率相对更低的疾病也应尽可能在前瞻性临床试验中检出所声称疾病病例。同时为了满足产品的临床可用性，建议声称的遗传代谢病种类应尽量覆盖我国常见的病种。同时，临床试验检测结果应尽量覆盖所有待测分析物指标异常情况。通过点面结合的评价指标，综合评价试剂的临床性能，兼顾了评价的全面性与罕见病的检出能力、病例的罕见性。

通过较为全面的产品验证与确认，截至目前已有多个国产和进口产品在我国获批上市，并在新生儿筛查临床中广泛应用，在遗传代谢病的及时发现与治疗中发挥了关键作用。

（三）关注典型罕见遗传病，推动基因检测产品的上市

基因检测在遗传病的诊断中发挥着不可替代的作用，而对于罕见遗传病来说，虽然某些遗传病的基因机理已经较为明确，但相关检测试剂受限于临床资源、临床需求有限等原因，少有产品上市。关注到罕见遗传病人群的需求，器审中心也通过编写典型产品指导原则的方式，明确代表性产品的注册申报要求，从而促进该类产品的研发与申报，满足临床罕见病诊疗的需求。《运动神经元存活基因 1（*SMN1*）检测试剂注册审查指导原则》针对的就是这样的产品。

脊髓性肌萎缩症（Spinal Muscular Atrophy，SMA）是一组以脊髓前角 α-运动神经元退化变性导致的肌无力和肌萎缩为主要临床特征的遗传性神经肌肉病，SMA 患者临床表现差异大，从出生前到成人期均可发病，发病率约为 1/10000~1/6000，携带率为 1/50~1/40，具有种族差异性。SMA 已被列入《第一批罕见病目录》中。

SMA 最常见的形式是由定位于 5q13.2 的运动神经元存活基因 1（Motor Neuron Survival Gene1，*SMN1*，OMIM # 600354）致病性变异所导致的 5q-SMA，约占所有 SMA 病例的 95%，呈常染色体隐性遗传。在表型正常（包括正常人和携带者）的人群中，*SMN1* 基因拷贝数常为 1~4 个，正常人基因型包括常见的 ［1+1］型及罕见的 ［2+1］型和 ［2+2］型；携带者其中一条染色体含 1 或 2 拷贝功能正常的 *SMN1* 基因，另一条染色体含缺失或微小变异的功能异常 *SMN1* 基因，基因型可为杂合缺失（［1+0］型、［2+0］型）或杂合突变（［1+1^d］和 ［2+1^d］型）。在表型异常的 SMA 患者中，突变基因型主要有两类，95% 由 *SMN1* 双等位基因纯合缺失（［0+0］基因型）所致；5% 由 *SMN1* 复合杂合突变（［0+1^d］基因型）所致，*SMN1* 双等位基因均为微小变异（［1^d+1^d］）的情况则非常罕见。*SMN1* 缺失大部分为外显子 7 合并外显子 8 共同缺失，少部分仅为外显子 7 缺失。

因此，*SMN1* 基因检测试剂的预期用途定位于用于体外检测人外周血样本人基因组 DNA 中运动神经元存活基因 1（*SMN1*）第 7 或第 7、第 8 外显子拷贝数变异，用于 SMA 的辅助诊断（遗传诊断）或携带者检测。常用的 *SMN1* 基因拷贝数检测方法包括多重连接探针扩增（MLPA），定量聚合酶链反应法（qPCR）等。

该指导原则的重点主要是几个方面，一是明确 *SMN1* 基因检测的临床用

途与产品设计，预期用途规定为 SMA 的辅助诊断（遗传诊断）或携带者检测，产品设计要求至少包括第 7 外显子的拷贝数变异，并提示 SMN2 不在携带者检测范围。二是对分析性能研究中各项指标的研究方法给出了建议，并基于 SMN1 和 SMN2 只有 5 个碱基差异的特点，提示关注两者的区分与交叉干扰等；三是临床试验设计要求，包括对 SMA 的辅助诊断（遗传诊断）和携带者检测两种用途分别的入组人群要求与方案区别等。

目前已有多个 SMN1 检测试剂产品申报注册，并已有产品获批上市，用于此类罕见病的临床诊断与遗传诊断。同时，作为一类代表性产品，这一指导原则也为类似遗传病基因诊断产品的研发提供了参考。

三、落实前置沟通措施，畅通咨询指导途径

指导原则体系的构建为用于罕见病的医疗器械提供了系统化的技术规范支持，而面对复杂的产品情况，落实前置沟通的措施、畅通咨询途径，有助于将审评指导延伸至产品研发阶段。针对罕见病相关医疗器械产品，器审中心自 2018 年起即单独开通了咨询路径，企业可以在注册前的任何阶段通过线上线下途径提出针对该类产品的沟通申请，器审中心将针对企业的问题提供咨询回复、组织专家会议研究等方式的指导意见，内容覆盖产品研发、验证、临床确认的全部技术要求。这一举措旨在将企业疑难问题更多的解决在注册申报之前，从而提升这一类产品的研发申报效率，减少发补，加速产品上市。

四、结语

医疗器械作为临床诊疗中的重要组成部分，种类繁多。与药品不同的是，在罕见病的临床诊疗中，除了诊断类产品外，很少有医疗器械专用于某一类罕见病的治疗，但在临床相关疾病的临床实践中，医疗器械同样发挥着作用。从产品指导原则角度，相关医疗器械的指导原则不会专门提及其在某一种罕见病中的治疗用途，而是客观描述产品的临床用途。因此，除了上述提及的专用于罕见病的相关产品指导原则之外，当前构建的医疗器械指导原则体系中很多通用指导原则和产品指导原则都与罕见病的诊疗相关，如关于医疗器械临床评价的系列通用指导原则等。

目前已发布的指导原则对医疗器械分类目录已经形成了较为全面的覆盖，

指导原则数量近五年来显著增加，形成了通用指导原则与专用指导原则相结合、代表性产品覆盖分类目录的指导原则网格化体系，因此无论是专用于某一类罕见病的诊断试剂还是兼用于罕见病治疗的医疗器械，均有相关的技术指导原则提供技术规范支持。同时，及时的咨询服务，将很好地解决产品研发申报的技术问题。

（国家药品监督管理局医疗器械技术审评中心　孙磊）

"港澳药械通"罕见病药品引进及应用进展

罕见病是一项重大的、全球性公共卫生问题，已知的 7000 多种罕见病累计 2.5 亿位罕见病患者，其中有针对性药品的疾病不足十分之一[1]。我国人口众多，罕见病患者群体面临诊断难、确诊后无药可用、药品境内未上市或已上市却价格昂贵等诸多困难。国家通过政策激励加速孤儿药的审评审批和医保准入，以期解决罕见病患者群体"诊断难、用药难"的问题。"港澳药械通"政策是粤港澳大湾区药品医疗器械监管方式的创新，允许临床急需、已在港澳上市使用的药械（以下简称"急需药械"）在粤港澳大湾区内地指定医疗机构使用。政策落实三年余，累积引进了 20 个罕见病治疗药品供内地居民和港澳同胞在内地就医时使用。在积极加速境外创新药械供给临床急需患者的同时，也在探索急需药械的创新医疗保险模式，以期降低罕见病患者的医疗费用。本文从"港澳药械通"政策简介、"港澳药械通"政策下罕见病治疗药品引进情况、"港澳药械通"政策下罕见病精准治疗探索、"港澳药械通"政策下罕见病药品医疗保险模式探索等方面入手，探讨"港澳药械通"政策对粤港澳大湾区乃至全国的罕见病治疗起到的作用。

一、"港澳药械通"政策

一般而言，国外上市新药在进入中国内地市场前，必须先针对内地患者进行完整周期的临床试验，通常耗时漫长，许多亟需相关产品的重症患者难以等到药品上市。

2019 年，中共中央、国务院印发了《粤港澳大湾区发展规划纲要》，提出推动优质医疗卫生资源紧密合作，支持港澳医疗卫生服务提供主体在珠三角九市按规定以独资、合资或合作等方式设置医疗机构，发展区域医疗联合体和区域医疗中心。

2020年，中央授权深圳开展综合改革试点，要求"探索完善医疗服务跨境衔接机制""放宽国际新药准入"，为粤港澳大湾区医疗深度融合指引了方向。"港澳药械通"也正是在这一背景下应运而生。2020年11月25日，国家药监局发布《粤港澳大湾区药品医疗器械监管创新发展工作方案》[2]，明确了两项重点工作任务，旨在深入实施《粤港澳大湾区发展规划纲要》，通过创新药品医疗器械监管方式，允许临床急需、已在港澳上市的药品，以及临床急需、港澳公立医院已采购使用、具有临床应用先进性的医疗器械，经广东省人民政府批准后，在粤港澳大湾区内地符合条件的医疗机构使用。

2021年1月28日，"港澳药械通"政策先期以香港大学深圳医院为试点，试点期至2021年7月31日结束。同年4月16日，通过"港澳药械通"政策进口的首个药品"抗D免疫球蛋白注射液"和首个医疗器械"磁力可控延长钛棒"运抵该院。自2021年8月，"港澳药械通"政策正式扩展实施后，已陆续公布19家指定医疗机构（表2-4-1）。

表2-4-1 粤港澳大湾区内地指定医疗机构名单目录

序号	收录批次	医疗机构名称	医疗机构级别	性质
1	第一批	香港大学深圳医院	三级甲等	公立
2	第一批	中山陈星海医院	三级甲等	民营
3	第一批	珠海希玛林顺潮眼科医院	二级眼科专科医院	民营
4	第一批	广州现代医院	二级	民营
5	第一批	广州和睦家医院	二级	民营
6	第二批	中山大学附属第一医院	三级甲等	公立
7	第二批	中山大学孙逸仙纪念医院	三级甲等	公立
8	第二批	南方医科大学南方医院	三级甲等	公立
9	第二批	广东省人民医院	三级甲等	公立
10	第二批	广州市第一人民医院南沙医院	三级	公立
11	第二批	广东祈福医院	三级甲等	民营
12	第二批	广州希玛林顺潮眼科医院	二级眼科专科医院	民营
13	第二批	深圳市前海蛇口自贸区医院	三级甲等	公立

续表

序号	收录批次	医疗机构名称	医疗机构级别	性质
14	第二批	深圳禾正医院	三级	民营
15	第二批	深圳希玛林顺潮眼科医院	眼科专科医院	民营
16	第二批	珠海市人民医院（横琴院区）	三级甲等	公立
17	第二批	佛山复星禅诚医院	三级甲等	民营
18	第二批	东莞松山湖东华医院	三级甲等	民营
19	第二批	东莞光明眼科医院	三级眼科专科医院	民营

　　自 2022 年 3 月 1 日起，《粤港澳大湾区内地临床急需进口药械批件》正式启用，以规范粤港澳大湾区内地临床急需进口药品医疗器械工作。同年 6 月 20 日，广东省药品监督管理局、广东省卫生健康委员会联合发布《粤港澳大湾区内地指定医疗机构非首次使用临床急需进口港澳药品医疗器械申报指南》[3]，指定医疗机构申报本机构已获批准的药品医疗器械承诺审批时限仅为 1 个工作日；指定医疗机构申报已纳入目录的药品承诺审批时限为 10 个工作日，申报已纳入目录的医疗器械承诺审批时限为 15 个工作日。较首次申报审批时限而言，平均缩短时限达 56%（表 2-4-2）。

表 2-4-2　"港澳药械通"申报工作对比表

	首次（情况1）		非首次	
申请范围	粤港澳大湾区内地医疗机构临床急需的、已在港澳上市的药品 指定医疗机构申报本机构已获批准的药品（情况 2）		非首次使用临床急需进口港澳药品医疗器械包括指定医疗机构申报本机构已获批准的药品医疗器械，或者申报已纳入粤港澳大湾区内地临床急需进口港澳药品医疗器械目录（以下简称目录）的药品医疗器械 上述药品医疗器械不包括新增适应证的药品和增加适用范围的医疗器械，以及使用中出现新的、严重的不良反应（不良事件）的药品医疗器械	
			指定医疗机构申报已纳入目录的药品（情况 3）	
评审资料	（一）申请报表	《医疗机构申请使用港澳药品基本信息表》	《医疗机构申请使用港澳药品基本信息表》	《医疗机构申请使用港澳药品基本信息表》

		首次（情况1）		非首次
评审资料	（一）申请报表	《医疗机构申请使用港澳药品基本情况表》	《已使用药品情况总结》	减免
	（二）申报单位资质证明资料	指定医疗机构的许可文件、法人证书、营业执照、医疗机构执业许可证	减免	指定医疗机构的许可文件、法人证书、营业执照、医疗机构执业许可证
		申报单位委托的负责采购、进口和配送医疗器械的经营企业资质证明文件	减免	指定医疗机构委托的负责采购、进口和配送药品/医疗器械的经营企业资质证明文件（经营企业营业执照、药品经营许可证或者医疗器械经营许可证/经营备案凭证、进口药品/医疗器械资质证明、具备配送运输的资质证明文件等）
	（三）港澳药品、医疗器械进口使用申请材料：以上资料复印件或扫描件均需加盖医疗机构公章，多页资料需加盖骑缝章。外文资料需提供中文译本	1.香港或者澳门地区允许上市的批准证明文件包括香港或者澳门地区允许在公立医疗机构使用的证明文件	减免	减免
		2.药品的包装、标签、说明书样本及产品完整实样图片	减免	减免
		3.医疗机构使用药品的评估资料，包括药品的临床急需性和安全性的评估分析，含临床使用综述、不良反应概述、使用风险评估等内容	减免	减免

续表

		首次（情况1）		非首次
评审资料	（三）港澳药品、医疗器械进口使用申请材料：以上资料复印件或扫描件均需加盖医疗机构公章，多页资料需加盖骑缝章。外文资料需提供中文译本	4.医疗机构使用药品伦理审核资料，包括目标患者适应证与使用范围、药品使用须知、医疗机构伦理委员会审核情况、知情同意书样本等	减免	医疗机构使用药品医疗器械伦理审核资料
		5.医疗机构使用药品的技术规范和配套管理制度，包括临床使用技术规范（指南）、必要的替代治疗方案、医院和科室的管理制度和管理流程、授权使用名单、安全防范措施和风险监控处置预案、随访计划等	减免	医疗机构的技术规范和配套管理制度等资料
		6.医疗机构法人代表承诺书，承诺申报材料真实可靠，进口的药品仅用于本医疗机构特定医疗目的	医疗机构法定代表人承诺书	医疗机构法定代表人承诺书
		—	需要更新的该药品医疗器械首次申请的资料（如有）	—
流程	—	指定医疗机构提出申请	指定医疗机构提出申请	指定医疗机构提出申请
		省药监局形式审查	省药监局形式审查	省药监局形式审查
		组织专家会（5日）	广东省药品不良反应监测中心（3日）	组织专家会（5日）
		省卫健委评审（15日）省药监局审批（15日）	省药监局审批（1日）	专家评审（10日）省药监局审批（5日）
		发证办结	发证办结	发证办结

同年 6 月 29 日，国家药品监管局发布《支持港澳药品上市许可持有人在大湾区内地 9 市生产药品实施方案》和《支持港澳医疗器械注册人在大湾区内地 9 市生产医疗器械实施方案》[4]，支持港澳药械在大湾区内地 9 市生产，为境外上市持有人提供便利，促进粤港澳大湾区生物医药产业深度融合。

2022 年 9 月 1 日，广东药监局发布《关于建立粤港澳大湾区内地临床急需进口港澳药品医疗器械预审品种数据库的通告》[5]。同日，粤港澳大湾区内地临床急需进口港澳药品医疗器械预审品种数据库系统正式上线。广东此次建立预审库，旨在做好指定医疗机构临床急需进口港澳药品医疗器械申报服务工作，稳步推进"港澳药械通"政策体系建设，提高急需药械相关品种研究资料可及性，缩短申请资料准备时间，提升境外上市许可持有人政策参与积极性。预审库将资料获取从过去的被动等待转为主动服务，缩短指定医疗机构申报资料准备时间，减少进口使用申请发补次数。结合首次申请提速和非首次申请简化等举措，"港澳药械通"政策实现了从资料获取、申报材料准备到评审审批的全流程时限压缩。

二、"港澳药械通"政策下罕见病药品引进

孤儿药用于预防、诊断或治疗罕见病。由于罕见病的患病人群少、市场需求低且研发成本高，只有少量制药企业关注罕见病治疗药品的研发，这也是罕见病药品又称"孤儿药"的由来。目前我国孤儿药的研发尚未成熟，罕见病患者的治疗药品基本依赖国外进口。

"港澳药械通"政策加快了罕见病药品的引进。广东省药品监督管理局联合广东省卫生健康委员会陆续发布了六批《粤港澳大湾区内地临床急需进口港澳药品医疗器械目录》的通告[6-8]，共 30 种临床急需药品中，罕见病治疗药品 15 种，占比高达 50%（表 2-4-3）。

表 2-4-3 "港澳药械通"罕见病治疗药品一览表

序号	目录批次	药品名称	英文名称	规格	剂型	罕见病	认定地区
1	第一批	恩曲替尼胶囊	Entrectinib Capsules	100mg、200mg	胶囊剂	NTRK 融合阳性实体瘤	美国
2	第一批	劳拉替尼片	Lorlatinib Tablets	25mg、100mg	片剂	间变性淋巴瘤激酶（ALK）阳性或 ROS1 阳性非小细胞肺癌	美国
3	第一批	维泊妥组单抗注射液	Polatuzumab Vedotin Infusion	140mg	注射剂	弥漫性大 B 细胞淋巴瘤	美国
4	第一批	氨己烯酸薄膜衣片	Vigabatrin Film-coated	500mg	片剂	小儿痉挛	美国
5	第一批	贝那利珠单抗预充式注射器注射液	Benralizumab Solution For Injection In Prefilled Syringe	30mg/ml	注射剂	高嗜酸性粒细胞综合征	美国
6	第一批	卡博替尼薄膜衣片	Cabozantinib Film-coated Tablets	20mg、40mg、60mg	片剂	肝细胞癌	美国

续表

序号	目录批次	药品名称	英文名称	规格	剂型	罕见病	认定地区
7	第二批	阿培利司薄膜包衣片	Alpelisib Film-coated Tablets	200mg、200mg+50mg、150mg	片剂	PIK3CA 相关过度生长综合征群	美国、欧盟
8	第二批	布地奈德缓释胶囊	Budesonide Prolonged Release Capsules	3mg	胶囊剂	溃疡性结肠炎	美国
9	第二批	注射用羟钴胺素	Hydroxocobalamin Powder For Solution For Infusion	5g	注射剂	急性氰化物中毒	美国
10	第二批	卡马替尼	Capmatinib	150mg、200mg	片剂	非小细胞肺癌 具有遗传 MET 改变的非小细胞肺癌	美国 澳大利亚
11	第二批	伊匹木单抗注射液	Ipilimumab Concentrate For Solution For Infusion	50mg/10ml	注射剂	IIb 至 IV 期黑色素瘤	美国

续表

序号	目录批次	药品名称	英文名称	规格	剂型	罕见病	认定地区
12	第三批	英克西兰	Inclisiran	284mg/1.5ml	注射剂	纯合子家族性高胆固醇血症	美国
13	第三批	巴氯芬注射液	Baclofen Injection	10mg/5ml	注射剂	脊髓损伤、多发性硬化和其他脊柱疾病引起的顽固性痉挛，脑瘫相关的痉挛，脑瘫患儿顽固性痉挛	美国
14	第四批	艾沙妥昔单抗注射用浓缩液	Isatuximab Concentrate for solution for infusion	500mg/25ml	注射剂	多发性骨髓瘤	美国
				100mg/5ml		浆细胞骨髓瘤	澳大利亚
15	第五批	注射用坦昔妥单抗	Tafasitamab	200mg/瓶	注射剂	弥漫性大 B 细胞淋巴瘤	美国、欧盟、澳大利亚

现将其中三种典型孤儿药的背景介绍。以下三种罕见病药品已先在"港澳药械通"内地指定医疗机构获批使用后，其与维泊妥珠单抗、氨己烯酸、劳拉替尼、伊匹木单抗等也陆续获得 NMPA 国内上市许可。随着"港澳药械通"政策推广落实，将来会有更多罕见病患者通过政策引进的内地急需港澳罕见病药品获益。

"港澳药械通"典型罕见病治疗药品介绍如下[9-22]。

药品名称： 阿培利司薄膜包衣片
适应证： HR 阳性，HER2 阴性，且使用内分泌治疗作为单独治疗后疾病恶化时出现 PIK3CA 突变的局部晚期或转移性更年期乳腺癌
罕见病名： PIK3CA 相关过度生长综合征群
疾病表现： PIK3CA 基因相关过度生长疾病谱系（PIK3CA-Related Overgrowth Spectrum）是一组罕见的疾病，其特征是由于 PIK3CA 基因突变导致的过度生长和血管异常。与 PROS 相关的具体病症包括 Klippel-Trenaunay 综合征、丁香综合征、孤立性淋巴管畸形、巨脑畸形 - 毛细血管畸形、偏侧巨脑症 / 发育异常巨脑症 / 局灶性皮质发育不良 Ⅱ 型、半增生 - 多发性脂肪瘤病、面部浸润性脂肪瘤病、纤维脂肪血管异常、巨指症、肌肉性偏侧发育过度、纤维脂肪增生或过度生长、CLAPO 综合征和表皮痣、良性苔藓样角化病或脂溢性角化病。PROS 疾病的估计患病率约为每百万 14 人。PROS 疾病较为罕见且视觉上具有多样性，其典型特征为血管、淋巴系统以及其他组织非典型生长和异常
作用机制： 阿培利司是一种激酶抑制剂，通过抑制磷脂酰肌醇 -3- 激酶（PI3K），主要是 PI3K-α 异构体发挥作用。阿培利司能够抑制突变的 PIK3CA 基因信号，阻止甚至逆转过度增生的病灶，对缩小脂肪瘤、脉管畸形体积有一定的疗效。此外，阿培利司还被报道能够改善病损引起的相关功能损害，包括疼痛、出血、运动障碍等
临床急需性： FDA 于 2022 年 4 月加速批准了阿培利司用于治疗 2 岁及以上有严重 PIK3CA 相关过度生长谱（PROS）表现且需要全身治疗的成人和儿童患者。首种治疗 PROS 疾病的药品

药品名称： 氨己烯酸薄膜衣片
适应证： 婴儿痉挛症；结节性硬化症合并婴儿痉挛症
罕见病名： 小儿痉挛
疾病表现： 本病以突发点头拥抱样痉挛发作、脑电图发作间期高度失律、智力发育障碍为主要特征
作用机制： 氨己烯酸是一种不可逆的 γ- 氨基丁酸氨基转移酶（GABA-AT）抑制剂，GABA-AT 是负责 GABA 分解代谢的酶，抑制 GABA-AT 可以导致大脑中 GABA 水平升高，从而抑制大脑的癫痫样电活动。1989 年氨己烯酸在英国获得批准。2009 年 8 月，美国 FDA 授予氨己烯酸孤儿药认定，批准其用于治疗 1 个月至 2 岁婴儿痉挛。除此之外，氨己烯酸还被批准用于辅助治疗成人难治性癫痫复杂部分性发作（CPS）
临床急需性： 2019 年氨己烯酸被 CDE 纳入第二批临床急需境外新药名单。于 2022 年 1 月获 NMPA 批准上市

药品名称：卡马替尼
适应证：转移性非小细胞肺癌（NSCLC），肿瘤突变导致间质 - 上皮转化（MET）外显子 14 跳跃突变
罕见病名：非小细胞肺癌
疾病表现：非小细胞肺癌的症状与原发病灶位置，是否有胸内播散、远处转移灶等情况有关，早期肺癌患者一般并无典型症状。其中，MET 突变晚期非小细胞肺癌预后极差。MET 突变有多种形式，包括 MET 扩增、MET 免疫组化表达和 14 号外显子跳跃突变（即 METex14）。MET 突变的总体发生率约占所有非小细胞肺癌发病的 3%~4%。METex14 突变型患者一线化疗的客观缓解率仅为 26.4%，无进展生存期约 8.5 个月，疗效难以令人满意
作用机制：卡马替尼在治疗 97 例肿瘤存在 MET 外显子 14 跳跃突变的局部晚期或转移性非小细胞肺癌患者时疗效显著
临床急需性：FDA2020 年 5 月批准其上市，授予其突破性疗法和孤儿药的资格

三、"港澳药械通"政策下罕见病保险模式探索

广东省作为改革开放先行者，在推进创新药品可及性方面始终走在前列。自"港澳药械通"政策实施以来，广东省药品监督管理局先后发布多项落地细则，确保在政策层面打通粤港澳医疗药械流通机制。在解决了国际创新急需药品可获得性的问题后，也在着力解决药品可支付性的问题。

（一）初步探索"港澳药械通"产品基本医保模式

2021 年 6 月，广东省药品监督管理局发布《广东省粤港澳大湾区内地临床急需进口药品医疗器械管理暂行规定》[23]。该规定提出，指定医疗机构使用的急需药械销售价格实行零差率。此外，为大力支持临床急需进口医疗器械的推广和使用，医用耗材企业就具体新品种向医保局申请备案和编码后，广东省及时按规定将医用耗材新产品纳入医保支付范围。

在国家、广东省和深圳市医疗保障局的大力支持下，经深圳市前海蛇口自贸区医院多次反复沟通，自 2023 年 11 月起，"港澳药械通"中批准使用的"人工耳蜗"器械成功在国家医保协同平台获批注册备案号及医保目录编码，纳入基本统筹医保保障范畴。当同时满足以下条件：①双耳重度或极重度感音神经性聋患者。② 7 周岁以下的语前聋患者或经听力语言康复后有一定听力言语基础的 18 周岁以下语前聋患者，可享受基本统筹医保支付待遇。医疗保险的参保人，按规定缴纳医保费用后，即可享受此类疾患的保障。

（二）细化探索"港澳药械通"产品商业补充医疗保险模式

社商融合型普惠性健康保险（以下简称"惠民保"）是一种由地方政府机关牵头保险公司联合承保的介于基本医保和纯商业医疗险之间的商业补充医疗保险。广东省作为首先推出惠民保产品的省份，积累了关于在医保目录外保障为主要内容的商业健康保险经验，具备了采用惠民保思路设立"港澳药械通"政策配套保险的基本条件。

为保障市民更加全面的用药用械需求，中山、珠海两地相关部门在充分研究风险获得比、收集社会各界意见，充分评估其可行性后，率先开通了"港澳药械通"保险。

"博爱康"是中山市政府推动的在中山市社会医疗保险基础上的普惠型商业补充医疗保险，于 2022 年 2 月正式上线。中山市市场监督管理局通过与陈星海医院和中国人寿中山分公司"博爱康"承保单位多次沟通，成功将"港澳药械通"批准使用的药品医疗器械纳入到"博爱康"保障范围。2022 年 9 月起，使用"港澳药械通"批准药品医疗器械的中山市民可申请"博爱康"的用药保障赔付。中山市社会医疗保险的参保人，按规定缴纳"博爱康"的保费后，即可享受例如罕见病门诊自费用药等保障。

在珠海市医疗保障局、中国人寿珠海分公司的大力推动下，2023 年 8 月，珠海市附加补充医疗保险项目"大爱无疆"创新增设了"港澳药械通"费用补偿。政策规定，参保人在珠海市内指定医疗机构确因病情需要使用的"港澳药械通"指定药械，经项目承办机构审核同意后所发生的医疗费用，累计 1 万元以上、30 万元（含）以内的部分，"大爱无疆"支付 60%。2023 年 9 月，布西珠单抗作为首批眼底创新药物纳入珠海附加补充医疗保险"大爱无疆""港澳药械通"责任补偿范围。

（三）多样探索"港澳药械通"产品特色商保模式

2022 年 9 月，招商信诺人寿推出一站式保险服务，覆盖多种全球已上市的肿瘤特效药及罕见病用药，包括肺癌、乳腺癌、白血病等多种常见肿瘤的抗癌药。招商信诺人寿与"港澳药械通"首批内地指定医疗机构之一的广州和睦家医院结成直付医疗合作，患者在和睦家医院产生的就医费用由保险公司与医院直接结算。

2022 年 10 月，镁信健康携手平安养老保险推出广东省省级抗癌特药保障

"安康特药保",将"港澳药械通"获批药品纳入保障。"安康特药保"将覆盖肺癌、肝癌、胃癌、乳腺癌、子宫颈癌、前列腺癌、白血病等29种高发癌症病种和31种罕见病的治疗药品纳入保障清单,清单里包含了6款"港澳药械通"政策下引进的急需药品。

四、结语

罕见病用药保障工作任重道远,"港澳药械通"希望通过提供罕见病药品的可及性进一步推动我国罕见病事业向前发展。经过3年多的深入落实,"港澳药械通"政策共批准指定医疗机构19家,发布粤港澳大湾区内地临床急需进口港澳药品医疗器械目录6批,审批药械共59种,其中药品30种,医疗器械29种,获益患者达5000多人次,其中包括近500名罕见病患者,切实改善了患者及其家庭的生命生活质量,增加了大湾区居民的获得感、幸福感。相信随着粤港澳大湾区内地急需药械目录的扩充,广东省卫生健康委员会指定医疗机构范围的扩大,以及"港澳药械通"医保商保多样模式的陆续上线,更多的罕见病患者将从"港澳药械通"政策中获益。

（广东省药品监督管理局 梁云；广东省药品监督管理局审评认证中心 李桂杨）

参考文献
请扫描二维码查阅

博鳌乐城罕见病医疗产品引进试点进展

一、中国罕见病药物可及性和上市速度与欧美尚存在一定差距

罕见病药物可及问题一直以来都是国内罕见病患者的痛点，也是推动罕见病工作开展的重要一环。随着近几年罕见病问题受到越来越多的关注，国内罕见病药物可及现状有了一定的变化。

2018 年以来，国家药品监督管理局通过开辟"临床急需境外新药"上市绿色通道、优先配置资源加快罕见病药物的审评审批、试行罕见病 6 年数据保护期、延长罕见病药物市场独占期等一系列措施，大大加速了罕见病新药在中国的研发和引进，罕见病药物的可及性得到显著提升。随着国家第一批、第二批罕见病目录发布，我国共有 207 种罕见病纳入目录。以第一批罕见病目录为例，85 种疾病对应的 212 种药物在全球获批上市，其中 45 种罕见病对应的 89 种药物已在中国获批上市。经过 5 年左右的努力，在第一批罕见病目录中，"境内可治"罕见病占"有药可治"罕见病的比例，已经从 2018 年的 42% 提升到了目前的 53% 以上[1]。

相较欧美国家数十年的发展积累，国内罕见病药物的可及性和上市时间在快速取得可喜变化的同时，仍存在一定的差距。以 2018 年至 2020 年间美国获批上市的 95 款孤儿药为例，这其中仅有 19 款孤儿药在中国获批上市，其中比美国上市时间晚一年的药物有 6 款，晚两年上市的有 7 款，晚三年以上的有 6 款。此外，在这 95 款孤儿药中有多达 44 款截至目前尚未在中国进行任何的临床注册申请或新药上市申请[2]。

对比发展要素，多方面原因造成上述差距：一是国内缺乏完善的罕见病立法保障和财政激励政策，罕见病市场规模过小和国内支付保障不足等一系列因素导致企业的收益存在巨大不确定性；二是企业对中国市场的信心不足，未将中国纳入全球同步研发市场，国外罕见病药物研发中小型企业缺乏进入中国市

场的商业化能力和资源；三是当前国内生物医药基础研究与转化医学研究发展水平较低等。

面对全球创新药械在罕见病患者群体中可及的障碍，国内相关从业者正视差距，直面问题。从国家主管部门到地方相关机构，再到临床专家，各领域相关方都积极行动起来，共同为保障上千万罕见病患者健康权益而努力。

二、乐城先行区先行先试政策 助力提升中国罕见病药物可及性

早在 2013 年，国务院颁布《国务院关于同意设立海南博鳌乐城国际医疗旅游先行区的批复》，该批复也被称为"国九条"，其中一项就是加快先行区医疗器械和药品的进口审批。2018 年 12 月，为了减少审批环节，提高审批效率，下放审批权限，国务院发布了《关于在海南博鳌乐城国际医疗旅游先行区暂时调整实施 < 中华人民共和国药品管理法实施条例 > 有关规定的决定》，授权海南省人民政府对先行区内医疗机构因临床急需进口少量药品（不含疫苗）的申请实施审批。

2019 年 9 月，《关于支持建设博鳌乐城国际医疗旅游先行区的实施方案》正式对外发布，意味着新"国九条"的出台，实施方案给了海南更多更好的突破性优惠政策，包括鼓励公立医院进入先行区、进口药品的口服剂型可以带出先行区使用、先行区可以开展真实世界临床数据应用研究、在先行区设立国际进口药品和医疗器械审评分中心等[3]。

另外，在境外已上市、国内未上市的临床急需进口药品管理方面，具体措施及政策优化如下。

在产品范围方面，新增未获国内批准的适应证仍可作为临床急需药械获得批复使用[4]；在审批流程及模式上，明确提出非首次审批机构设立在先行区内部，由海南博鳌乐城国际医疗旅游先行区医疗药品监督管理局负责实施，便于加快审评审批[5]；在管理上，允许已在乐城先行区批准进口批文的品种接受慈善捐赠[4]，且患者在特许药械追溯管理平台备案后可将仅供自用、合理量的口服、外用、皮下注射的特许药品带离先行区医疗机构使用[6]；在申报材料上，不再需要根据具体患者信息审批，医疗机构只需根据产品适应证，提出拟进口药品的进口许可申请，批复数量与医疗机构计划匹配[5]。在真实世界数据应用上，对先行区范围内临床急需少量进口药品、医疗器械的符合要求

的临床使用数据，可以用于进口药品、医疗器械注册申请[7]。

博鳌乐城国际医疗旅游先行区的一系列政策，一方面让境外已获批的产品在中国正式上市前，尽早惠及中国患者；另一方面，让曾对国内市场望而却步的进口罕见病产品有了在国内实现患者可及的重要渠道。

三、博鳌乐城罕见病临床医学中心　中国罕见病患者同步用上全球创新药械的枢纽

围绕博鳌乐城国际医疗旅游先行区的战略发展定位，2020 年 4 月，由海南博鳌乐城国际医疗旅游先行区管理局、香港维健医药集团及相关医疗机构合作共建的博鳌乐城罕见病临床医学中心（以下简称"中心"）正式成立。

作为中国领先的专业化罕见病综合服务平台，博鳌乐城罕见病临床医学中心依托海南博鳌乐城国际医疗旅游先行区特许医药政策，旨在以全球同步的速度，致力于将先进的罕见病产品引入中国市场，给中国及周边国家和地区的罕见病患者及家庭带来新的希望。

结合罕见病患者诊断难、用药难等临床医疗困境，中心积极引入国内领域专家进行多点执业。通过岛内岛外专家的联动，对患者进行联合会诊，全流程对患者的治疗进行日常随访、监护，保障患者健康安全。同时，还积极协助医生和患者参与罕见病创新药械的真实世界研究，为临床医生、患者社群同步提供国际前沿的疾病教育知识。

经过近两年的运营，中心已成为国内众多罕见病患者以全球同步的速度用上创新药械的重要枢纽平台。在这里，罕见病患者实现全球创新药械可及的梦想成为可能。此外，中心还联合行业多方力量，开展医药援助、病友服务站、罕见病药物全球找药平台等项目，通过创新型的服务形态探索，为中国罕见病患者提供综合服务，助力国家大健康战略。

未来，博鳌乐城罕见病临床医学中心将致力于打造成为罕见病创新药械引入中国的一站式服务平台，建设成为创新药械的商业化服务中心；积极探索与国外生物医药企业建立深入合作，提供创新药械在国内商业化的服务样板，最终惠及中国罕见病患者，实现创新药械在患者群体中的有效可及，为中国上千万的罕见病患者的生命健康保驾护航。

四、博鳌乐城罕见病药械引进试点和应用进展

博鳌乐城国际医疗旅游先行区以博鳌乐城罕见病临床医学中心为枢纽平台，发挥其资源优势，整合行业力量，联合领域专家，针对中国罕见病患者未被满足的创新药械需求，进行全方位的平台推广和科普宣传，打通医患、医药间的链接，共同推动中国罕见病工作的开展，更好地以创新型的服务模式为中国上千万的罕见病群体实现药物可及提供保障。

自 2019 年《关于支持建设博鳌乐城国际医疗旅游先行区的实施方案》落地实施以来，根据最新统计，乐城先行区已获批引进特许药械累积超 450 种。目前备案带离园区使用的药品累计 70 种，带离人次 11627 人次。其中，罕见病相关药品已引入 36 个。众多罕见病患者通过乐城最新的"带药离园"政策获益。患者在乐城首次服用药物后，可以依照自身的治疗需求将药物带回家自行监控服用，这也为后续的治疗提供了极大的便利性。

博鳌乐城国际医疗旅游先行区已成为国内众多罕见病患者实现全球创新药械同步使用的重要窗口，为众多未被满足治疗需求的罕见病患者提供了新的选择。然而，我们也要看到，由于罕见病药物的特殊性，昂贵的费用也成为横亘在众多患者面前的"拦路虎"。如何解决患者的支付问题，是各方参与者下一步重点解决的痛点。

为了实现更多患者用药可及，降低患者购药支付压力，博鳌乐城医疗旅游先行区管理局积极推动将罕见病产品纳入乐城特药险和各地惠民保，以期逐步解决患者有药用不起的困境。

2022 年 9 月，基于海南自贸港政策红利下开发的全球特药险全新升级上线，经过不断优化，特药险从最初的涵盖 70 种抗癌新特药扩充到 100 多种国内外特药，且众多罕见病（包括但不限于发作性睡病、Ⅵ型黏多糖贮积症、阿拉杰里综合征、先天性肾上腺发育不全、鸟氨酸氨甲酰基转移酶缺乏症、先天性胆汁酸合成缺陷等）在海外特药险目录里均有列名。

目前，乐城的海外特药已拓展至国内多地惠民险，目前共覆盖 60 个医保统筹区，投保人次超 7870 万。多数仅非既往症可保可赔，一些各地惠民保还增设了海外特药专享增值服务，全流程陪伴患者前去海南乐城就医，大大推动了罕见病海外特药在国内的可及性（表 2-5-1）。

表 2-5-1 博鳌乐城罕见病药物可及目录及应用情况（在欧美具有孤儿药资质，更新至 2024 年 4 月）

药品名称	成分名	生产厂家	全国首次获批上市时间	适应证	适应证是否在 121 罕见病目录	首例应用时间	带药离岛	中国最高阶段
RAVICTI	苯丁酸甘油酯	Immedica Pharma AB	美国：2013 年 2 月	RAVICTI® 适用于不能仅通过饮食蛋白充足补充限制和/或氨基酸补充进行管理的尿素循环障碍（UCDs）患者的慢性管理	是	2021 年 12 月 9 日	是	已上市
TEPEZZA	替妥木单抗	Horizon Pharma	美国：2020 年 1 月	TEPEZZA® 适用于甲状腺眼病的治疗	否	2022 年 4 月 25 日	否	无申报
CYSTADANE	无水甜菜碱	Recordati Rare Diseases, Inc.	美国：1996 年 10 月	CYSTADANE® 适用于治疗同型半胱氨酸尿症，以降低患者升高的同型半胱氨酸血浓度。同型半胱氨酸尿症包括： • 胱硫醚 β 合酶（CBS）缺乏症； • 5,10- 亚甲基四氢叶酸还原酶（MTHFR）缺乏症； • 钴胺素辅因子代谢（cbl）缺陷	是	2022 年 9 月 28 日	是	无申报，其他企业申请上市

续表

药品名称	成分名	生产厂家	全国首次获批上市时间	适应证	适应证是否在121罕见病目录	首例应用时间	带药离园	中国最高阶段
ZEPZELCA	鲁比卡丁	绿叶制药	美国：2020年6月	ZEPZELCA® 用于治疗在铂基化疗期间或之后的疾病进展的成人转移性小细胞肺癌（SCLC）患者	否	2022年7月18日	否	申请上市
CYSTAGON	酒石酸半胱胺	Recordati Rare Diseases, Inc.	欧盟：1997年6月	CYSTAGON® 适用于治疗儿童和成人的肾病型脱氨酸贮积症	否	2021年7月16日	是	无申报
ORPHACOL	胆酸	CTRS	欧盟：2013年09月	ORPHACOL® 适用于治疗1月龄至18岁婴儿、儿童和青少年以及成人，因3β-羟基-△5-C27-类固醇脱氢酶缺乏或△4-3-氧代类固醇5β-还原酶缺乏引起的先天性胆汁酸合成缺陷	是	—	—	无申报
CYSTADROPS	盐酸半胱胺	Recordati Rare Diseases, Inc.	欧盟：2017年1月	CYSTADROPS® 用于治疗成人和儿童胱氨酸贮积症患者的角膜胱氨酸晶体沉积	否	—	—	无申报

药品名称	成分名	生产厂家	全国首次获批上市时间	适应证	适应证是否在121罕见病目录	首例应用时间	带药离园	中国最高阶段
XIAFLEX	溶组织梭菌胶原酶	Auxilium Pharmaceuticals, LLC	美国：2010年2月	XIAFLEX® 用于可触及条索状挛缩的杜普伊特伦挛缩症的成年患者；以及佩罗尼病的成年男性患者，在该药起始治疗时有可触及斑块和至少30度的弯曲畸形	否	2023年12月	否	无申报
PANRETIN	阿利维A酸	Eisai Inc.	美国：1999年2月	PANRETIN® 凝胶用于局部治疗艾滋病相关卡波西肉瘤（KS）患者的皮肤病变。该药不适用于全身性抗KS治疗（例如，前一个月有超过10个新的KS病变、有症状的淋巴水肿、有症状的肺受累，或者内脏受累）。当前尚无PANRETIN® 凝胶用于全身抗KS治疗经验	否	—	—	无申报

续表

药品名称	成分名	生产厂家	全国首次获批上市时间	适应证	适应证是否在121罕见病目录	首例应用时间	带药离园	中国最高阶段
VISTOGARD	尿苷三乙酸酯	Wellstat Therapeutics	美国：2015年12月	VISTOGARD®用于成人和儿童患者的紧急治疗： •在服用氟尿嘧啶或卡培他滨过量后，无论是否出现症状 •在氟尿嘧啶或卡培他滨治疗结束后96小时内，表现出影响心脏或中枢神经系统的早发、严重或危及生命的毒性，和/或早发、异常严重的不良反应（例如，胃肠道毒性和/或中性粒细胞减少）	否	—	—	无申报
JELMYTO	丝裂霉素	UroGen Pharma, Inc.	美国：2020年4月	JELMYTO®适用于治疗成人低级别上尿路尿路上皮癌（LG-UTUC）患者	否	—	—	无申报
VOXZOGO	伏索利肽	Biomarin Pharmaceutical Inc.	美国：2021年11月	VOXZOGO®适用于2岁及以上骨骺未闭合的软骨发育不全患者的治疗	是	2022.06.22	否	无申报

续表

药品名称	成分名	生产厂家	全国首次获批上市时间	适应证	适应证是否在121罕见病目录	首例应用时间	带药离园	中国最高阶段
PALYNZIQ	Pegvaliase-pqpz	Biomarin Pharmaceutical Inc.	美国：2018年5月	Palynziq®可降低现有治疗方式下，成年苯丙酮尿症患者血苯丙氨酸浓度仍大于600微摩尔/升的血苯丙氨酸浓度	是	—	—	无申报
BRINEURA	Cerliponase alfa	Biomarin Pharmaceutical Inc.	美国：2017年4月	BRINEURA®，用于减缓3岁晚期婴儿神经元类蜡样脂褐素沉积症2型（CLN2），也称为三肽基肽酶1（TPP1）缺乏症的症状性儿童患者的行走能力丧失	是	—	—	无申报
STRENSIQ	Asfotase alfa	阿斯利康	美国：2015 10月	STRENSIQ®适用于治疗围产期、婴儿及儿童起病发作（Juvenile-onset）的低磷酸酯酶症（HPP）患者	是	—	—	无申报

续表

药品名称	成分名	生产厂家	全国首次获批上市时间	适应证	适应证是否在121罕见病目录	首例应用时间	带药离园	中国最高阶段
LIVMARLI	马昔巴特口服液	北海康成	美国：2021年9月	LIVMARLI® 适用于治疗1岁及以上的阿拉杰里综合征（Alagille Syndrome, ALGS）患者的胆汁淤积性瘙痒	否	2022年3月22日	是	已上市
WAKIX	替洛利生	琅钰医药	欧盟：2016年3月	WAKIX® 适用于治疗成人伴或不伴猝倒的发作性睡病	否	2021年5月7日	是	已上市
ALKINDI	氢化可的松可拆壳胶囊装颗粒剂	琅钰医药	欧盟：2017年12月	ALKINDI® 适用于治疗婴儿、儿童和青少年（出生至<18岁）肾上腺功能不全的替代疗法	是	—	—	无申报
EFMODY	氢化可的松缓释硬胶囊	琅钰医药	欧盟：2021 5月	EFMODY® 适用于≥12岁的青少年及成人先天性肾上腺皮质增生（CAH）的替代治疗	是	—	—	无申报

续表

药品名称	成分名	生产厂家	全国首次获批上市时间	适应证	适应证是否在121罕见病目录	首例应用时间	带药离园	中国最高阶段
IMCIVREE	赛美拉肽注射剂	琅铼医药	美国：2020年11月	IMCIVREE®用于治疗肥胖和控制与基因确认的功能丧失双等位基因[阿片黑皮质素原（POMC）相关的机饿，包括前蛋白转化酶枯草杆菌蛋白酶/kexin 1型（PCSK1），成人和6岁及以上儿童]或双等位基因瘦素受体（LEPR）缺乏	否	—	—	批准临床
VYVGART	艾加莫德α注射液	再鼎医药	美国：2021 12月	VYVGART®适用于治疗乙酰胆碱受体（AChR）抗体阳性的成人全身型重症肌无力患者	是	2022年7月5日	否	已上市
REVESTIVE	Teduglutide	武田制药	欧盟：2012 8月	REVESTIVE®用于短肠综合征成人患者的治疗	否	—	—	已上市

五、展望博鳌乐城罕见病药物相关政策及应用前景

2020 年 11 月，博鳌乐城成立"海南省真实世界数据研究院"，让乐城成为国家药监部门开展真实世界数据研究和应用的重要试验点，目前已有 17 种创新药械通过使用乐城真实世界数据辅助临床评价，先后获得国家药监局批准上市。由于随机对照试验（RCT）的局限性，罕见病药品在传统 RCT 中受到诸多限制，这一政策的落地对于缺乏有效治疗措施的罕见病而言无疑是一种新路径的突破和尝试。因其本身的特点使其成为通过真实世界证据支持药物研发与审评较好的应用场景。

2023 年 5 月，海南省人民政府与国家医疗保障局签署《国家医疗保障局海南省人民政府共同推进真实世界数据医保应用合作备忘录》，其中利用乐城真实世界数据作为药品进入国家药品目录的参考成为其中的合作内容，这一政策的落地有望帮助更多的罕见病药品进行充分的价值评价，从而增加纳入国家医保目录的可能。

同时，博鳌乐城正在打造的罕见病真实世界数据平台，这将致力于高效、规范地利用真实世界数据，提高数据适用性，转化为可用的真实世界证据，加快中国罕见病药物上市，让更多的罕见病药物及早进入中国市场，惠及更多的罕见病患者。

在目前已有的特殊政策的基础上，仍有很多问题值得探索，比如未来麻、精和血液制品的进口审批权限在什么时间会下放，进一步扩大博鳌乐城先行先试政策的影响力，从而引进更多海外先进的罕见病产品造福国内面临境内缺药的患者。

在产业环境方面，根据《海南自由贸易港建设总体方案》的部署安排，在 2025 年前海南全岛封关，届时海南自贸港不再征收增值税，而将多种税费简并形成独具海南自贸港特色的税制安排[8]，除此之外，财政部推动出台了乐城先行区进口药械免税政策，这将大大降低支付负担，造福更多患者回流赴岛用药。同时，商业医疗保险也在乐城管理局一轮又一轮的"临床急需库"的遴选中不断扩充海外特药的种类，并同步对接各地惠民险海外特药目录，这对罕见病这一特殊群体来说无疑将是重大利好。

海南自贸港作为各项政策开放的"试验田"，在罕见病领域所展现的蓬勃发展和创新理念，将会为众多中国罕见病患者带来希望。随着政策端的逐步完

善与技术端的规范突破，相信会有越来越多世界先进的罕见病药物通过海南自贸港实现与国际同步，为国内罕见病患者的生命点亮光明。

（博鳌乐城罕见病临床医学中心　肖丽）

参考文献
请扫描二维码查阅

临床需求篇

从临床需求看罕见病药物
超说明书使用的挑战与思考

一、罕见病药物的超说明书用药现状

（一）超说明书用药的定义及背景

超说明书用药（off-label drug use）作为医疗实践中长期存在的用药现象，也是医院药事管理中的重要内容之一，常与"药品说明书之外的用药""超说明书范围用药""药物未注册用法"等概念混用。目前在我国尚无公认的法律法规定义。2015年国家药理协会发表的《超说明书用药专家共识》将其定义为药品使用的适应证、剂量、疗程、途径或人群等未在药品监督管理部门批准的药品说明书记载范围内的用法[1]。2019年张伶俐教授团队在探索超说明书用药的医院管理体系时，参考美国医院药师协会和美国国立图书馆中"off-label use"MeSH词定义来尝试明确"超说明书用药"的概念[2]：药品用于某种疾病或身体状况时超出药品监督管理部门批准范围的处方或用药行为，在我国即为超出该药品经国家药品监督管理局批准的现行药品说明书的内容范围。2021年《中国超说明书用药管理共识》给出的定义是指超出国家药品监督管理局批准的药品说明书的用药行为[3]。综上所述，超说明书用药一般是指药品使用超出现行说明书范围的用药行为，常包括超适应证、超剂量和频次、超给药途径、超适用人群等类型。

药品说明书包括药品注册申报时获批的适应证、用法用量、适用人群及临床试验数据等重要信息，对临床医疗具有一定指导价值。随着药品上市后的临床应用拓展和治疗经验积累，药品潜在的治疗价值被继续发掘，逐渐出现"老药新用"现象，药品说明书就会出现滞后于医疗实践的情况。由于药品的新适应证申请需要耗费大量人力和财力，加之审批流程复杂、临床试验耗时久等因素，药企在市场效益权衡下往往缺乏更新说明书的动力，更导致药品新适应证无法及时增补，造成超说明书用药现象频繁。另外，新发现的疾病和症状往往是医学研究领域的"先行军"，在现有常规治疗无法及时满足治疗需求时，医生和患者会积极探索和尝试新的治疗手段，这些治疗方法常常基于学界成功案例和已有治疗经验，超越了药品说明书的使用范畴，但对病患而言未尝不是"一线生机"。因此，超说明书用药在现实医疗实践中并不少见，尤其在缺乏有效治疗手段或常规治疗方法不能满足患者需求的治疗领域，如儿童、妊娠妇女等特殊人群和罕见疾病、肿瘤疾病等特殊疾病[4]，合理的超说明书用药可以为病患提供更多的治疗可能性，甚至唯一的治疗机会。不过，虽然超说明书用药具有一定优势，但因缺乏充足的获益和风险信息，潜在的不良事件风险会增加患者的生命负担和医生的行业风险，更有不合理的超说明书用药行为会危及患者的身体健康和财产安全。因此，超说明书用药现象仍需予以重视。

（二）超说明书用药在罕见病领域的应用现状

2018 年，我国国家卫生健康委员会、科技部、工业和信息化部、国家药品监督管理局、国家中医药管理局等五部门联合发布了《第一批罕见病》目录，共涉及 121 种罕见病。罕见病是各种发病率相对极低的疾病的总称，这些疾病虽然发病率低，但病种繁多，患病总人数巨大，多发于儿童[5]，致死致残率高，给家庭和社会都造成巨大负担。相较于常见病，罕见病因其发病人数稀少的特征造成了从诊断到治疗的层层阻碍，仅少数罕见病可防可治，但治疗手段极其有限，其中药物治疗作为首选治疗方法面临着广泛的超说明书用药现象。

出于受众人群小、新药研发成本和风险高、上市后获益小的综合考虑，药企为了规避风险往往不愿主动投入到罕见病的新药研发中，加上病例稀缺也给上市前临床试验开展增加了难度，种种现实因素加重了罕见病药物的巨大空白。当常规治疗方法无法满足罕见病的医疗需求时，现有药物会因其药理机制、治疗基础及临床疗效重新成为罕见病治疗的潜在选择，这就涉及超说明书用药情况。欧洲委员会一项关于超说明书用药的报告提示超说明书用药广泛出现在罕见病、肿瘤等特殊病种和儿童等特殊人群中[4]。儿童作为罕见病的高发人群，使得超说明书用药现象更加普遍。为进一步探索超说明书用药在罕见病领域的现状，笔者以我国《第一批罕见病》目录为例，依据 UpToDate 及各疾病最新指南，梳理 121 种罕见病的超说明书用药治疗现状，包括超适应证、超适用人群、超剂量和频次、超给药途径等常见类型。

罕见病发病机制复杂，累及多系统和器官，甚至全身。除针对治疗疾病的主要药物外，有些药物虽无法根治疾病，但可缓解临床症状，改善生活质量，因此在治疗上可大致分为核心治疗药物（根本治疗）和辅助治疗药物（对症治疗）。经粗略统计，截至目前，121 种罕见病中涉及超说明书适应证用药的病种高达 82 种（具体见附件 1），约占目录总病种数的 67.76%，其中辅助药物涉及超适应证用药的病种有 67 种，占目录总病种一半以上（55.37%）；核心药物涉及超适应证用药有 22 种，其中 9 种已在国外批准适应证但国内尚未获批，13 种则属于共识 / 指南推荐用药，国内外均属于超适应证用药。由此可见，仅超适应证一项就广泛存在于罕见病治疗领域。其次，与常用药物相似，出于医学伦理等多方面的考虑，罕见病用药在上市获批时所依据的临床试验人群多为成人，较少开展儿童临床试验。而事实上罕见病多发于儿童，因此超适用人群的用药现象非常普遍，难以避免。第三，部分罕见病因基因突变导致人体正常代谢过程受损或紊乱，这些疾病可以通过大剂量补充激素或营养素来纠正代谢状态，补充机体所缺的生理活性物质，从而缓解身体的受累程度。如自身免疫性胰岛素受体病通常需要使用大剂量胰岛素治疗，可高达 5100U/d，甚至高达 30000U/d；部分枫糖尿症患者对维生素 B_1 敏感，可通过大剂量维生素 B_1（100~1000mg/ 天）予以治疗；吡哆醇依赖性癫痫可服用维生素 B_6 改善症状，但新生儿剂量可达 200mg/ 天，成人剂量达 500mg/ 天，这些治疗方案势必会涉及超剂量 / 频次的超说明书用药。最后，某些药品会涉及超给药途径的用法，如精氨酸谷氨酸注射液说明书推荐用于慢性肝病引起的高氨血症的辅助治疗，后发现尿素循环障碍患者口服即可稳定血氨水平，加上长期治疗患者生理层面无法满足每日注射的要求，临床上多将精氨酸谷氨酸注射液直接用于患者口服。

以上四种超说明书用药现象在罕见病临床用药上并不罕见，这些医疗细节太过具体详细，往往无法宏观反映在整个医疗用药体系当中，但切切实实成为患者和医生在罕见病诊治之路上的两难困境。

（三）超说明书用药在罕见病领域的监管现状

此前，全球仅有 7 个国家对超说明书用药进行明确立法，即美国、德国、荷兰、意大利、新西兰、印度和日本 [6]。其中美国和新西兰从法律层面上明确允许合理的超说明书用药，印度则是唯一在法律层面上禁止超说明书用药的国家，其余四个国家仅存在超说明书用药的相关规范，没有法律规定。我国在2022 年 3 月施行的《中华人民共和国医师法》中首次对超说明书用药进行立法保障，其中第二十九条规定："医师应当坚持安全有效、经济合理的用药原则，遵循药品临床应用指导原则、临床诊疗指南和药品说明书等合理用药。在尚无有效或更好治疗手段等特殊情况下，医师取得患者明确知情同意后，可以采用药品说明书中未明确但具有循证医学证据的药品用法实施治疗。"这一举措填补了我国超说明书用药在立法方面的长期空白，真正让医生和患者有法可依，有助于保障医患双方的利益。

虽然多数国家和地区尚未对超说明书用药明确立法，但超说明书用药现象普遍存在，因而还需要切实可行的监管规程。根据张伶俐教授团队的研究结果显示 [6]，有 10 个国家为超说明书用药的操作（监管）流程制定了指导文件或学术指南等规范性材料，一般包括提供药品相关信息的证据支持、申请患者知情同意、经伦理委员会或 / 和药事管理委员会批准、记录超说明书用药原因及疗效、监测超说明书用药的不良反应及处理等步骤。其中，大多数国家均在"药品相关信息的证据支持"及"经患者知情同意"方面做出要求，其中英、美两国的规程较为详细，但英国对患者知情同意未作严格要求。德国侧重于要求提供药品相关信息及使用证据，并对超说明书用药原因及疗效做出记录要求。此外，仅美、英、中三国提及需经伦理委员会或药事管理委员会批准；意大利、荷兰、澳大利亚及新西兰等欧美国家则要求对超说明书用药的不良反应做出监测。在我国，超说明书用药的要求主要涉及经患者知情同意和提供药品的循证证据两方面。2015 年中国药理学会发布《超说明书用药专家共识》[1]，强调超说明书用药需保护患者知情权及尊重其自主决定权，广东省药学会从2015 年起持续更新《超药品说明书用药目录》，为临床超说明书用药提供有力的循证证据支持。

除了对医疗机构制定监管规程外，美国、英国、澳大利亚、日本和中国 5国还明确了制药企业在"超说明书用药"方面应遵守的行为规范 [6]，一致强调医药企业不得鼓吹或为超说明书用药用法做广告宣传。此外，美国和日本还要求制药企业处理超说明书用药的相关问询，FDA 还申明当发现药品生产企业违规传播超说明书用药信息时，将向其发出警告信；企业若未改正，FDA 将通过法律途径解决。除监管措施外，美国、澳大利亚及日本还通过一系列服务和激励措施来促进企业加快药品注册流程，包括专业技术支持、减免注册费用、减免临床试验等，其中多项措施专门针对罕见病用药，可以为我国政策完善提供参考。

此外，超说明书用药由于超出适应证范围，常常涉及无法医保报销的情况。目前多数国家未对超说明书用药保险支付做出明确规定，除日本明确超说明书用药不予报销外，美国、德国和意大利均在一定范围内对超说明书用药做出报销，美国和意大利基本由政府医保承担[6]。我国对超说明书用药也未予报销。

二、罕见病药物超说明书用药的临床需求及挑战

（一）罕见病药物超说明书用药的临床需求

如前所述，由于疾病和人群的双重特殊性，罕见病用药广泛存在超说明书用药现象，包括超适应证、超适用人群、超剂量和频次、超给药途径等常见类型。为了改善罕见病超说明书用药现状及促进罕见病用药的发展，现尝试将罕见病超说明书用药的临床需求做以下小结。

1.探索罕见病超说明书用药的特殊流程及管理体系

我国超说明书用药行为刚刚得到《医师法》的明确支持，医疗机构还需要在管理审批层面继续改进执行程序。现有超说明书用药管理流程多需要药事管理和伦理委员会的双重审批，并需要足够的循证证据才可通过申请，耗时久，速度慢。像罕见病这类人数少、起病迅速、治疗复杂的疾病，会因申请审批过程影响用药进度，无法满足患者的及时诊治需求。同时，由于罕见病人数少常常无法形成一定规模的临床试验，所能提供的循证证据级别较低，按常规超说明书用药评价标准会面临无法通过的困境。因此还需医疗机构积极探索关于罕见病超说明书用药的特殊管理流程，积极保障患者的治疗需求，同时也为医生降低执业风险。

2.尽快更新说明书及适应证

为保障罕见病患者的用药安全和可及性，同时降低医生的执业风险，医患双方仍希望尽量避免超说明书用药，因此需要将证据充分的新适应证尽快纳入说明书。随着全球医学发展，罕见病诊治在国际学界中已经积累了不少经验。部分罕见病的超说明书用药存在大量的真实世界证据，包括高质量的临床试验证据，甚至有些药物的疗效和安全性已有专家共识或指南明确阐述。只差制药企业的"临门一脚"，将新适应证增补进说明书中。

3.急需合适规格和剂型

罕见病超说明书用药除了最常见的超适应证外，还有许多规格和剂型上的问题急需解决。罕见病中不乏需要大剂量用药的疾病，这些用药远超于现有说明书推荐剂量，例如治疗吡哆醇依赖性癫痫的核心药物维生素 B_6，其新生儿用量为 200mg/ 天，成人用量为 500mg/ 天，而维生素 B_6 的现有规格仅 10mg/ 片，也就是说这些患者每天需要服用 20~50 药片来维持治疗。这样的服药习惯会大大降低患者的依从性，同时摄入大剂量的药品辅料也增加患者胃肠道的消化负担，还可能存在未知的安全风险。因此，急需制药企业积极开发已有药品的新规格和新剂型。

（二）罕见病药物超说明书用药的挑战

1.罕见病超说明书用药现象十分普遍

由于药品说明书的自身局限性（例如缺项、相关项目内容表述不清晰、更新较慢等问题）、罕见病等特殊病种以及儿童患者等特殊人群的实际治疗需求、临床诊疗的新进展等原因，超说明书用药现象在临床诊疗中不可避免，具有一定的客观必要性及合理性。对于罕见病而言，由于大多数罕见病没有明确对应适应证的药品，导致医师在治疗罕见病患者时往往依赖超说明书药物的使用[7]。研究表明，>90% 的罕见病患者接受过超说明书用药[8]，可见超说明书用药现象在罕见病临床诊疗中十分普遍，对于超说明书用药的同质化管理提出了要求。

2.罕见病超说明书用药存在风险

罕见病患者的超说明书用药是一把双刃剑。一方面，超说明书用药可能是患者治疗罕见疾病的最后手段；另一方面，超说明书用药也使患者及医师面临一定的用药风险[9]。对于患者而言，由于超说明书用药没有在该患者人群中开展系统的有效性及安全性试验，在应用时可能无法达到预期疗效，甚至出现未曾预料的副作用或并发症；对于医师而言，超说明书用药存在医学技术风险，在医疗纠纷发生中并非少见。

3.罕见病超说明书用药法律、指南缺乏，监管流程不统一

目前，美国、德国、意大利、荷兰、新西兰、印度和日本已有超说明书用药相关立法，除印度禁止超说明书用药外，其余国家均允许合理的超说明书用药[10]。美国、英国、德国、意大利、荷兰、澳大利亚、新西兰、日本和南非等国家的政府部门或学术组织均发布了与超说明书用药相关的指南或建议[11]。

我国在《医师法》出台前，我国法律未有针对超说明书用药的明确规定。《医师法》于 2022 年 3 月正式实施，明确规定"在尚无有效或者更好治疗手段等特殊情况下，医师取得患者明确知情同意后，可以采用药品说明书中未明确但具有循证医学证据的药品用法实施治疗。医疗机构应当建立管理制度，对医师处方、用药医嘱的适宜性进行审核，严格规范医师用药行为"[12]。这是我国首次将循证医学下的超说明书用药写入法律，部分解决了超说明书用药无法律保障、医生不愿担责、存在医疗纠纷隐患等问题，但在执行中仍存在困难。如知情同意过程中的患者告知方式（口头／书面告知）、超说明书用药风险判定、循证医学证据级别判定、医院伦理委员会的权限界定等需要更为详细的说明。

近年来，国内的专家学者、学会、协会发布了多个超说明书用药的专家共识、用药目录等规范性文件，如广东省药学会发布的《超药品说明书用药目录》、四川省药学会发布的《四川省药学会超说明书用药专家共识》、中国药理学会治疗药物监测研究专业委员会药品风险管理学组发布的《超说明书用药专家共识》等，为相关医院提供了使用规范及参考标准[12]。但目前共识的适用范围多为区域性，涉及的内容相对分散，共识建议的管理流程在不同级别的医院之间尚缺乏普适性，各医疗机构制定的超说明书用药管理规定没有统一的指导意见和执行标准，对超说明书用药的合法性和合理性依旧欠缺国家层面上的相关政策管理。因此，迫切需要一个广泛适用的、符合我国国情的超说明书用药国家指南[13-15]。中国儿科临床药理学会、中华医学会、国家儿童健康与疾病临床医学研究中心（重庆医科大学儿童医院）、中国 GRADE 中心于 2021 年共同发布了《中国儿童超说明书用药管理指南（2021 年版）》[16]，为儿科超说明书用药管理提供了指导。考虑到罕见病诊疗领域的超说明书用药现象十分普遍，亟需制定罕见病药物超说明书用药目录及管理指南，为罕见病超说明书用药管理提供依据。

4. 超说明书用药的监测及上报不到位

英国规定医师使用未注册用药处方时，必须掌握足够的医学证据证明用药的安全性及有效性；在处方后若遇到药品不良事件及时向英国药品和健康产品管理局汇报。澳大利亚规定使用超说明书用药时出现类似药品不良反应事件也需上报澳大利亚药物不良反应咨询委员会。法国要求制药企业跟踪药物使用的疗效及安全性，记录药物的真实使用情况，并将数据定期发送给药监局，用以调整、暂停甚至撤销药物使用的临时建议。西班牙建立了超说明书用药专门管理机构，监督医疗机构及药物授权持有者上报超说明书用药的不良反应事件及其他相关信息。我国《药品管理法》《药品说明书和标签管理规定》等明确指出药品生产企业应主动跟踪药品上市后的安全性、有效性；《药品不良反应报告和监测管理办法》均要求药品生产企业、经营企业和医疗机构应当建立药品不良反应报告和监测管理制度[5]。但目前我国尚无全国性专门的超说明书用药管理监测系统，对于超说明书用药的不良反应监测也未做强制规定[15]。

5. 超说明书用药的医保支付问题

目前，除日本明确超说明书用药不予报销外[17]，美国、德国和意大利均对超说明说书有不同范围的报销[18]。我国超药品说明书用药目前不能纳入医保报销。建立超说明书用药管理体系是医保报销的前提。对于罕见病而言，由于患病人数少，无法开展大样本研究，故高质量循证学证据较少，应构建有别于常见病的管理体系，综合考量超说明书用药对患者预后的价值。对于临床适用度广、循证证据强的超说明书用法，可通过鼓励制药企业通过扩大药品上市许可等方式来降低医疗风险，节省医保支出[19]。

三、罕见病药物超说明书用药的发展建议

（一）呼吁政府部门加强监管

《医师法》为医师基于循证医学证据进行超说明书用药提供了法律保障，在超说明书用药监管中具有里程碑式的意义，但具体的实施细则以及管理办法仍未出台，相关责任仍不够清晰和明确。迫切呼吁国家部门定期发布相应罕见病超说明书用药目录及相关管理规范，推动政策落地。

（二）鼓励行业协会与学术机构制定罕见病超说明书用药指南

为法律法规和政策的有力执行提供专业建议和规范应是学术机构和专业协会义不容辞的责任[20]。为规范超说明书用药在罕见病诊疗领域的应用，我国应进一步组织相关行业协会与学术机构为超说明书用药提供可靠的循证证据，制定符合我国国情的超说明书用药指南。

（三）建议各医疗机构建立行之有效的管理模式

为加强罕见病超说明书用药的安全性及有效性监管，各医疗机构应当成立临床药物管理与药物治疗专家委员会，建立明确可行的超说明用药监管流程，制定罕见病超说明书用药目录，对罕见病超说明书用药进行收集、汇总、评价和管理；各级科室、病区设立监察点，收集罕见病超说明书用药情况。建议在已有不良反应监测系统中增加超说明书用药板块[11]，完善超说明书用药相关不良反应的监测及上报。

（四）加强对医务人员的培训及对患者的告知

为强化医务人员对罕见病超说明书用药相关规定的认识，增强其责任意识和法律意识，应定期组织罕见病超说明书用药相关培训，规范医务人员的行为，告知医师在处方超说明书用药时的法律责任，并落实知情同意过程。对于使用超说明书用药的罕见病患者，应当及时告知患者超药品说明书的使用依据、治疗步骤、预后情况和可能的不良反应，经患者或法定代理人知情同意后，方可使用。

（五）鼓励临床药师主动拓展药学服务

为保障罕见病患者用药的安全性及有效性，临床药师应当积极拓展药学服务，为医师提供超说明书用药的循证依据及用药建议；积极开展处方和医嘱审核工作，对超说明书用药处方进行严格审核，保证用药安全；加强对超说明书用药患者的药学监护，以评估罕见病超说明书用药的疗效及安全性，同时完善不良反应的监测、收集、评价及报告工作，进一步为调整超说明书用药目录提供专业建议[21]。

（六）倡议企业积极修改药品说明书

制药企业是药品说明书的提供者和责任人，有权利和义务完善及修订说明书内容。但由于罕见病临床研究开展难度大、风险高、收益小，企业缺乏足够动力进行临床试验，因此难以在说明书中补充罕见病患者用药信息。政府部门应加强对药品说明书的规范书写及修订的监管，完善对企业的激励、强制政策，以促进罕见病用药的注册。制药企业也应承担起自身的社会责任，及时完善、更新药品说明书信息[11, 22]。

（七）建立罕见病超说明书用药数据库

由于我国罕见病诊疗资源分配尚不均衡，加之罕见病发病率极低，多数临床医师接触到的罕见病患者十分有限。因此，有必要建立罕见病超说明书用药共享数据库，收集全国范围内的罕见病药物超说明书用药信息，为各级医疗机构制定罕见病超说明书用药目录及医师开具相关超说明书用药处方提供参考依据，也有利于国家对于罕见病用药的规范性、有效性及安全性进行监管。收录的罕见病超说明书用药数据同样有助于推动基于真实世界证据的罕见病用药审评审批，进一步有益于提升我国的罕见病诊疗水平[9]。

新版《医师法》的实行标志着"超说明书用药"从此有法可依。相信在相关主管部门及社会各界人士的共同努力下，通过借鉴其它国家的管理经验，结合我国国情，健全超说明书用药法律法规、制定超说明书用药指导原则及目录、规范超说明书用药管理流程、加强超说明书用药监护、积极完善药品说明书、建立罕见病超说明书用药数据库等系列措施，定能逐步规范罕见病超说明书用药行为，使得医患权益更有保障，行医用药有章可循。

（北京大学第一医院　崔一民、周颖、陈超阳、李敏、丁洁）

参考文献
请扫描二维码查阅

附录一 《第一批罕见病目录》超说明书用药的药品和病种列表

药品名称	疾病序号–名称
阿糖胞苷	【60】朗格汉斯组织细胞增生症 Langerhans Cell Histiocytosis
阿仑膦酸钠	【65】赖氨酸尿蛋白不耐受症 Lysinuric Protein Intolerance
	【86】成骨不全症（脆骨病）Osteogenesis Imperfecta（Brittle Bone Disease）
阿替洛尔	【68】马凡综合征 Marfan Syndrome

续表

药品名称	疾病序号-名称
艾地苯醌	【62】Leber 遗传性视神经病变 Leber Hereditary Optic Neuropathy
	【72】线粒体脑肌病 Mitochodrial Encephalomyopathy
氨氯地平	【54】特发性肺动脉高压 Idiopathic Pulmonary Arterial Hypertension
氨溴索	【31】戈谢病 Gaucher Disease
奥曲肽	【20】先天性高胰岛素性低血糖血症 Congenital Hyperinsulinemic Hypoglycemia
	【69】McCune-Albright 综合征 McCune-Albright Syndrome
巴氯芬	【43】遗传性痉挛性截瘫 Hereditary Spastic Paraplegia
	【47】亨廷顿舞蹈病 Huntington Disease
	【111】脊髓小脑性共济失调 Spinocerebellar Ataxia
苯丁酸钠	【6】精氨酸酶缺乏症 Arginase Deficiency
	【18】瓜氨酸血症 Citrullinemia
	【48】HHH 综合征 Hyperornithinaemia-Hyperammonaemia-Homocitrullinuria Syndrome
	【67】枫糖尿症 Maple Syrup Urine Disease
	【71】甲基丙二酸血症 Methylmalonic Academia
	【72】线粒体脑肌病 Mitochodrial Encephalomyopathy
	【99】丙酸血症 Propionic Acidemia
苯妥英钠	【22】先天性肌强直（非营养不良性肌强直综合征）Congenital Myotonia Syndrome（Non-Dystrophic Myotonia, NDM）
丙戊酸	【105】Dravet 综合征 Dravet Syndrome
长春新碱	【60】朗格汉斯组织细胞增生症 Langerhans Cell Histiocytosis
	【103】视网膜母细胞瘤 Retinoblastoma
达雷妥尤单抗	【96】原发性轻链型淀粉样变 Primary Light Chain Amyloidosis
达那唑	【29】范可尼贫血 Fanconi Anemia

续表

药品名称	疾病序号-名称
胆酸	【57】先天性胆汁酸合成障碍 Congenital Bile Acid Synthesis Disorders
地塞米松（口服）	【1】21- 羟化酶缺乏症 21-Hydroxylase Deficiency
地塞米松（注射）	【91】POEMS 综合征 POEMS Syndrome
	【96】原发性轻链型淀粉样变 Primary Light Chain Amyloidosis
地尔硫䓬	【54】特发性肺动脉高压 Idiopathic Pulmonary Arterial Hypertension
二氮嗪	【20】先天性高胰岛素性低血糖血症 Congenital Hyperinsulinemic Hypoglycemia
二巯丙磺酸钠	【37】肝豆状核变性 Hepatolenticular Degeneration（Wilson Disease）
氟西汀	【21】先天性肌无力综合征 Congenital Myasthenic Syndrome
氟氢可的松	【1】21- 羟化酶缺乏症 21-Hydroxylase Deficiency
	【77】多系统萎缩 Multiple System Atrophy
	【119】X 连锁肾上腺脑白质营养不良 X-linked Adrenoleukodystrophy
氟维司群	【69】McCune-Albright 综合征 McCune-Albright Syndrome
辅酶 Q10	【47】亨廷顿舞蹈病 Huntington Disease
	【72】线粒体脑肌病 Mitochodrial Encephalomyopathy
	【75】多种酰基辅酶 A 脱氢酶缺乏症 Multiple Acyl-CoA Dehydrogenase Deficiency
骨化三醇	【69】McCune-Albright 综合征 McCune-Albright Syndrome
戈那瑞林	【53】特发性低促性腺激素型性腺功能减退症 Idiopathic Hypogonadotropic Hypogonadism
	【59】Kallmann 综合征 Kallmann Syndrome
华法林	【54】特发性肺动脉高压 Idiopathic Pulmonary Arterial Hypertension
环磷酰胺	【32】全身型重症肌无力 Generalized Myasthenia Gravis
	【56】IgG4 相关性疾病 IgG4 Related Disease

续表

药品名称	疾病序号–名称
环磷酰胺	【74】多灶性运动神经病 Multifocal Motor Neuropathy
	【112】系统性硬化症 Systemic Sclerosis
环孢素	【88】阵发性睡眠性血红蛋白尿 Paroxysmal Nocturnal Hemoglobinuria
甲氨蝶呤	【56】IgG4 相关性疾病 IgG4 Related Disease
	【81】视神经脊髓炎 Neuromyelitis Optica
	【112】系统性硬化症 Systemic Sclerosis
甲泼尼龙	【32】全身型重症肌无力 Generalized Myasthenia Gravis
	【56】IgG4 相关性疾病 IgG4 Related Disease
	【81】视神经脊髓炎 Neuromyelitis Optica
金刚烷胺	【47】亨廷顿舞蹈病 Huntington Disease
	【77】多系统萎缩 Multiple System Atrophy
	【111】脊髓小脑性共济失调 Spinocerebellar Ataxia
聚乙二醇干扰素 α	【26】Erdheim–Chester 病 Erdheim–Chester Disease
卡比多巴	【49】高苯丙氨酸血症 Hyperphenylalaninemia
	【77】多系统萎缩 Multiple System Atrophy
卡托普利	【98】进行性肌营养不良 Progressive Muscular Dystrophy
抗人 T- 淋巴细胞兔免疫球蛋白	【88】阵发性睡眠性血红蛋白尿 Paroxysmal Nocturnal Hemoglobinuria
坎地沙坦	【3】Alport 综合征 Alport Syndrome
考来烯胺	【97】进行性家族性肝内胆汁淤积症 Progressive Familial Intrahepatic Cholestasis
	【108】谷固醇血症 Sitosterolemia
克拉屈滨	【26】Erdheim–Chester 病 Erdheim–Chester Disease
奎尼丁	【21】先天性肌无力综合征 Congenital Myasthenic Syndrome
来曲唑	【69】McCune–Albright 综合征 McCune–Albright Syndrome

续表

药品名称	疾病序号–名称
利妥昔单抗	【56】IgG4 相关性疾病 IgG4 related Disease
	【74】多灶性运动神经病 Multifocal Motor Neuropathy
	【81】视神经脊髓炎 Neuromyelitis Optica
	【100】肺泡蛋白沉积症 Pulmonary Alveolar Proteinosis
	【112】系统性硬化症 Systemic Sclerosis
	【118】湿疹血小板减少伴免疫缺陷综合征 Wiskott–Aldrich Syndrome
	【121】X 连锁淋巴增生症 X–linked lymphoproliferative disease
利福平	【97】进行性家族性肝内胆汁淤积症 Progressive Familial Intrahepatic Cholestasis
利鲁唑	【111】脊髓小脑性共济失调 Spinocerebellar Ataxia
硫唑嘌呤	【56】IgG4 相关性疾病 IgG4 Related Disease
氯沙坦	【68】马凡综合征 Marfan Syndrome
	【3】Alport 综合征 Alport Syndrome
氯硝西泮	【47】亨廷顿舞蹈病 Huntington Disease
	【111】脊髓小脑性共济失调 Spinocerebellar Ataxia
氯巴占	【105】Dravet 综合征 Dravet Syndrome
氯苯唑酸	【96】原发性轻链型淀粉样变 Primary Light Chain Amyloidosis
麻黄碱	【21】先天性肌无力综合征 Congenital Myasthenic Syndrome
	【32】全身型重症肌无力 Generalized Myasthenia Gravis
吗替麦考酚酯	【56】IgG4 相关性疾病 IgG4 Related Disease
	【81】视神经脊髓炎 Neuromyelitis Optica
	【112】系统性硬化症 Systemic Sclerosis
美西律	【4】肌萎缩侧索硬化 Amyotrophic Lateral Sclerosis
	【22】先天性肌强直（非营养不良性肌强直综合征）Congenital Myotonia Syndrome（Non–Dystrophic Myotonia, NDM）

续表

药品名称	疾病序号-名称
美西律	【78】强直性肌营养不良 Myotonic Dystrophy
美托洛尔	【68】马凡综合征 Marfan Syndrome
美法仑	【91】POEMS 综合征 POEMS Syndrome
	【96】原发性轻链型淀粉样变 Primary Light Chain Amyloidosis
	【103】视网膜母细胞瘤 Retinoblastoma
米托蒽醌	【76】多发性硬化 Multiple Sclerosis
	【81】视神经脊髓炎 Neuromyelitis Optica
帕罗西汀	【111】脊髓小脑性共济失调 Spinocerebellar Ataxia
帕米膦酸二钠	【69】McCune-Albright 综合征 McCune-Albright Syndrome
硼替佐米	【91】POEMS 综合征 POEMS Syndrome
	【96】原发性轻链型淀粉样变 Primary Light Chain Amyloidosis
泼尼松（口服）	【32】全身型重症肌无力 Generalized Myasthenia Gravis
	【56】IgG4 相关性疾病 IgG4 Related Disease
	【60】朗格汉斯细胞组织细胞增生症 Langerhans Cell Histiocytosis
	【25】先天性纯红细胞再生障碍性贫血 Diamond-Blackfan Anemia
	【98】进行性肌营养不良 Progressive Muscular Dystrophy
	【119】X 连锁肾上腺脑白质营养不良 X-linked Adrenoleukodystrophy
普萘洛尔	【68】马凡综合征 Marfan Syndrome
普通干扰素	【26】Erdheim-Chester 病 Erdheim-Chester Disease
氢化可的松（口服）	【1】21- 羟化酶缺乏症 21-Hydroxylase Deficiency
	【93】Prader-Willi 综合征 Prader-Willi Syndrome
	【119】X 连锁肾上腺脑白质营养不良 X-linked Adrenoleukodystrophy
氢化可的松（注射）	【20】先天性高胰岛素性低血糖血症 Congenital Hyperinsulinemic Hypoglycemia
秋水仙碱	【28】家族性地中海热 Familial Mediterranean Fever

续表

药品名称	疾病序号-名称
巯嘌呤	【60】朗格汉斯组织细胞增生症 Langerhans Cell Histiocytosis
羟钴胺	【71】甲基丙二酸血症 Methylmalonic Academia
羟基脲	【106】镰刀型细胞贫血病 Sickle Cell Disease
屈昔多巴	【77】多系统萎缩 Multiple System Atrophy
人免疫球蛋白	【74】多灶性运动神经病 Multifocal Motor Neuropathy
	【81】视神经脊髓炎 Neuromyelitis Optica
	【112】系统性硬化症 Systemic Sclerosis
人生长激素	【61】生长激素不敏感综合征 Growth Hormone Insensitivity Syndrome
	【84】努南综合征 Noonan Syndrome
	【107】拉塞尔 – 西尔弗综合征 Silver–Russell Syndrome
他克莫司	【32】全身型重症肌无力 Generalized Myasthenia Gravis
	【81】视神经脊髓炎 Neuromyelitis Optica
他莫昔芬	【69】McCune–Albright 综合征 McCune–Albright Syndrome
他达拉非	【54】特发性肺动脉高压 Idiopathic Pulmonary Arterial Hypertension
坦度螺酮	【111】脊髓小脑性共济失调 Spinocerebellar Ataxia
托泊替康	【103】视网膜母细胞瘤 Retinoblastoma
托珠单抗	【16】Castleman 病 Castleman Disease
	【81】视神经脊髓炎 Neuromyelitis Optica
	【112】系统性硬化症 Systemic Sclerosis
托吡酯	【105】Dravet 综合征 Dravet Syndrome
替米沙坦	【3】Alport 综合征 Alport Syndrome
维莫非尼	【60】朗格汉斯细胞组织细胞增生症 Langerhans Cell Histiocytosis
	【26】Erdheim–Chester 病 Erdheim–Chester Disease
维生素 B_1 片	【67】枫糖尿症 Maple Syrup Urine Disease
	【72】线粒体脑肌病 Mitochodrial Encephalomyopathy

续表

药品名称	疾病序号-名称
维生素 B_2	【34】戊二酸血症 1 型 Glutaric Acidemia Type 1
	【72】线粒体脑肌病 Mitochodrial Encephalomyopathy
	【75】多种酰基辅酶 A 脱氢酶缺乏症 Multiple Acyl–CoA Dehydrogenase Deficiency
维生素 B_6	【45】同型半胱氨酸血症 Homocysteinemia
维生素 B_{12}	【45】同型半胱氨酸血症 Homocysteinemia
维生素 D	【65】赖氨酸尿蛋白不耐受症 Lysinuric Protein Intolerance
	【86】成骨不全症（脆骨病）Osteogenesis Imperfecta（Brittle Bone Disease）
	【93】普拉德 – 威利综合征 Prader–Willi Syndrome
	【117】Williams 综合征 Williams Syndrome
维生素 E	【72】线粒体脑肌病 Mitochodrial Encephalomyopathy
	【88】阵发性睡眠性血红蛋白尿 Paroxysmal Nocturnal Hemoglobinuria
西罗莫司	【64】淋巴管肌瘤病 Lymphangioleiomyomatosis（LAM）
	【114】结节性硬化症 Tuberous Sclerosis Complex
硝苯地平	【54】特发性肺动脉高压 Idiopathic Pulmonary Arterial Hypertension
熊去氧胆酸	【57】先天性胆汁酸合成障碍 Congenital Bile Acid Synthesis Disorders
亚叶酸	【45】同型半胱氨酸血症 Homocysteinemia
	【49】高苯丙氨酸血症 Hyperphenylalaninemia
乙酰唑胺	【22】先天性肌强直（非营养不良性肌强直综合征）Congenital Myotonia Syndrome（Non–Dystrophic Myotonia，NDM）
乙酰半胱氨酸	【55】特发性肺纤维化 Idiopathic Pulmonary Fibrosis
依达拉奉	【4】肌萎缩侧索硬化 Amyotrophic Lateral Sclerosis
依库珠单抗	【32】全身型重症肌无力 Generalized Myasthenia Gravis
	【81】视神经脊髓炎 Neuromyelitis Optica

续表

药品名称	疾病序号–名称
依托泊苷	【60】朗格汉斯组织细胞增生症 Langerhans Cell Histiocytosis
	【103】视网膜母细胞瘤 Retinoblastoma
依折麦布	【108】谷固醇血症 Sitosterolemia
胰高血糖素	【20】先天性高胰岛素性低血糖血症 Congenital Hyperinsulinemic Hypoglycemia
左卡尼汀	【6】精氨酸酶缺乏症 Arginase Deficiency
	【71】甲基丙二酸血症 Methylmalonic Academia
	【72】线粒体脑肌病 Mitochodrial Encephalomyopathy
	【99】丙酸血症 Propionic Acidemia
左旋多巴	【49】高苯丙氨酸血症 Hyperphenylalaninemia
	【77】多系统萎缩 Multiple System Atrophy
左乙拉西坦	【105】Dravet 综合征 Dravet Syndrome
唑来膦酸	【69】McCune–Albright 综合征 McCune–Albright Syndrome

附录二　儿童罕见肾脏疾病药物超说明书用药案例——Alport 综合征

Alport 综合征是一种因编码基底膜Ⅳ型胶原 a3、a4 及 a5 链的基因突变所致的遗传性肾脏病,主要的临床表现为血尿、肾功能进行性减退、感音神经性耳聋和眼部异常。中国《第一批罕见病目录》中位列序号 3 的疾病便是 Alport 综合征。

诊断 Alport 综合征主要依据临床表现、家族史、组织基底膜Ⅳ型胶原 a 链免疫荧光学检查、肾活检组织电镜检查以及致病基因分析。临床表现为持续性肾小球性血尿伴或不伴蛋白尿的患者符合以下任意一条便可确诊为 Alport 综合征:①肾小球基底膜Ⅳ型胶原 a3、a4 及 a5 链表达异常或皮肤组织Ⅳ型胶原 a5 链表达异常。②肾活检组织电镜下观察到肾小球基底膜呈极不规则外观、肾小球基底膜弥漫性增厚或增厚与变薄相间、致密层劈裂、分层、篮网状改变。③检测到 COL4A5 基因具有一个致病性变异(包括依据美国医学遗传学与基因组学学会标准分级的可能致病性变异）或 COL4A3/COL4A4 具有两个致病性变异（包括依据美国医学遗传学与基因组学学会标准分级的可能致病性变异）。

尽管至今尚无治愈 Alport 综合征的药物或治疗方案，然而国内外关于该病治疗的专家共识／建议中提及血管紧张素转换酶抑制剂（包括雷米普利、依那普利、赖诺普利、贝那普利、福辛普利、喹那普利、西拉普利、培哚普利、群多普利）、血管紧张素受体阻滞剂（包括氯沙坦、坎地沙坦、厄贝沙坦、替米沙坦、缬沙坦、依普沙坦）及醛固酮抑制剂螺内酯可用于控制尿蛋白、预防肾小管上皮细胞损伤、抑制肾间质纤维化，进而减慢进展至肾衰竭的速度，维持肾功能。

值得注意的是，上述药物适应证并不包括 Alport 综合征。就血管紧张素转换酶抑制剂包括雷米普利、依那普利、赖诺普利、贝那普利、福辛普利、喹那普利、西拉普利、培哚普利和群多普利而言，除西拉普利和群多普利未在国内上市外，其余药物国内均可获得。然而这些药物的适应证为高血压和心力衰竭。仅贝那普利和福辛普利超说明书用药包括了有蛋白尿的原发性或继发性肾小球疾病。

就血管紧张素受体阻滞剂包括氯沙坦、坎地沙坦、厄贝沙坦、替米沙坦、缬沙坦和依普沙坦而言，除依普沙坦在香港及国外上市外，其余药物国内均可获得。然而这些药物的适应证为高血压，其中厄贝沙坦的适应证尚包括了合并高血压的 2 型糖尿病肾病。氯沙坦钾、厄贝沙坦和替米沙坦超说明书用药包括了有蛋白尿的原发性或继发性肾小球疾病。缬沙坦超说明书用药包括肾病患者降尿蛋白以及有蛋白尿的原发性或继发性肾小球疾病。

螺内酯在国内上市。然而该药适应证包括水肿性疾病、高血压、原发性醛固酮增多症以及低钾血症的预防。

（北京大学第一医院　王芳）

参考文献
请扫描二维码查阅

附录三　儿童罕见遗传代谢性疾病药物超说明书用药案例——甲基丙二酸血症

甲基丙二酸血症（MMA）又称为甲基丙二酸尿症，是我国有机酸代谢病中最常见的类型。该疾病是由于甲基丙二酰辅酶 A 变位酶（MUT）或其辅酶钴胺素（维生素 B_{12}）异常而导致的有机酸分解代谢紊乱，根据患者血液中总同型半胱氨酸是否增高，可分为单纯型 MMA 及 MMA 合并同型半胱氨酸血症（简称合并型 MMA）。中国《第一批罕见病目录》中，MMA 位于第 71 位。

诊断 MMA 主要依据其临床症状、血液及尿液代谢物分析，以及基因分析确诊。患者临床表现多复杂多样，个体差异较大，临床症状轻重不等，如不能及时发现和治疗，可导致多系统损害，以脑损害为主，一些患者可能出现心血管、肾、肺、眼、骨髓及皮肤损害。早发型患者 1 岁以内发病，更容易出现多系统衰竭，可表现为嗜睡、喂养困难、呕吐、营养不良、抽搐发作、肌张力障碍、贫血等，易出现急性代谢危象，严重者甚至死亡，存活者常遗留癫痫、智力障碍、发育迟缓、脑积水等严重神经系统损害。晚发者 1 岁后发病，多在感染、发热、疲劳、高蛋白饮食等诱因下出现智力或运动倒退、癫痫发作、贫血等症状，部分患者可表现为精神行为异常。

甲基丙二酸血症患者血液中丙酰肉碱（C3）水平增高，游离肉碱（C0）降低，丙酰肉碱 / 乙酰肉碱（C3/C2）比值增高，尿液中甲基丙二酸水平显著增高，常高于正常值 100 倍以上。若血浆总同型半胱氨酸水平高于正常参考值上限，可生化诊断为合并型 MMA。通过基因分析可检测 *MUT*、*MMAA*、*MMAB*、*MMACHC*、*HCFC1* 等基因，确定基因型及致病性变异（包括依据美国医学遗传学与基因组学学会标准分级的可能致病性变异）。

虽然至今尚无治愈 MMA 的药物或治疗方案，但目前国内外有关该疾病治疗的指南 / 专家共识 / 建议中提及急性期应用钴胺素（羟钴胺、甲钴胺、腺苷钴胺或氰钴胺）、左卡尼汀、精氨酸等治疗。对于单纯型 MMA，若为钴胺素有效型，需长期肌内注射钴胺素（首选羟钴胺，氰钴胺效果较差），口服左卡尼汀；若为钴胺素无效型，则以饮食治疗为主，限制天然蛋白质，补充不含异亮氨酸、缬氨酸、甲硫氨酸及苏氨酸的特殊配方奶粉。对于合并型 MMA，则以长期肌内注射钴胺素，口服左卡尼汀、甜菜碱等支持治疗为主，不需要限制蛋白质摄入，可正常饮食。若患者合并高氨血症，需要应用精氨酸或精氨酸谷氨酸，苯甲酸钠、苯乙酸钠及苯丁酸钠也可用于高氨血症的治疗。

值得注意的是，上述药物适应证并不包括 MMA。

目前 4 种不同类型钴胺素国内均可获得。然而这些药物的适应证为贫血、神经痛、周围神经病及接触性皮炎。

左卡尼汀在国内上市。然而该药物适应证包括原发性及继发性肉碱缺乏症的治疗。

甜菜碱药物目前未在国内上市，目前国内可获得食品级甜菜碱。然而该药物的适应证为高胱氨酸尿症。

就降氨药物而言，除苯甲酸钠、苯乙酸钠未在国内上市外，其余药物国内均可获得。精氨酸及精氨酸谷氨酸国内均可获得。然而该药物的适应证为肝性脑病及因其他原因引起血氨增高所致的精神症状。苯丁酸钠的适应证为尿素循环障碍及肝性脑病患者的治疗。

（北京大学第一医院　董慧、张尧、杨艳玲）

参考文献
请扫描二维码查阅

附录四　神经系统罕见病药物超说明书用药案例——重症肌无力

重症肌无力（myasthenia gravis，MG）是由自身抗体介导的获得性神经 - 肌肉接头传递障碍的自身免疫性疾病，常表现为波动性肌无力与易疲劳性。在中国《第一批罕见病目录》中序号为 32 号。

重症肌无力的诊断依据为在具有典型临床特征（波动性肌无力）的基础上，满足以下 3 点中的任意一点即可做出诊断，包括药理学检查（甲硫酸新斯的明试验阳性）、电生理学特征（低频重复神经电刺激波幅递减）以及血清抗 AChR 等抗体检测，同时需排除其他疾病。

根据《中国重症肌无力诊断和治疗指南（2020 版）》[1]与国际重症肌无力治疗指南[2]，重症肌无力急性加重期治疗主要为静脉注射免疫球蛋白（IVIG）与血浆置换（PE），药物治疗包括改善症状的胆碱酯酶抑制剂（嗅吡斯的明）、免疫抑制治疗以及靶向生物制剂。其中，免疫抑制药物包括糖皮质激素和其他口服非激素类免疫抑制剂，如硫唑嘌呤、他克莫司、吗替麦考酚酯、环孢素、甲氨蝶呤及环磷酰胺；靶向生物制剂包括靶向补体的依库珠单抗、靶向 B 细胞的利妥昔单抗。上述治疗的目的为通过抑制或调解免疫系统，抑制自身抗体的产生，从而改善症状与预后。

上述治疗药物中，所有的非激素类免疫抑制剂以及靶向生物制剂均已在国内上市，但上述药品说明书的适应证除注射用环磷酰胺外均未包括重症肌无力，因此均为超说明书适应证用药。具体药物的适应证如下。

硫唑嘌呤：防止器官移植（肾移植、心脏移植及肝移植）患者发生的排斥反应。严重的类风湿性关节炎；系统性红斑狼疮；皮肌炎；自身免疫性慢性活动性肝炎；结节性多动脉炎；自身免疫性溶血性贫血；自发性血小板减少性紫癜。

他克莫司：预防肝脏或肾脏移植术后的移植物排斥反应。治疗肝脏或肾脏移植术后应用其他免疫抑制药物无法控制的移植物排斥反应。

吗替麦考酚酯：国产药物的适应证为接受同种异体肾脏或肝脏移植的患者中预防器官的排斥反应。进口药物的适应证除上述外，还包括Ⅲ－Ⅴ型成人狼疮性肾炎患者的诱导期治疗和维持期治疗。

环孢素：移植，器官移植（预防异体移植物的排斥反应，包括肾、肝、心、肺、心肺联合和胰移植；治疗曾接受其他免疫抑制剂的患者所发生的移植物排斥反应），骨髓移植［预防骨髓移植排斥反应；预防和治疗移植物抗宿主病（GVHD）］。非移植性适应证：内源性葡萄膜炎、银屑病、异位性皮炎、类风湿关节炎、肾病综合征。

甲氨蝶呤：各型急性白血病，特别是急性淋巴细胞白血病、恶性淋巴瘤、非何杰金氏淋巴瘤和蕈样肉芽肿、多发性骨髓病。头颈部癌、肺癌、各种软组织肉瘤、银屑病。乳腺癌、卵巢癌、宫颈癌、恶性葡萄胎、绒毛膜上皮癌、睾丸癌。

依库珠单抗：适用于儿童及成人以下疾病的治疗：阵发性睡眠性血红蛋白尿症（PNH），非典型溶血尿毒症综合征（aHUS）。

利妥昔单抗：非霍奇金淋巴瘤、慢性淋巴细胞白血病。

因此，上述药物在治疗重症肌无力中均为超说明书用药。

（北京大学第一医院　俞萌、袁云）

参考文献
请扫描二维码查阅

附录五 神经系统罕见病药物超说明书用药案例——线粒体脑肌病伴高乳酸血症和卒中样发作

线粒体脑肌病伴高乳酸血症和卒中样发作（mitochondrial myopathy，encephalopathy，lactic acidosis，and stroke-like episodes，MELAS）是一种由线粒体 DNA（mtDNA）或核 DNA（nDNA）突变导致的多系统代谢性疾病，以卒中样发作、癫痫发作、认知与精神障碍、高乳酸血症、肌肉疲劳无力为主要临床特点。该疾病在中国《第一批罕见病目录》中编号为 72。

根据 MELAS 的临床特点和影像学特征可以提出临床拟诊，发现 mtDNA 或 nDNA 基因致病变异和肌肉活检发现线粒体肌病的典型病理改变是诊断 MELAS 的"金标准"。具体的诊断标准如下。

（1）核心证据：①有卒中样发作。②颅脑影像学显示局限于皮质和（或）皮质下、不符合单一血管支配的病灶，随访复查病灶可完全或部分可逆。

（2）支持证据：①以下临床表现至少满足 1 条：认知 / 精神障碍、癫痫发作、感觉神经性耳聋、糖尿病、身材矮小、毛发异常、运动不耐受、胃肠功能障碍、心肌病 / 心脏传导异常、肾病等。②血 / 脑脊液乳酸显著增高或磁共振波谱成像显示病灶 / 脑脊液乳酸峰。③≥ 2 次卒中样发作。④家系成员临床表现为 1 中或多种 B（支持证据）下第 1 项，且符合母系遗传。

（3）确诊证据：①骨骼肌活体组织检查病理发现线粒体异常的证据。②基因检测出明确的线粒体脑肌病伴高乳酸血症和卒中样发作相关的线粒体 DNA 或核 DNA 致病突变。

根据《中国线粒体脑肌病伴高乳酸血症和卒中样发作的诊治专家共识》[1]，该病治疗需要多学科的联合管理，治疗原则为通过药物、饮食调节和运动管理等改善或纠正不正常的病理和生理过程，及时治疗各个系统的损害以及预防各种并发症。综合管理中应在日常生活中保持能量代谢的均衡和连续，防止能量代谢危象的发生，既要避免饥饿导致能量的缺乏，也要避免精神刺激、过度劳累、熬夜、感染导致能量消耗增加。基础药物治疗中长期选择服用下列药物可能有益，包括核黄素、辅酶 Q10、艾地苯醌、维生素 E、硫辛酸、维生素 C、谷胱甘肽、左旋肉碱、天冬氨酸、维生素 B_1、亚叶酸、牛磺酸。在卒中样发作时，推荐静脉注射 L- 精氨酸。上述治疗药物的目的均是通过改善线粒体能量代谢，改善线粒体功能，减轻氧化应激，改善患者症状与预后。

上述治疗药物中，部分为营养添加剂（包括核黄素、维生素 E、维生素

C、天冬氨酸、维生素 B_1、亚叶酸、牛磺酸），其余药物说明书的适应证均未包括 MELAS，因此均为超说明书适应证用药。具体药物的适应证如下。

辅酶 Q10：用于下列疾病的辅助治疗：①心血管疾病，如：病毒性心肌炎、慢性心功能不全。② 肝炎，如病毒性肝炎、亚急性重型肝炎、慢性活动性肝炎。③ 癌症的综合治疗：能减轻放疗、化疗等引起的某些不良反应。

艾地苯醌：慢性脑血管病及脑外伤等所引起的脑功能损害。能改善主观症状、语言、焦虑、抑郁、记忆减退、智能下降等精神行为障碍。

硫辛酸：糖尿病周围神经病变引起的感觉异常。

谷胱甘肽：适用于慢性乙肝的保肝治疗。

左旋肉碱：用于防治左卡尼汀缺乏。如慢性肾衰患者因血液透析所致的左卡尼汀缺乏。

L- 精氨酸：用于肝性脑病，适用于忌钠的患者，也适用于其他原因引起血氨增高所致的精神症状治疗。

因此，上述药物在治疗线粒体脑肌病伴高乳酸血症和卒中样发作中均为超说明书用药。

（北京大学第一医院　俞萌、袁云）

参考文献
请扫描二维码查阅

临时进口与同情用药在罕见病领域的实践和思考

  罕见病，指那些发病率极低的疾病，具有遗传为主、累及多系统、难诊断、难治疗、发病年龄低、病情重等特点[1,2]。根据世界卫生组织的统计，全球有 7000 多种罕见疾病，只有约 5% 的罕见病有批准的治疗药物或治疗措施。近年来，我国多部门联动以加速中国罕见病诊疗体系进程。一项研究显示，自 2017 年至 2020 年我国罕见病协作网省级牵头医院的罕见病药品可及性中位数已从 27.2% 增加至 41.1%，2017 年至 2020 年批准的罕见病药物数量超过了 2007 年至 2016 年十年间的批准数量，表明中国罕见病诊疗与保障体系的实施对药品市场可及性的提高起到了重要作用[4]。然而我国罕见病药品可及性仍相对较低，改善罕见病药品可及性，保障罕见病患者用药是我国面临的重要挑战，2022 年政府工作报告中指出要"加强罕见病研究和药品保障"。

  罕见病涉及的疾病种类多，病因复杂甚至未知，药品研发周期长，罕见疾病患者通常对批准的治疗或参与临床试验的选择有限或没有选择。国外研究表明，每 42 名罕见疾病患者中只有一名患者接受美国食品和药物管理局（food and drug administration，FDA）批准的治疗方案[5]。在这种情况下，患者可通过进口获得国外已上市，但未在本国上市罕见病药品，或通过参与同情用药获得国内外均未上市的研究性新药。同情用药，也称扩展性用药，指病情危重或危及生命的患者在无其他有效替代疗法时，使用一种尚未获批上市的研究性新药（investigational new drug，IND）[6]。本文的主要目的是讨论国内外在罕见病领域临时进口和同情用药使用和管理中的现状，进而为完善我国临时进口和同情用药提供建议，以提高我国罕见病患者用药的可及性。

一、国外药品进口与同情用药的发展现状

（一）国外临时进口与个人进口途径

国外进口的申请模式起步较早，建立了较为明确的流程，明确了各方责任。当前，美国 FDA 允许符合以下条件的未批准上市药品在市场进口：①该药品受药物疗效研究实施计划程序的约束。②该药品由医护人员指导用于治疗严重疾病，且目前尚无美国 FDA 已批准注册的药物。③美国 FDA 已批准的药品供应不足[7]。美国进口未批准药品包括个人进口和进口商进口两种途径。澳大利亚颁布了个人进口计划（personal importation scheme），个人可以一次性进口 3 个月（按制造商建议的最大剂量）未经批准上市的治疗药品[8]。英国药品和保健品监督管理机构公布的 "the supply of unlicensed medicinal products（'specials'）" 为英国未批准上市药品的制造、进口、分销和供应提供建议，可根据个人患者的特殊临床需要进口未批准上市药品到英国[9]。德国通过指定患者进口（named patient import），使患者能够获得在其本国获得未批准上市药品，需满足以下条件：①该药品已在另一个国家/地区获得上市许可，但在其本国未获批准或无法获得。②市场上没有替代品。③该药仅供个人使用。④有医生开具的处方。⑤药品须从药房配送。整个过程包括采购、运输，再到海关和交付，以及保障患者用药，需要在药师、医生和律师团队的协助下，为患者的每一步治疗提供支持[10]。总的来说，在药品进口方面，发达国家通过个人进口、临时审批或特殊品种进口等方式获得已在国外上市，而在国内尚未上市的药品。流程链条上涉及进口审批、境外采购、进口通关、贮存配送、临床使用等多个环节，在市场主体上涉及医疗机构和药品医疗器械经营企业，在职能上涉及药品监管、卫生健康等多个职能部门。参考国外经验，在保障药品质量和患者用药安全的前提下合理构建未批准上市药品进口路径是当前我国面临的迫切问题。

（二）国外同情用药现状

美国是世界上最早建立同情用药的国家。其历史雏形可追溯至 20 世纪 70 年代，主要是向病毒感染性疾病和肿瘤疾病中病症严重或危及生命的患者提供 IND 治疗。美国于 1997 年通过的《食品药品管理现代化法案》中明确指

出，对于单个严重患者或紧急情况或满足一定条件的治疗性 IND 允许同情用药[11]。美国制定了规范化的同情用药申请流程，并对申请过程中患者、医师、药物研发企业、伦理审查委员会、FDA 的职责进行了详细描述[12]。根据美国 2018 年扩展访问计划外部评估报告显示，在 2012—2016 年间，美国 FDA 每年平均收到约 1800 份申请，单个患者非紧急情况和单个患者紧急情况同情用药批准率均高于 98%[12]。在欧盟，欧洲议会和理事会法规（EC）No.726/2004 中第 83 条对同情用药做出了明确规定[13]，但由于其法规非约束性的特点，使得每个成员国仍需严格按照各国相应的法律程序来引入和实施同情用药，如法国临时授权使用（temporary authorization for use，ATUs）和德国同情使用计划等。表 3-2-1 列举了美国、英国、法国、德国、日本同情用药主要内容。各国实施同情用药的初衷是出于人道主义情怀，解决一类特殊的弱势患者群体的药物可及性问题。罕见病因其缺乏特效药，在各国同情用药申请中均占据较大比例。自 2006 年以来，欧盟会员国已向欧洲药品管理局（european medicines agency，EMA）提交了 50 多份同情用药申请，其中约 40% 与孤儿药物有关，其中法国 ATUs 计划在 3 年内帮助 2 万多名罕见病患者接受 200 多种 IND 治疗[14]。除"治疗"作用外，同情用药计划为"罕见病药物研究"做出贡献。从 1955 年（FDA）或 1995 年（EMA）至 2018 年，FDA 或 EMA 根据同情用药相关数据批准了 49 个药物适应证，其中 31 个药物（63%）被指定为孤儿药，同情用药部分支持了罕见病治疗药物的研发[15]。同情用药是满足罕见病治疗需求的一种有效途径，但同情用药给患者带来便利的同时，也存在相应的风险。例如，患者面临的 IND 可及性、安全性以及有效性问题，企业对于同情用药的支持率，以及医师所承担的用药风险、法律风险和医患问题等。因此，如何尽可能地平衡风险与利益、规避制度完善期间的潜在风险以及保障同情用药的有序推进是当前需考虑的问题。美国、英国等国家的同情用药起源早且目前发展成熟，我国可充分借鉴其相关经验，加快完善相关法律法规和官方指南。

表 3-2-1　国外同情用药法案 / 政策主要内容

国家	同情用药法案 / 政策	同情用药条件
美国	1997 年《食品药品管理现代化法案》	需同时满足以下 5 个条件： ①患者患有严重的或危及生命的疾病 ②没有可比或令人满意的替代疗法来诊断、监测或治疗疾病 ③无法参与临床试验中的患者登记 ④具有足够的安全性、有效性证据支持研究药物的使用，该药物治疗的潜在风险不能大于患者疾病的风险 ⑤提供试验药物不会干扰可能支持医疗产品研发或上市批准治疗适应证的药物临床试验
法国	临时授权使用（Autorisation Temporaire d'Utilisation，ATUs）	允许在临床试验范围之外使用在法国未批准上市药品，无论这些产品是否已在国外获得批准上市。未批准上市药品的特别使用须经法国国家药品和保健品安全局授权，条件如下： ①用于治疗、预防或诊断严重或罕见的疾病 ②市场上没有适当的治疗方法 ③根据专业知识，药品使用中的利益 / 风险平衡被认为是积极的 ④这一进程的执行不能拖延 ⑤患者不能通过临床试验获得该药品
英国	早期获取药物计划（Early access to medicines scheme，EAMS）	患者罕见、危及生命或严重衰弱疾病的患者，在有未满足的医疗需求时获得尚未获得上市授权的药物
德国	同情使用计划（Compassionate Use Programmes）	当一组患有会导致严重残疾或危及生命的疾病的患者无法用授权在《药品法》管辖范围内上市的药品进行令人满意的治疗。该药品需有效性和安全性指标，并且正在对其进行临床试验，或者向欧洲药品管理局提交了上市许可申请，则未经授权的药物可交由特定患者群体处置，主管为高级联邦机构或负责在成员国授予营销授权的机构
日本	同情用药体系 / 扩大准入临床试验（Expanded Access Clinical Trail，EACT）	日本规定使用 EACT 治疗现有治疗药物无效的危及生命的疾病。EACT 通常在关键临床试验（Pragmatic Clinical Trials，PCTs）的注册过程完成后，在标准临床试验框架内进行。为具有较高社会和患者需求的同情用药设定条件： ①美国 EAP（Expanded Access Program）临床试验的药物 ②接受 Sakigake 系统指定药物 ③孤儿疾病药物以及审查委员会特别要求开发的未批准上市药物

二、我国临时进口和同情用药的发展现状与实践

（一）临时进口现状与案例

2019 年《中华人民共和国药品管理法》第六十五条对于进口少量药品做出规定："医疗机构因临床急需进口少量药品的，经国务院药品监督管理部门或者国务院授权的省、自治区、直辖市人民政府批准，可以进口。进口的药品应当在指定医疗机构内用于特定医疗目的。个人自用携带入境少量药品，按照国家有关规定办理。"当前，海南博鳌乐城国际医疗旅游先行区、大湾区均有销售未批准上市药械的政策和实践。根据《国务院关于在海南博鳌乐城国际医疗旅游先行区暂时调整实施 < 中华人民共和国药品管理法实施条例 > 有关规定的决定》（国发〔2018〕43 号），对先行区内医疗机构因临床急需进口少量药品（不含疫苗）的申请，由海南省人民政府实施审批，经批准进口的药品应当在海南博鳌乐城指定医疗机构内用于特定的医疗目的。自 2016 年至 2019 年，博鳌超级医院先后进口用于治疗多种癌症的外国抗癌药品"派姆单抗"（Pembrolizumab，俗称"PD-1"）、用于治疗慢性荨麻疹的奥马珠单抗、特应性皮炎靶向生物制剂 Dupixent。除海南博鳌乐城国际医疗旅游先行区外，2020 年 11 月，经国务院同意，国家市场监管总局、国家药监局等八部委联合发布《粤港澳大湾区药品医疗器械监管创新发展工作方案》，明确"港澳药械通"政策，提出允许在粤港澳大湾区内地 9 家开业的指定医疗机构使用临床急需、已在港澳上市的药品，以及使用临床急需、港澳公立医院已采购使用、具有临床应用先进性的医疗器械，由广东省实施审批。截至 2021 年 4 月 16 日，通过"港澳药械通"政策进口的首个药品"抗 D 免疫球蛋白注射液"和首个医疗器械"磁力可控延长钛棒"运抵香港大学深圳医院。

罕见病药品临时进口方面，北京协和医院作为国家卫生健康委指定的全国疑难重症诊治指导中心，是国家卫生健康委罕见病诊疗与保障专家委员会办公室所在地，是国家卫生健康委全国罕见病诊疗协作网的唯一国家级牵头医院，是国家卫生健康委委托成立的国家罕见病质控中心，是科技部批准建设的疑难重症及罕见病国家重点实验室所在地，汇集了大量来自全国各地的疑难病及罕见病患者。为保障罕见病患者用药，北京协和医院分别在 2019 年和 2022 年，通过临时进口的方式引入孤儿药——米托坦和氯巴占。

1. 米托坦临时进口案例

米托坦片是治疗肾上腺皮质癌的特效药物，在 1970 年获得美国食品药品管理局（FDA）批准用于治疗肾上腺皮质癌症，并于 2002 年被欧洲药品管理局（EMA）列为罕见病药物。在美国、加拿大、巴西、韩国、中国香港等多个国家和地区批准上市。但由于米托坦尚未在我国申报和注册上市，患者面临无药可医的困境，不得不奔波至中国香港、海外或通过代购的途径购买药品。由于药品源头和运输途径的不确定性，药品的安全性具有很大隐患。为解决我国肾上腺皮质癌患者用药的迫切需求和保障用药安全，经过历时 10 个月与国家和北京市相关部门政策咨询、药品供应商寻找药品采购途径、临床需求调研和医院申报等，北京协和医院获得米托坦临时进口批准。2019 年 6 月 28 日，米托坦片正式进入北京协和医院，这是首次通过临时进口途径解决我国某一罕见病患者人群临床急需药品的案例，具有破冰意义。

在米托坦片临时进口申报过程中，北京协和医院医务处、内分泌科、泌尿外科、药剂科、临床药理中心、协和科技开发公司、财务处、审计处和国家卫健委罕见病诊疗与保障专家委员会办公室等多方联动，共同起草《北京协和医院临时进口药品（米托坦）管理办法》和《米托坦片患者用药知情同意书》等十余项文件，涉及药品流通和储存、药品处方医生资质、患者用药知情同意书、血药浓度监测、不良反应监测和报告等多项内容。在后续的药品使用过程，北京协和医院建立肾上腺皮质癌的多学科诊疗团队，包括内分泌科、泌尿外科、药剂科、肿瘤科、放射科、放疗科和病理科等，从治疗方案制定、临床疗效评估、药物相互作用、药物不良反应监控、血药浓度结果解读等多个角度做好肾上腺皮质癌患者个体化及规范治疗的管理。在罕见病多学科团队的合作下，北京协和医院张抒扬院长牵头对于米托坦治疗的适用人群及有效性、起始治疗方案和剂量调整、治疗的起始时间和持续时间、血药浓度监测、特殊人群用药及不良反应的预防处理等临床药学用药要点进行理论和实践总结，并形成具有较强的实用价值和学术参考价值的《米托坦治疗肾上腺皮质癌专家共识（2021）》[16]。此外，临床用药过程中，罕见病诊疗团队发现米托坦的治疗范围窄且个体间药代动力学变异性大，而关于影响米托坦药代动力学个体间变异性大的因素的证据有限。为了解决这个问题，北京协和医院罕见病协作组药剂科、内分泌科和泌尿外科等研究团队临床团队深入研究影响中国肾上腺皮质癌患者米托坦血浓度的因素，发现米托坦的累积剂量以及患者的 CYP2B6 基因多态性与谷浓度显著相关，为进一步指导米托坦的临床合理用药提供理论依据[17]。

2. 氯巴占临时进口案例

癫痫是一种常见的神经系统疾病，以神经元异常放电导致短暂的脑功能障碍为特征。在我国约有 600 万活动性的癫痫患者。多数癫痫患者经过规范治疗，发作可得到良好的控制或缓解，但仍有 30%~40% 的癫痫患者经过长期的药物治疗，效果欠佳，反复出现癫痫发作，发展为难治性癫痫[18]。Lennox-Gastaut 综合征、Dravet 综合征和肌阵挛 – 失张力性癫痫均为儿童期起病的难治性癫痫，患者常会出现反复的癫痫发作，有的患儿每天发作几十次甚至上百次，有的患儿会因为抢救不及时而死去。氯巴占（Clobazam）是一种新型的苯二氮䓬类药物，主要用于治疗儿童难治性癫痫发作，目前已在全球 100 多个国家和地区获批上市，属于罕见病用药。2011 年美国食品药品管理局（FDA）批准氯巴占用于年龄 ≥ 2 岁 Lennox-Gastaut 综合征患者癫痫发作的辅助治疗，且该药品在 Dravet 综合征和肌阵挛 – 失张力性癫痫的治疗中也有一定应用[19-20]。然而，截至 2021 年底，尚无国内药企生产的氯巴占上市。为了满足我国罕见难治性癫痫患儿对氯巴占这类国外已上市、国内无供应的少量特定临床急需药品的需求，2022 年 6 月，国家卫健委和国家药监局联合制定发布了《临床急需药品临时进口工作方案》和《氯巴占临时进口工作方案》，由北京协和医院牵头氯巴占临时进口工作，在全国 50 家指定医疗机构内使用。本次氯巴占的临时进口与米托坦不同，米托坦一次性进口后仅在北京协和医院使用，而氯巴占将在全国 50 家医院使用，为了避免每家医院单独申请一次性进口所造成的工作量和时间成本的大量增加，北京协和医院作为"牵头单位"汇总所有使用医疗机构的相关材料，向国家药监局提出临时进口申请并组织做好使用管理工作，提高氯巴占临时进口相关工作速度。北京协和医院作为"牵头单位"的初衷就是利用其在一次性进口米托坦的经验，快速的落实一次性进口氯巴占的工作，让我国难治性癫痫患儿尽快有药可用。2022 年 9 月 22 日，作为牵头进口氯巴占的医疗机构，北京协和医院开出全国首张氯巴占处方。此外，鉴于国内应用氯巴占治疗癫痫的临床经验有限，北京协和医院罕见病多学科协作组联合中国罕见病联盟，依据循证医学证据，组织癫痫领域临床、药学及方法学专家首次制订《氯巴占治疗难治性癫痫专家共识（2022）》，旨在提高氯巴占临床应用的有效性和安全性[21]。

总的来说，对于临床急需药品的进口，无论是海南博鳌乐城国际医疗旅游先行区或粤港澳大湾区内指定医院，以及北京协和医院等医疗机构均提出药品临时进口相关路径并进行实践。同时，对于个人进口药品方面，虽然我国允许个人自用携带入境少量药品，但目前尚缺乏个人进口境外少量药品的完善路径，借鉴美国、英国、澳大利亚等发达国家个人进口方案，以进一步完善我国个人进口药品指导文件。

（二）同情用药现状与案例

近年来，同情用药在我国也开始逐步发展。2019 年 12 月 1 日起施行的《中华人民共和国药品管理法》第二十三条规定：对正在开展临床试验的用于治疗严重危及生命且尚无有效治疗手段的疾病的药物，经医学观察可能获益，并且符合伦理原则的，经审查、知情同意后可以在开展临床试验的机构内用于其他病情相同的患者。此外，我国明确规定其适用的药物必须是"正在开展临床试验的药物"，而非所有 IND；并且须在开展临床试验的机构内同情使用，而非全国所有医疗机构使用。此举更有助于提高药品的安全性保障，促进对同情用药过程的严格监管。2021 年 6 月 14 日，北京协和医院首次通过同情用药，解决了一名阵发性夜间血红蛋白尿患者的用药难题。

阵发性夜间血红蛋白尿（paroxysmal nocturnal hemoglobinuria，PNH）是一种超罕见疾病，其特征为骨髓衰竭和补体调节剂缺乏，导致溶血和易溶血障碍。经典 PNH 的常规治疗是 C5 抑制剂，如依库珠单抗。尽管依库珠单抗在我国已批准上市，但至今未被引进中国，患者购药途径受阻。且服用后一旦停药极有可能出现比之前更加严重的暴发性溶血，再次危及生命。2021 年 3 月，一位长期在北京协和医院诊治的 PNH 患者，因急需用药求助北京协和医院。为救助该患者，北京协和医院、国家药品监督管理局和中国罕见病联盟以及药品研发企业等多方合作，通过拓展性同情使用临床试验用药方式为此患者迎来国际Ⅲ期临床用药——iptacopan。这是我国首例依据相关政策，实现罕见病患者的同情用药。本次同情用药申报流程包括同情用药的 MDT 会诊（临床医生、药学专家、伦理、法律、监管部门等多方专家）就用药有效性、安全性和适宜性进行讨论、患者知情同意、同情用药申请、伦理审批等一系列流程。此后，经评估该患者服药后的疗效结果，结合已发表的临床试验证实，iptacopan 不仅可以阻止血管外溶血，还可以控制血管内溶血。在 34 周的随访中，iptacopan 耐受性良好，但医生也表明仍需更长的随访时间来评估 iptacopan 的安全性[22]。

三、思考与展望

罕见病药品由于其有效性和安全性数据少、部分药品价格昂贵、研发成本高、周期长、市场小等特殊性，使得罕见病患者治疗药物选择受限，提高用药可及性成为保障患者用药的一大难题。推进罕见病药品临时进口和同情用药发展有助于解决罕见病这一弱势患者群体的药物可及性问题。药品临时进口和同情用药申请均由医疗机构根据患者用药需求发起申请，流程审批属于"一事一议"，对药物有效性和安全性进行充分论证，在完善患者用药知情同意和用药合理性监管的前提下开展。加速推进临时进口和同情用药的发展，风险与利益并存。目前其在我国的发展尚处于起步阶段，仍有很长的路要走。如何尽可能地平衡风险与利益、规避制度完善期间的潜在风险以及保障临时进口和同情用药的有序推进是当前需考虑的问题。当前，我国现阶段临时进口以及同情用药在制度、流程、相关方责任、风险控制等方面尚缺乏官方文件的完善指导。美国、英国、法国、澳大利亚等临时进口和同情用药发展均较为成熟，我国可借鉴其相关经验，加快完善相关法律法规和官方指南。同时，加强罕见病领域国家协作网 / 注册登记等技术支撑体系建设，进而为罕见病药品研发和上市后临床使用提供真实世界研究数据。同时，医院内相关部门也可发挥其专业优势，通过多学科合作，落实规范化、高质量罕见病药品临床进口和同情用药工作。综上，我们应充分借鉴国内外既往经验，积极完善临床进口和同情用药相关法律、制度和指南，确实保障罕见病患者用药可及性、安全性和有效性。

（北京协和医院药剂科　张波、尚俊美）

参考文献
请扫描二维码查阅

儿童罕见病医疗产品临床需求分析

一、儿童罕见病治疗药物的需求

近年来，从"父亲自制药救罕见病患儿"到"氯巴占事件"，罕见病在儿童群体的用药可及性问题逐渐走进大众视野。用于预防、治疗、诊断罕见病的药物则称为罕见病药物，在国外也称孤儿药，这类药物通常具有用药人群少、研发风险高、研发关注度低、积极性低的特点[1-5]。

我国已发布的《第一批罕见病目录》共涉及 121 种罕见病，近 90 种累及儿童或主要在儿童期发病，仅有 11 种疾病的 19 种药物被纳入医保。其中 74 种儿童罕见病，涉及 162 种药物在境外有相应的药物获批上市（表 3-3-1）。121 种罕见病中在相关利好政策的引导和大环境的支撑下，国家药品监督管理局（NMPA）通过快速审批或优先审批或有条件上市许可方式，2018 年和 2019 年通过快速通道批准了多种孤儿药上市，而按照 FDA 统计数据，目前仅有不到 10% 的疾病有批准的药物或治疗方案[6-8]，更可见罕见病医疗产品存在大量未满足的临床需求。同时，在医保纳入方面，截至 2023 年 4 月，仍有 18 种疾病涉及的 20 种治疗药物未纳入医保，其中包括 9 种对于儿童群体年治疗费用超过 50 万的高值药（表 3-3-2）。

表 3-3-1 我国儿童罕见病治疗药物现状

第一批罕见病目录	罕见病数量	儿童罕见病数量	治疗药物数量	临床试验
治疗药物	—	90	—	19
已在境外上市	86	74	162	—
已在中国上市	77	53	83	—
已注册罕见病相关适应证	43	17	25	—
用于罕见病适应证纳入国家医保目录	29	11	19	—

第一批罕见病目录	罕见病数量	儿童罕见病数量	治疗药物数量	临床试验
造血干细胞移植	—	15	—	29
基因治疗	—	5	—	8

表 3-3-2　未纳入医保的高值罕见病药物

药品名称	罕见病适应证	获批时间	年费用（万元）（成人）	年费用（万元）（儿童）
依洛硫酸酯酶 α	黏多糖贮积症Ⅳa 型	2019.05	229	112
拉罗尼酶	黏多糖贮积症Ⅰ 型	2020.06	537	176
艾度硫酸酯酶 β	黏多糖贮积症Ⅱ 型	2020.09	311	104
伊米苷酶	戈谢病	2008.11	202	101
维拉苷酶 α	戈谢病	2021	超过 50	超过 50
阿糖苷酶 α	糖原累积病Ⅱ 型	2015.1	169	74
依库珠单抗	非典型溶血性尿毒症	2018.09	278	70
	阵发性睡眠性血红蛋白尿	2018.09	209	70
布罗索尤单抗	低磷性佝偻病	2021.01	144	62
尼替西农	原发性酪氨酸血症	2021.06	164	55

二、造血干细胞移植、基因治疗精准根治的需求

造血干细胞移植（hematopoietic stem cell transplantation，HSCT）是目前公认多种罕见病的根治手段，121 种罕见病中，十余种已经开展 HSCT，如湿疹血小板减少伴免疫缺陷综合征，原发性联合免疫缺陷等，同时 29 种儿童罕见病尚在临床试验阶段。

近 20 年来，研究者们在 HSCT 各环节做出了诸多尝试及优化，使得 HSCT 的可及性及成功率明显提高，总体风险得到一定程度改善 [9-10]。主要体现在以下几方面：①儿童免疫专科医生对儿童罕见病的认识日益深刻，新生

儿筛查的推广、基因测序及免疫功能检测技术日新月异，使得患儿可早期得到确诊，加之抗菌药物不断升级发展、抗感染治疗方案优化，为罕见病患儿争取了更好的移植基础条件。②高分辨配型的应用，社会大众对 HSCT 认识及捐献意愿提高，骨髓、脐血库的建立、不断更新及发展为患儿提供了更多的潜在供者来源。③预处理方案不断升级、优化，近年来减低强度预处理（reduced-intensity conditioning regimen，RIC）被提到较高地位，其毒性较小，但可能导致混合嵌合。④新的移植方法如选择性去 TCRαβT 细胞的 HSCT，在防控移植物抗宿主病（graft versus host disease，GVHD）的同时，可促进植入、减少移植后感染，改善单倍体和无关供者移植的预后。但是，在去除 αβT 细胞同时，供者来源、GVHD 防治、HSCT 后长期管理等方面仍有诸多需求尚未满足。

由于供者难寻、花费巨大及不同程度的免疫排异反应等局限，儿童罕见病患者的根治治疗新方向是基因治疗[11]。血友病、先天性纯红细胞再生障碍性贫血、原发性联合免疫缺陷、湿疹血小板减少伴免疫缺陷综合征等儿童罕见病的已开展或Ⅰ/Ⅱ期临床试验已完成，正在招募患者进行后续验证。随着DNA 修复机制、干细胞生物学等方面的快速发展，基因编辑在更多罕见病应用极有希望发展到临床阶段。笔者所在单位正筹备进行相关临床研究。随着基因编辑技术和载体技术的不断更新、发展，基因治疗在未来定能为我国罕见病患者带来福音。

基因治疗指将外源正常基因导入靶细胞，以纠正或补偿因基因缺陷和异常引起疾病的一种治疗手段。自 2004 年以来，基因治疗临床试验取得了长足进步，加之近年来病毒载体技术改进，新的基因编辑技术出现，使得基因治疗焕发出空前活力[11-13]。主要进展包括：①载体方面，最初的鼠白血病病毒载体及传统反转录病毒（γ-RV）载体由于其随机插入基因组，可造成原癌基因激活或抑癌基因失活，具有肿瘤发生风险；近年来改进的自灭活 γ-RV 载体、慢病毒载体、腺相关病毒（AAV）载体相关临床试验从最初的不到 5% 增至接近 20%，显示出高度可靠性。②基因修饰策略方面，传统方法将正常拷贝目的基因加入基因组以纠正基因缺陷，缺陷基因仍存在基因组，且半随机整合载体都存在插入性致癌风险，尽管改进病毒载体能降低该风险，但仍不能实现基因表达的生理性调控。近年来，以 TALEN、ZFN、CRISPR-Cas9 等技术为代表的定点甚至原位基因编辑技术，可通过宿主自身启动子调控基因表达降低插入突变风险，使得在基因组安全位点以及缺陷基因原位修复成为可能。目前，CRISPR/Cas 系统及其衍生的碱基编辑和先导编辑为各领域研究热点。

③细胞来源方面，目前采用对患儿新鲜骨髓造血干细胞（hemopoietic stem cell，HSC）或动员的外周血干细胞体外进行修饰，未来可能采用自体脐带血干细胞、冻存干细胞等进行操作，减少患者创伤。④预处理方案方面，非基因毒性预处理为研究热点，基于单克隆抗体的预处理可耗竭造血干细胞，避免DNA损伤，如果其证明有效，将进一步增加基因治疗对多种儿童罕见病患者的吸引力。对于年长的患者或具有较高HSCT风险的患者，基因治疗可能是一种有效的治愈方法。随着过继细胞疗法基础设施的制造，基因治疗的费用成本将得到控制，其可及性会大大提高。

我国儿童罕见病造血干细胞移植、基因治疗现状见表3-3-3。

表3-3-3　我国儿童罕见病造血干细胞移植、基因治疗现状

序号	疾病	HSCT根治	HSCT临床试验	基因治疗需求
2	白化病	—	NCT00176826 NCT00176865 等	—
4	肌萎缩侧索硬化症	—	NCT01254539	—
17	腓骨肌萎缩症	—	NCT02171104	—
25	先天性纯红细胞再生障碍性贫血	—	NCT00244010 NCT00176878 等	开展中
27	Fabry 病	—	NCT02800070	—
28	家族性地中海热	—	NCT00550498	—
29	范可尼贫血	开展中	NCT02127905 NCT00167206 等	—
31	戈谢病	—	NCT00176904 等	—
36	血友病		NCT05265767 等	动物实验和临床试验取得进展，未广泛应用于临床
60	朗格汉斯组织细胞增生症	—	NCT00008216 等	—
66	溶酶体酸性脂肪酶缺乏症	开展中	NCT00383448 等	—
73	黏多糖贮积症	开展中	NCT01238328 等 ChiC R1900026503	—
76	多发性硬化症	—	NCT01099930 等 ChiCTR1800019275	

续表

序号	疾病	HSCT 根治	HSCT临床试验	基因治疗需求
81	视神经脊髓炎	—	NCT01339455 等 ChiCTR1800019275	—
82	尼曼匹克病	开展中	NCT00730314 等	
86	成骨不全症	—	NCT00705120	
88	阵发性睡眠性血红蛋白尿	开展中	NCT00145613 等	
94	原发性联合免疫缺陷	开展中	NCT04370795 等	临床试验阶段中
96	原发性轻链型淀粉样变	自体 HSCT	NCT0001768 等	
103	视网膜母细胞瘤	—	NCT00554788 等	
104	重症先天性粒细胞缺乏症	开展中	NCT00244010 等	
106	镰刀型细胞贫血症	16 岁 以下	NCT04207320 等	
112	系统性硬化症	开展中	NCT00282425 等	—
118	湿疹血小板减少伴免疫 缺陷综合征	开展中	NCT00160355 等	临床试验阶段中
120	X-连锁肾上腺脑白质 营养不良	开展中	NCT01821781	
121	X-连锁淋巴增生症	开展中	NCT02505789 等	临床试验阶段中

三、治疗方案临床前研究和试验的需求

按照我国第一批罕见病目录中包含的 121 种罕见病名称在该平台进行查询，在 2013 年 3 月 26 日至 2023 年 3 月 31 日期间，平台中共收录 337 项罕见病药物临床试验，涉及 37 种罕见病、125 种罕见病药物。337 项罕见病药物临床试验中，已完成的有 176 项，进行中的有 150 项，主动暂停或终止 11 项。

从临床研究角度讲，儿童罕见病药物临床试验设计和执行层面均难度更大。①临床试验设计：因为很少有观察性研究研究疾病进展，对疾病的自

然病史认识有限；缺乏对临床相关终点指标的确认。患者和研究者地域上的分散；缺乏之前建立的临床研究模板来指导研究执行。②患者入组：耗时很长、价格昂贵，甚至招募不到足够的儿童受试者或入组的患儿存在大量诊断不确定等原因导致临床试验失败。③其他：报销审查、儿童临床试验伦理等。Clinicaltrials 网站注册的Ⅲ期和Ⅳ期项目分布与区域合作均显示：美欧与其他国家之间的国际合作居多。再看看国内罕见病药物注册临床研究开展情况，我国第一批罕见病目录中包含的 121 种罕见病在 Chinadrugtrials.org 平台中注册的临床研究信息中，从研究项目分类来看，生物等效性试验的项目数量占比最大，共计 125 项，占 37.1%；其次是Ⅲ期临床试验，103 项，占比 30.5%；Ⅰ期安全性、耐受性和 / 或药代动力学试验 55 项，占 16.3%。生物等效性试验中，50% 的项目集中在纯合子家族性高胆固醇血症；而Ⅲ期临床试验中，50%的项目集中在血友病。项目数排在前 5 位的儿童罕见病临床试验：涉及的病种为血友病、纯合子家族性高胆固醇血症、特发性肺纤维化、进行性家族性肝内胆汁淤积症，所涉及的药物种类 65 种。

在罕见病药物研发的难度之上又叠加了儿童药研发的难点，可谓难上加难。我国罕见病药物研发和注册与国外相比起步晚、发展慢，但近年来国家支持力度持续提升，相关领域发生了令人瞩目的变化。2019 年全国罕见病诊疗协作网成立，举全国之力，集中优质医疗资源，向实现罕见病早发现、早诊断、能治疗、能管理的目标迈出关键一步。但是还远远不能满足罕见病治疗的临床需求。制约罕见病药物研发与转化的因素有：①相关研究缺乏。②研发难度高。③受众少，潜在市场小。④成功率低。⑤ 企业积极性不高。

四、推动我国罕见病治疗临床试验发展的建议

关于罕见病药物临床研究的对策，国际上有一些可以借鉴的思路和方法：如通过利用真实世界证据，在研究样本量受限的情况下，提供更多的数据和证据支持上市。

1. 利用国家层面的网络，做好临床研究管理

①通过患者登记，进行流行病学数据统计分析，为企业寻找患者，选定机构打下基础。②该网络也通过集结专家，产出学术成果，进一步优化诊疗，为患者造福。③机构同时也作为患者招募的渠道。

2. 利用创新的随访机制

利用创新随访机制（如远程收集数据、家访、心理医学团队介入等），帮助减少患者的失访与脱落，减少罕见病研究样本量方面的负担。帮助患者去除所有影响留存的因素。①减少患者的随访困难，远程随访＋智能设备远程收集数据。②家访。③辅助措施去除患者对于随访的抵触：心理医学团队减少患者对于继续研究的负面情绪，负责生活事务的工作人员，帮助患者解决客观存在的，影响随访的问题（比如住宿问题，旅居问题）。

3. "老药新用"

"老药新用"对于罕见病药物的研究和注册是非常值得考虑的一个策略。真实世界证据是老药拓展新适应证的利器。老产品在惠及患者的同时，生命周期获得延长，能够让患者和产品获得双赢。罕见病受限于患者量小，或者疾病特点，常无法通过常规临床研究，获得"全新药物"在该适应证上的批准。而一旦目标产品上市，罕见病患者则有机会通过超适应证用药得到治疗，而他们产生的数据，也为适应证的获批提供证据，而老产品在惠及患者的同时，生命周期获得延长。

4. 其他

其他还有些可以借鉴的思路和方法：如，利用 AI 技术来克服罕见病低诊断率、患者数量少、地理分散等问题；药品上市后研究，也可以解决与罕见病临床试验相关的一些限制；还有组建多学科研究团队，开展全球多中心临床研究等。

总之，借鉴国外的经验，结合我国现状，探索造福罕见病患者的中国特色道路；聚焦罕见病治疗方案研发与转化，需求导向，自主创新。可喜的是对于罕见病诊疗已经得到我国政府高度重视，并从国家层面进行了部署，举全国之力，集优势资源，逐步实现罕见病早发现、早诊断、能治疗、能管理的目标。

（国家儿童医学中心、首都医科大学附属北京儿童医院　毛华伟、王晓玲、徐晓琳、孙熙术）

参考文献
请扫描二维码查阅

附件

第一部分　染色体异常综合征

疾病名称	是否有根治疗法	治疗药物
Kline syndrome 综合征	雄激素替代治疗	—
Turner 综合征	促生长治疗 诱导性发育	重组人生长激素（rhGH）
Silver–Russell 综合征	因受累的器官和功能障碍广泛需尽早接受内分泌、消化、营养、骨科、神经内科、语言和精神治疗师等多学科团队的专业随访和干预以其改善患者的生活质量	rhGH 治疗
窒息性胸腔失养症 / Jeune 综合征	治疗的重点是维持和支持呼吸功能	—
囊性纤维化 5	目前仍然没有治愈 CF 的方法	阿奇霉素； 布洛芬； 氨曲南、甘露醇、妥布霉素； 依伐卡托

第二部分　以生长异常为主要特征的综合征

疾病名称	是否有根治疗法	治疗药物
21- 羟化酶缺乏症	治疗目标包括替代生理需要量的糖皮质激素，同时合理抑制高雄激素血症	氢化可的松； 盐皮质激素
Angelman 综合征	该病迄今尚无特效治疗。目前主要是针对临床表现进行积极地对症及支持治疗	—
Cornelia de Lange 综合征	尚无特效的治疗方案	重组人生长激素（rhGH）
Rubinstein–Taybi	对症治疗和个体化治疗，有症状者及早进行早期干预和特殊教育 理疗、热疗 预防呼吸道感染 手术治疗	—

续表

疾病名称	是否有根治疗法	治疗药物
Sliver–Russell 综合征	主要采用对症治疗，依据年龄段有不同的侧重点	重组人生长激素（rhGH）
3M 综合征	对症治疗 生长激素治疗	重组人生长激素（rhGH）
SHORT 综合征	针对相应的临床表现对症治疗	—
Bloom 综合征	对症治疗和严密随访高风险并发症	—
威廉姆斯综合征	对症支持治疗 心血管畸形 喂养困难 精神心理及肢体发展障碍	—
Seckel 综合征	针对不同器官系统并发症的个体化对症治疗方案	—
Smith–Lemli–Opitz 综合征	外科手术修复 胆固醇膳食疗法	结晶体胆固醇； 辛伐他汀
Kabuki 综合征	临床上采用对症治疗，早期诊断和治疗非常重要，尤其是面部表现不明确的新生儿	—
Noonan 综合征	以对症为主。肺动脉狭窄患者可根据狭窄程度，选择定期随访、介入治疗或外科手术	β 受体阻滞剂
Costello 综合征	并无特异性的治疗手段，目前仅遵循个体化对治疗方案 对于合并新生儿低血糖症的患儿，可以考虑二氮嗪口服治疗 一旦明确生长激素缺乏症的诊断，在开始之前应完成全面的心脏评估	二氮嗪
心–面–皮肤综合征	并无特异性治疗，个体化治疗非常重要 介入或外科手术 β 受体阻滞剂 生长激素替代治疗	β 受体阻滞剂 重组人生长激素（rhGH）
Bainbridge–Ropers 综合征	尚无特效的治疗方案，主要采取对症治疗，如鼻饲管辅助喂养、康复治疗等	—

疾病名称	是否有根治疗法	治疗药物
Bruck 综合征	尚无特异性治疗手段，目前遵循个体化对症治疗方案，需要骨科、康复科、内分泌科等多学科共同协作 对症治疗 药物治疗 手术治疗	唑来膦酸
DNA 连接酶Ⅳ综合征	在选择最合适的治疗方法时，应考虑到免疫状况、感染率及严重程度和对血压制品的依赖因素 一般治疗 支持治疗 造血干细胞移植	—
Ellis-van Creveld 综合征	尚无特异性治疗，仅仅遵循个体化对症治疗的方案并需要综合治疗	生长激素
Kenny-Caffey 综合征	尚无特异性治疗，仅仅遵循个体化对症治疗的方案并需要综合治疗 低钙血症基于甲状旁腺功能减退的治疗管理	活性维生素 D 和镁制剂； 生长激素
Aarskog-Scott 综合征	并无特异性的治疗手段，目前仅遵循个体化对治疗方案	重组人生长激素（rhGH）
Floating-Harbor 综合征	并无特异性的治疗手段，目前仅遵循个体化对治疗方案	重组人生长激素（rhGH）
局灶性真皮发育不良	并无特异性治疗手段，目前主要进行对症治疗	抗癫痫药物； 重组人生长激素（rhGH）
Wolf-Hirschhorn 综合征	并无特异性的治疗手段，目前仅遵循个体化对治疗方案 控制癫痫发作 治疗先天性心脏病 控制反复感染 解决喂养困难 控制反复感染	重组人生长激素（rhGH）
软骨发育不全	生长激素治疗 靶向治疗 肢体的骨延长手术 对症治疗	—

续表

疾病名称	是否有根治疗法	治疗药物
Bechwith-Wiedeman 综合征	出生初期需要严密监测血糖，注意预防低血糖发生；定期进行肿瘤学监测	—
Wiedemann-Steiner 综合征	无特异性治疗手段，目前主要进行对症治疗	重组人生长激素（rhGH）
腮裂-耳-肾综合征	对症治疗：对于未感染的耳前瘘管和腮裂管可暂不处理，一旦感染，手术彻底切除是唯一根治的办法 生长激素治疗	—
Cowden 综合征	对多个器官系统有影响，需要多学科团队协作。良性和恶性疾病表现按照散发性发生的常规方案予以诊治 小脑神经节细胞瘤：切除有症状或进行性发育不良的小脑神经节细胞瘤 未来的治疗选择：可能涉及靶向受 PTEN 基因功能丧失影响的遗传途径	西罗莫司
Kleefstra 综合征	无特异性治疗手段，目前仅遵循个体化治疗方案	—
马凡综合征	药物治疗 手术治疗 心理治疗 基因治疗	β 受体阻滞剂、血管紧张素Ⅱ受体阻滞剂和血管紧张素转换酶抑制剂（ACEI）
Xia-Gibbs 综合征	对症治疗 无特异性治疗手段，目前仅遵循个体化治疗方案 生长激素治疗	重组人生长激素（rhGH）
2 型肢端发育不全症	对症治疗 目前尚无特效的治疗方法，临床仅限于对症处理 生长激素治疗	重组人生长激素（rhGH）
Helsmoortel-Vander Aa 综合征	对症治疗 目前尚无特效的治疗方法，临床仅限于对症处理 药物治疗 NAP 药物作为 ADNP 的活性片段，起到神经保护作用，使该病的特效药物	Davunetide
Schwartz-Jampel 综合征	该病尚无特效治疗方法 卡马西平可有效改善睑肌强直、肌痉挛及姿势异常 维生素 B 及维生素 E	卡马西平

疾病名称	是否有根治疗法	治疗药物
Meier-Gorlin 综合征	无特殊治疗方法，主要是针对身材矮小的对症处理	—
Simpson-Golabi-Behmel 综合征 I 型	对症治疗 巨舌和小下颌 腭裂 喂养困难问题 视力听力障碍、心脏畸形、神经问题（癫痫、肌力问题） 发育迟缓	—
Prader-Willi 综合征	治疗需多学科协作，针对不同的问题进行干预	重组人生长激素；性激素

第三部分　面部异常为主要特征的综合征

疾病名称	是否有根治疗法	治疗药物
Rothmund-Thomson 综合征	目前该病缺乏有效的治疗，避免日晒并应用防晒剂，并长期随访定期排查是否发生肿瘤是很必要的。若并发白内障及皮肤肿瘤则行手术治疗。对于身高问题，部分患儿使用生长激素治疗，但效果尚不明确	—
颅额鼻综合征	以对症治疗为主，包括手术修复特殊外观、心脏外科手术等	—
Crouzon 综合征	并无特异性的治疗手段，目前仅遵循个体化对症治疗，主要为手术矫正和处理并发症	—
DiGeorge 综合征	尚无特异性治疗手段。治疗时需要考虑到患者的个性化的特征，进行多学科的协调护理 先天性心脏病的诊断较早，可以手术治疗 合并低钙血症给予钙和 1，25 羟维生素 D 对于免疫缺陷患者，需要积极控制感染，可考虑胸腺移植	—
歪嘴哭综合征	无特殊治疗方法，主要是针对合并畸形的对症处理	—
KBG 综合征	主要为对症治疗 先天性心脏病，在心内科指导下明确治疗方案 隐睾的男性患儿，应行外科手术治疗 生长激素干预对表现为身材矮小的患儿有效，但仍需进一步探索	—

续表

疾病名称	是否有根治疗法	治疗药物
Antley–Bixler 综合征	肾上腺皮质功能减退的对症治疗（糖皮质激素和盐皮质激素） 性发育异常的治疗 骨骼畸形的治疗	双氢睾酮； 十一酸睾酮； 雌激素
矮妖精貌综合征	缺乏有效的治疗，因患儿有空腹低血糖，建议频繁喂养，同时避免应用可能导致低血糖的药物	—
上颌正中孤立中切牙	治疗需要多学科联合进行，口腔治疗应根据牙齿和咬合情况确定方案；全身症状需要耳鼻喉科等多学科跟踪和观察治疗	—
Malan 综合征	并无特异性的治疗手段，目前仅遵循个体化对症治疗	—
Miller–Dieker 综合征	对症治疗 无特异性治疗方法，针对癫痫发作，给予抗癫痫治疗。其他各系统疾病予以对症处理 生长激素治疗	—

第四部分　以肥胖或糖尿病为主要特征的综合征

疾病名称	是否有根治疗法	治疗药物
Prader–Willi 综合征	饮食行为与营养管理 生长激素治疗 性腺发育不良	重组人生长激素（rhGH）； 睾酮或 hCG
Mitchell–Riley 综合征	内科治疗 外科治疗	胰岛素； 胰酶
Wolcott–Rallison 综合征	主要治疗方法为注射胰岛素	胰岛素
Wolfram 综合征	目前，探索针对内质网功能的障碍的药物治疗、开展新型的靶向药物及基因治疗正在研究中 当前有 2 种被 FDA 批准的药物：苯基丁酸和牛磺熊去氧胆酸，可能改善胰岛 B 细胞功能 靶向药物以内质网应激反应中钙平衡障碍作为靶点，可以通过药物恢复钙平衡	丹曲林； 艾地苯醌

续表

疾病名称	是否有根治疗法	治疗药物
Alström 综合征	对症治疗 若出现心力衰竭，主要应用 ACEI 和 β 受体阻滞剂 定期监测 2 型糖尿病相关指标、血脂、血压等 定期监测肾功能，若进展性肾病难以控制，可考虑肾脏移植	—
黑皮素受体 4 缺陷	生活方式调整或者胃减容手术等针对肥胖的治疗效果均不如单纯的肥胖患者。MC4R 缺陷患者中，减重、维持体重的药物治疗是近年的研究热点 MC4R 激动剂：目前只有 Stemelanotide 没有心率增快、血压升高的副作用。不仅可以降低减低体重，还观察到 POMC、瘦素、瘦素受体基因缺陷在使用显著降低 GLP-1 受体激动剂在纯合型 MC4R 缺陷中使用利拉鲁肽，可以显著减低体重	—
先天性高胰岛素性低血糖血症	包括药物治疗和外科手术治疗	二氮嗪；奥曲肽；磺脲类药物、卡马西平
莱伦氏综合征	Laron 综合征患者对 rhGH 治疗通常无反应。重组人胰岛素生长因子 -1（rhIGF-1）是唯一有效的治疗药物	重组人胰岛素生长因子 -1（rhIGF-1）
新生儿糖尿病	降糖治疗	胰岛素
鸟氨酸氨甲酰基转移酶缺乏症	目前该病尚无特效治疗方法	—

第五部分　激素分泌异常相关综合征

疾病名称	是否有根治疗法	治疗药物
先天性肾上腺发育不良	对症治疗	氢化可的松、氟氢可的松；人绒毛膜促性腺激素（hCG）、尿促性腺激素（HMG）

续表

疾病名称	是否有根治疗法	治疗药物
Allgrove 综合征	该病尚无根治的方法，根据受累器官不同而采取对症治疗 药物治疗及食管扩张术 人工泪液 神经心理和精神评估	—
假性醛固酮减少症	无明显自愈倾向，需终身治疗 Ⅰ型：口服钠盐，随着年龄的增长，肾脏功能发育完善，再加上自我饮食调节，此时可停止治疗 Ⅱ型：噻嗪类利尿剂	降钾树脂
假性甲状旁腺功能减退症	急性低钙血症发作处理 长期治疗 活性维生素 D 及其类似物 钙剂补充 低磷饮食 抗癫痫治疗 异位钙化 AHO 畸形：包括指（趾）粗短等，尚缺乏有效的治疗方法。 肥胖干预：大麻素受体Ⅰ拮抗剂 其他激素治疗：激素替代治疗	骨化三醇 阿尔法骨化醇
家族性糖皮质激素缺乏症	需给予糖皮质激素终身替代治疗 常规治疗：糖皮质激素 应急治疗 肾上腺危象治疗 肾上腺移植	—
先天性孤立性 ATCH 缺乏症	主要临床表现与肾上腺皮质功能不全有关，一经诊断需尽早开始激素替代治疗 糖皮质激素替代治疗：优选氢化可的松 盐皮质激素替代治疗：9α–氟氢可的松 应激情况治疗 肾上腺危象时的治疗 其他对症治疗	—
遗传性维生素 D 缺乏性佝偻病Ⅲ型	并无特异性治疗手段。大剂量口服维生素 D 口服有治疗作用	—
甲状腺分泌障碍 2A 型	L–T4（左旋甲状腺素）的治疗应尽快开始	—

疾病名称	是否有根治疗法	治疗药物
脑－肺－甲状腺综合征	丁苯那嗪可减少舞蹈症的症状，为舞蹈症的一线治疗药物；左旋多巴是治疗舞蹈症的二线疗法和治疗步态障碍儿童的一线疗法。另外建议物理治疗以解决早期运动和不太发育迟缓的问题。肺部症状及治疗哮喘和间质性肺病的常规方式进行治疗；甲状腺功能减退用甲状腺替代疗法治疗	—
遗传性甲状腺素结合球蛋白缺乏症	无甲状腺功能减退的临床表现，不需要药物替代治疗，不可盲目补充甲状腺激素	—
肾性抗利尿不适当综合征	以限水治疗为主。尿素可渗透利尿促进水排泄，国外报道大多数婴幼儿在无法限水时首选尿素；目前国内尚无批准可口服使用的尿素，且文献报道其口味欠佳，儿童治疗依从性差。袢利尿剂可促进水钠的排出	呋塞米
Pendred综合征	耳聋：水杨酸盐可能有助于开发一种新的用于治疗的有 pendrin 突变引起的感音神经性耳聋的治疗。但目前针对耳聋的治疗还是以助听器治疗和耳蜗植入手术为主； 内分泌：该类患儿常伴有弥散性甲状腺肿大的表现，目前主张早期使用甲状腺激素替代治疗	—

第六部分　性腺相关综合征

疾病名称	是否有根治疗法	治疗药物
CHARGE 综合征	目前尚无针对性治疗，主要为对症治疗 听力问题：助听器或人工耳蜗移植术 饮食问题：管饲 手术修补	—
Mc-Cune Albright 综合征	仍限于对症治疗，尚无根治的办法 对于性早熟 多发性纤维骨结构不良	他莫昔芬； 来曲唑； 阿那曲唑； 帕米膦酸二钠
Müllerian 管永存综合征	均应按照男孩来抚养。治疗重点为残留苗勒管结构和异位睾丸的处理	—

续表

疾病名称	是否有根治疗法	治疗药物
Swyer 综合征	雌激素替代治疗 性腺切除	—
先天性促性腺激素功能低下型性腺功能减退症	早期手术和对症治疗	—
家族性男性性早熟	抗雄激素药物 甾体类 非甾体类 芳香化酶抑制剂 GnRHa 类固醇合成抑制剂	作用弱：螺内酯；作用强：甲羟孕酮、环丙孕酮、比卡鲁胺 睾内酯、法曲唑、阿那曲唑 布舍瑞林、戈那瑞林、那法瑞林、组胺瑞林、亮丙瑞林、曲普瑞林 酮康唑
17α-羟化酶/17，20α-碳链裂解酶缺陷症	糖皮质激素治疗 盐皮质激素受体拮抗剂和抗高血压药 性激素替代治疗	十一酸睾酮

第七部分　遗传代谢综合征

疾病名称	是否有根治疗法	治疗药物
非典型溶血性尿毒症	包括特异性治疗和综合治疗。特异性治疗包括阻断补体活化途径和血浆置换	依库珠单抗
原发性肉碱缺乏症	治疗原则避免饥饿及长时间高强度运动。需终身应用肉碱替代治疗，维持血浆游离肉碱水平正常或接近正常	左卡尼汀
Bartter 综合征	目前尚无有效的根治办法，经典的治疗包括补充氯化钾、前列腺素抑制剂和醛固酮拮抗剂	氯化钾； 吲哚美辛； 螺内酯
胱氨酸贮积症	对症治疗 胱氨酸特异治疗 造血干细胞移植治疗	碳酸氢钠； 生长激素； 睾酮； 氨基硫醇半胱胺； 比他酸盐

疾病名称	是否有根治疗法	治疗药物
精氨酸酶缺乏症	精氨酸血症是尿素循环中治疗效果较差的一种类型，和其他引起高氨血症的尿素代谢障碍疾病一样，降低血氨浓度，避免精氨酸摄入是治疗的关键	—
瓜氨酸血症	主要包括饮食调整和对症治疗 补充丙酮酸和脑病发作时治疗以及肝移植	—
肝豆状核变性	低酮饮食 药物治疗 络合剂 锌剂 肝移植 治疗监测	青霉胺； 硫酸锌、醋酸锌、葡萄糖酸锌
低磷性佝偻病	常规治疗 磷酸盐 活性维生素 D 钙剂 Burosumab 治疗（旧称 KRN23） 生长激素	—
谷固醇血症	饮食治疗 药物治疗 依折麦布 胆汁酸螯合剂 他汀类降脂药物 手术治疗	—
先天性糖基化障碍 I a 型	多学科诊疗 内分泌方面的治疗 甲状腺素低 低血糖 微量元素缺乏症	二氮嗪 双磷酸盐
线粒体 3- 羟基 -3- 甲基戊二酰辅酶 A 合成缺乏症	急性期治疗：主要为补充碳酸氢钠纠正代谢性酸中毒、给予足够能量、维持血糖正常等对症治疗 维持期治疗：以饮食控制为主，给予高碳水化合物。低蛋白、低脂肪饮食	

续表

疾病名称	是否有根治疗法	治疗药物
Gitleman 综合征	钠盐摄入 钾和镁的补充 其他药物 保钾利尿剂 ACEI/ARB 非甾体抗炎药 软骨钙质沉积	秋水仙碱 氯化钾、门冬氨酸钾镁、硫酸镁和氯化镁
GNPTAB 突变相关疾病	目前缺少有效的治疗方法，主要为对症治疗 造血干细胞移植可使患者的预后和生活质量得到改善。新的治疗如基因疗法、酶替代等仍需要进一步的研究	—
β-酮硫解酶缺乏症	急性期应及时给予生理盐水及葡萄糖静脉输入、碳酸氢钠纠酸等对症处理；解除发热、感染等诱发因素，静脉输入葡萄糖以减少蛋白质持续分解、保证热量供应，同时补充左卡尼汀促使患者体内蓄积的酸性代谢产物排出	左卡尼汀
生物素酶缺乏症	一旦确诊，患儿需终身服用生物素	生物素； 左卡尼汀、甲钴胺、维生素 C
法布里病	有对症治疗及酶替代的特异性治疗	阿加糖酶 α 阿加糖酶 β
戈谢病	过去，GD 的治疗以对症治疗为主，属非特异性治疗。近年来，随着分子遗传学及生物工程技术的发展，已研发并临床应用了 GD 的酶替代治疗（ERT）	伊米苷酶
戊二酸血症 I 型	目前该病不可治愈。但可通过对症治疗控制病情进展	左卡尼汀； 维生素 B_2
糖原累积病（ I 型、II 型）	目前该病不可治愈。但可通过对症治疗控制病情进展	rhGAA
遗传性果糖不耐受症	虽然遗传性果糖不耐受尚无根治疗法，但是，饮食控制效果良好	—
HHH 综合征	急性高氨血症处理和饮食疗法	精氨酸、苯甲酸钠、苯乙酸钠

续表

疾病名称	是否有根治疗法	治疗药物
高苯丙氨酸血症	有特异性治疗和综合治疗	沙丙蝶呤； 左旋多巴
低磷酸酯酶症	有特异性治疗（酶替代治疗）和综合治疗	Asfotase alfa（AA）
先天性胆汁酸合成障碍	治疗原则：提供人体必需的初级胆汁酸；通过负反馈作用下调异常胆汁酸的合成，因而减少缺陷肝细胞异常毒性中间代谢产物的产生	胆酸、鹅脱氧胆酸、熊去氧胆酸
异戊酸血症	关于患者完全或者部分性嗅觉丧失（完全或部分），目前尚无有效的治疗方法。	左卡尼汀、甘氨酸
长链 3- 羟酰基辅酶 A 脱氢酶缺乏症	治疗原则是保证足够热量摄入、补充中链甘油三酯（MCT）和减少不饱和脂肪酸摄入	中链甘油三酯（MCT）

第八部分　以皮肤、免疫异常为主要特征的综合征

疾病名称	是否有根治疗法	治疗药物
CANDLE 综合征	目前为止，没有一种单独的治疗方法对该病持续有效。口服糖皮质激素和甲氨蝶呤可以改善患者的部分临床症状。甲氨蝶呤可作为一线治疗。非甾体抗炎药可部分缓解发热症状。急性发作可系统使用糖皮质激素和针对器官受累的药物。口服巴瑞替尼可使需要大剂量糖皮质激素治疗无效的患者出现临床症状的改善。另外，一些物理治疗以阻止关节挛缩是必需的	—
家族性地中海热	秋水仙碱可有效控制 FMF 发作，且能减缓肾脏淀粉样变的进展，确诊后应尽早应用	秋水仙碱； IL-1 拮抗剂、TNF-α 抑制剂； 沙利度胺、非甾体抗炎药
Chediak-Higashi 综合征	目前尚无根治的办法。治疗包括疾病相关并发症的对症治疗、加速期治疗、造血干细胞移植三个方面	—

疾病名称	是否有根治疗法	治疗药物
慢性肉芽肿病	常规治疗 预防性抗菌治疗 积极治疗急性感染 炎症性表现的治疗 造血干细胞移植：是唯一有效治愈 CGD 的方法，寻找合适的供体尤为重要 基因治疗：是针对 CGD 的精准治疗的方法，仍处于临床试验阶段	—
先天性红细胞生成性卟啉症	避光 骨髓或者造血干细胞移植：目前被认为是本病有效的治疗方法、但临床需衡量利弊。一般建议应用于合并严重贫血需依赖反复输血缓解症状者 其他对症治疗	—
Ichthyosis folliculars，Alopecia and Photophobia 综合征	对症治疗：皮肤受累，以保湿滋润为主。 药物治疗：维 A 酸类药物治疗本病，皮肤症状得到缓解	—
早老症	只针对出现的并发症，而非针对疾病本身 Lonafararnib 是法尼基转移酶抑制剂，已被证明单独或与双磷酸盐、唑来膦酸盐和普伐他汀合用可使患者存活率增加，目前已被美国 FDA 批准 依维莫司及其类似物雷帕霉素可促进早老素的自噬降解，也具有应用前景 其他可能的治疗策略包括异硫氰酸盐、维 A 酸、维生素 D、早老素的法尼基半胱氨酸甲基化的抑制剂	—
高 IgE 综合征	治疗手段：对症支持治疗和积极预防和控制感染 此外，亦有证据证明静脉应用丙种球蛋白、血浆置换等方法可改善感染及湿疹症状。 HSCT 对于 DOCK8 基因突变的 II 型 HIES 效果明确显著，若不进行 HSCT，则预后很差	—
蓝色橡皮疱样痣综合征	尚无统一治疗指南。传统的治疗方法主要为对症支持治疗，如手术切除、激光治疗等；出血严重时输注血制品纠正凝血功能障碍。目前有观点提出系统得使用抗血管生成的药物，包括糖皮质激素、普萘洛尔、沙利度胺和 α 干扰素等 近年来，西罗莫司逐渐成为安全有效的一种新选择	—

疾病名称	是否有根治疗法	治疗药物
Proteus 综合征	整形手术可以治疗部分畸形。Miransetib 是一种口服选择性 AKT 抑制剂，有报道可减轻患者骨骼过度生长、减少结缔组织痣面积，减轻疼痛，并控制转移性肿瘤	—
CHILD 综合征	传统治疗包括外用糖皮质激素、角质软化剂、润肤剂、维生素 D_3 衍生物和口服维 A 酸类药物、甲氨蝶呤等能缓解部分皮肤症状。局部外用 2% 他汀类药物和 2% 胆固醇软膏治疗皮损可取得良好的效果	—
IPEX 综合征	对症支持治疗 异基因造血干细胞移植 免疫抑制治疗 基因疗法	环孢素 A； 西罗莫司； 他克莫司
Axenfeld–Rieger 综合征	最主要的治疗是发现和控制青光眼	—
Blau 综合征	非甾体抗炎药有助于控制关节疾病的疼痛，但不能防止疾病进展。抗肿瘤坏死因子药物是主要的治疗手段。激素控制病情	—
自身免疫性脑炎	治疗包括免疫治疗、对症治疗、支持治疗、康复治疗等	糖皮质激素、静脉免疫球蛋白； 利妥昔单抗、静脉环磷酰胺
自身免疫性脑炎	特异性治疗方法包括糖皮质激素治疗	糖皮质激素； 甲氨蝶呤、环磷酰胺
自身免疫性胰岛素受体病	目前尚未建立 B 型胰岛素抵抗综合征的标准化治疗方案。AIR 的治疗主要针对两个方面： 一是胰岛素抵抗及糖代谢异常 二是严重低血糖 治疗目标包括改善糖代谢异常以及解除自身免疫反应	胰岛素； 口服降糖药； 吗替麦考酚酯、环磷酰胺、硫唑嘌呤、环孢素、利妥昔单抗
斑驳色素型单纯型大疱性表皮松解症	治疗以防止机械性损伤和感染为主	—
白化病	治疗的目的是缓解疾病症状，提高生活质量，防止并发症的发生	—

疾病名称	是否有根治疗法	治疗药物
系统性硬化症	治疗需考虑到 SSc 的分类、疾病病程和内脏受累情况。鉴于 SSc 患者内脏受累多发生于疾病早期，因此尽早对 SSc 患者进行评估和治疗并进行规律随访有助于改善患者的预后	甲氨蝶呤或吗替麦考酚酯；小剂量激素、环磷酰胺、托珠单抗、硫唑嘌呤；硝苯地平；西地那非，他达拉非、内皮素受体拮抗剂（波生坦、安立生坦、马西生坦）
结节性硬化	由于 TSC1/TSC2 基因突变和 mTOR 过度活化机制的阐明，mTOR 抑制剂成为有效的特异性靶向治疗方法	西罗莫司、依维莫司；氨己烯酸
极长链酰基辅酶 A 脱氢酶缺乏症	治疗原则是避免空腹，给予高糖类和低脂饮食，尤其是限制长链脂肪酸的摄入，补充中链甘油三酯，对症处理及预防和治疗并发症	左卡尼汀；苯扎贝特；丹曲洛林钠盐
湿疹血小板减少伴免疫缺陷综合征	需进行积极综合治疗。造血干细胞移植是本病目前的根治方法	抗感染药物；IVIG；局部使用激素或短期全身激素治疗、外用他克莫司软膏
X– 连锁无丙种球蛋白血症	免疫球蛋白替代疗法可控制大多数 XLA 患儿的感染症状，全身状况可迅速改善。除 IVIG 替代性治疗外，尚需各种支持疗法	人免疫球蛋白静脉途径（IVIG）和皮下途径两种（SIG）
X– 连锁肾上腺脑白质营养不良	目前该病无有效的治疗方法异基因造血干细胞移植是目前治疗早期儿童脑型 ALD 的有效方法	口服糖皮质激素；辛伐他汀、洛伐他汀
X– 连锁淋巴增生症	造血干细胞移植是 X 连锁淋巴增生症的根治方法	抗病毒治疗；免疫球蛋白

第九部分　肺血管疾病与遗传性心律失常

疾病名称	是否有根治疗法	治疗药物
特发性肺动脉高压	IPAH 治疗主要分为一般治疗、靶向药物治疗和手术治疗（包括肺或心肺联合移植）3 个方面	钙通道阻滞剂； 波生坦、安立生坦和马昔腾坦； 西地那非、他达拉非和伐地那非 依前列醇、伊洛前列素、曲前列尼尔及贝前列素； 利奥西呱； 司来帕格
特发性肺纤维化	本病缺乏有效的治愈性药物，建议给予包括抗肺纤维化药物在内的个体化、综合治疗	吡非尼酮、尼达尼布； N-乙酰半胱氨酸
心脏离子通道病	主要为生活方式调整、药物治疗、器械治疗和其他治疗	普萘洛尔； 纳多洛尔、长效美托洛尔、卡维地洛、阿罗洛尔
致心律失常性右心室心肌病	改善生活方式 药物治疗 β 受体阻滞剂 胺碘酮 抗心力衰竭药物 非药物治疗	索他洛尔
Brugada 综合征	植入型心律转复除颤器（ICD）：唯一证实有效的方法 射频消融 起搏器 药物治疗	奎尼丁
儿茶酚胺敏感性多形性室性心动过速	改善生活方式 药物治疗 β 受体阻滞剂 氟卡尼 钙通道阻滞剂 非药物治疗 ICD 左心交感神经切除术	—

续表

疾病名称	是否有根治疗法	治疗药物
长 QT 间期综合征	一般治疗 药物治疗 β 受体阻滞剂 缩短 QT 间期的药物 胸颈部交感神经结切除 植入心脏起搏器 植入 ICD	—
短 QT 间期综合征	ICD 治疗 药物治疗：可作为年轻患者（儿童）或禁忌植入患者的替代方法 奎尼丁 丙吡胺 其他抗心律失常：普罗帕酮、氟卡尼 其他药物：羟氯喹	—

第十部分　造血功能和血栓

疾病名称	是否有根治疗法	治疗药物
先天性纯红细胞再生障碍性贫血	DBA 的主要治疗为皮质类固醇和输血 基因治疗：伴有 RPS19 基因缺陷的 DBA 患者的基因治疗正在研究中 造血干细胞移植	糖皮质激素
范科尼贫血	HSCT 为唯一根治性治疗	雄激素； 粒细胞集落刺激因子
血友病	目前的治疗以替代治疗为主，包括按需治疗与预防治疗。其他洗脑及基因治疗处于临床试验阶段	人基因重组 F Ⅷ制剂、病毒灭活的血源性 F Ⅷ制剂
朗格汉斯细胞组织细胞增生症	首先根据患者受累为单器官、单系统或多系统受累选择不同治疗方案	阿糖胞苷和依托泊苷等 维莫非尼
阵发性睡眠性血红蛋白尿症	骨髓移植是唯一可以治愈该病的方法	糖皮质激素； 免疫抑制剂； 低分子肝素等； 依库珠单抗
重症先天性粒细胞缺乏症	造血干细胞移植是该病的根治手段	造血生长因子（特别是 G–CSF）； 非格司亭

疾病名称	是否有根治疗法	治疗药物
镰刀型细胞贫血症	目前尚缺乏有效的治疗办法 对症治疗可以减轻患者症状与痛苦	青霉素； 羟基脲

第十一部分　其他

疾病名称	是否有根治疗法	治疗药物
成骨不全	目前尚无针对 OI 致病基因突变的成熟有效的治疗方法，现有治疗仅为症状性治疗，旨在增加骨密度、降低骨折率	—
进行性家族性肝内胆汁淤积症	治疗包括对症治疗、药物治疗、外科手术治疗和肝移植	熊去氧胆酸； 考来烯胺
进行性肌营养不良	目前尚无治愈方法。但通过规范药物治疗、康复训练、定期随诊评估相关系统受累并给予治疗，能够明显延缓疾病进展，延长生存期，提高生活质量	糖皮质激素； Eteplirsen
先天性肌无力综合征	目前尚无针对病因的治疗，一些药物可以改善肌无力症状	胆碱酯酶抑制剂
先天性肌强直	治疗以对症治疗为主	美西律； 卡马西平、苯妥英钠、乙酰唑胺
视网膜色素变性症	同类型的治疗方式在积极研究中，包括神经保护、基因治疗、干细胞治疗以及人工视网膜等	Voretigene Neparvovec
视网膜母细胞瘤	目的不再仅为挽救生命，还应尽可能保留眼球保存视力，以提高患儿的生活质量。临床上依据 IIRC 和 TNM 分期，合理选用现有治疗方法，进行个体化治疗，以期取得满意的疗效	长春新碱、依托泊苷、卡铂
Dravet 综合征/婴儿严重肌阵挛性癫痫	严重的药物难治性癫痫，传统的和新型的抗癫痫药物均不能完全控制病情	丙戊酸盐、托吡酯、左乙拉西坦、氯巴占、司替戊醇； 大麻二酚、芬弗拉明、血清素能调控剂曲唑酮
脊髓性肌萎缩症	既往没有证据证明药物治疗能够影响 SMA 的进程	诺西那生钠

境外已上市罕见病药品进入中国的
机遇与挑战

一、罕见病药品国际上市情况

（一）欧美日罕见病药品现状

根据世界卫生组织的定义，全球有超过 7000 种罕见病，而且数量在不断增加，据估算，全球受罕见病影响的人群有 2.63 亿~4.46 亿人[1]。目前许多罕见病患者面临无药可医的境况，严重危害了罕见病患者的生命健康。据统计，只有 5%~10% 的罕见病在全世界范围内有药可治，几乎没有罕见病可以被治愈。

美国是最早建立罕见病药品法律保障制度的国家，1983 年颁布了《孤儿药法案》（当时美国人均 GDP 约 2.4 万美元），随后在孤儿药的界定、注册审评审批、税收减免、政策扶持等方面出台了一系列激励政策和法律法规。设立"身份认定 + 激励措施"形式的孤儿药管理制度来鼓励药品研发；设置专项资金、专职机构、专门通道来资助孤儿药研究、指导临床试验、加速药品上市，从而降低企业的研发成本，提高其研发积极性；并在具体环节或具体领域 / 产品中针对性地设置各种政策、指南以及计划，帮助孤儿病相关法律法规要求更好的落地实施。

制药企业受到政策激励，越来越多的企业投入罕见病药品研发，FDA 认定和批准的孤儿药呈现逐年递增趋势，截至 2021 年底，FDA 共批准了 1035 个孤儿药适应证，平均每年批准 27 个，其中 2018 年批准数量高达 95 个。批准孤儿药新药数量占批准新药总数的比例也呈增长趋势，1985 年 FDA 共批准上市 31 个新药，其中孤儿药为 3 个，占 9.7%，而 2021 年 FDA 共批准上市 50 个新药，孤儿药为 26 个，占 52%。

欧盟于 1999 年颁布了《孤儿药法规》（当年欧盟人均 GDP 约 1.8 万美元），后续通过研究和创新框架计划广泛支持罕见病领域，并于 2016 年颁布了新的加速审批程序——PRIME 计划[2]。欧盟罕见病药品政策不断完善，注重罕见病药品的基础研究和临床试验等阶段，整合多方资源、开展国际合作，推动着欧盟罕见病药品研究的有序发展。

根据欧洲药品管理局（EMA）发布的罕见病药品数据，2000—2021 年，EMA 共计收到 3929 个罕见病药品认定申请；罕见病药品委员会（COMP）对 2572 个申请给予肯定意见，欧盟委员会（EC）认定 2552 个罕见病药品资格，207 个罕见病药品获得上市许可，其中 2021 年上市 17 个。

日本 1993 年修订《药事法》，引入孤儿药立法（当年日本人均 GDP 约 3.6 万美元）。出台相应政策，鼓励罕见病药品的开发和研究，出台具体的研究计划，建立国家信息中心，促进罕见病药品的研究和开发[3]。从 1993 年到 2018 年，日本共有 432 个药品被认定为孤儿药，其中 322 个被批准上市。在日本，被指定的孤儿药批准上市比率（75%）显著高于美国的 17% 和欧盟的 8%[4]，这是由于在日本申请孤儿药认定是根据 I 期研究后半部分或 II 期研究的前半部分的现有非临床和临床数据来解释开发的可能性。

（二）罕见病药品在我国上市情况

2018 年，国家卫生健康委、科技部、工信部、药监局和中医药局联合印发了《第一批罕见病目录》，包含 121 种罕见病。

近年来，我国政府高度重视罕见病药品研发与供应保障，陆续出台了一系列罕见病药品引入、研发、上市审评等方面的激励政策，越来越多的罕见病药品在我国审批上市。据统计，在第一批罕见病目录 121 种罕见病中，已有 86 种罕见病在全球有治疗药品，其中 77 种罕见病在中国有治疗药品，9 种罕见病面临"境外有药，境内无药的窘境[5]"。根据中国罕见病联盟和外商投资企业协会药品研发行业委员会的共同研究显示，截至 2020 年 6 月底，欧美日已上市 152 个药品（以第一批罕见病目录中的疾病为统计口径），其中 82 个已经在我国上市，58 个已经纳入医保，但仍然有近一半（70 个）罕见病药品"境外有药，境内无药"。

可以看出，和欧美日等发达市场相比，我国罕见病药品的可及性还有较大差距，加速引入境外已上市罕见病药品是快速缩小这一差距的途径，本文将对加速引进罕见病药品存在的机遇与挑战进行分析与讨论，并提出政策建议。

二、越来越多的罕见病药品引入中国

近些年，党中央、国务院越来越重视罕见病患者的用药保障问题，相继出台了一系列激励政策，逐步建立起罕见病药品的快速审评通道以及罕见病诊疗保障体系。2022 年政府工作报告中，明确要做好罕见病研究与用药保障。全社会对罕见病问题的关注程度也越来越高，政府领导、多部门协作、社会广泛参与的罕见病保障体系初步建立。为境外上市罕见病药品进入中国创造了良好的环境与机遇，越来越多的罕见病药品引入中国，造福中国罕见病患者。

（一）药品审评审批制度持续优化，为罕见病药品进入中国提供加速度

2007 年，原国家食品药品监督管理总局印发《药品注册管理办法》，提出"对治疗艾滋病、恶性肿瘤、罕见病等疾病具有明显临床治疗优势的新药实行特殊审批"，明确将罕见病药品列入特殊审评范围，可在申请研究时减免或减少临床病例数。这也是在国家层面第一个明确对罕见病药品给予特殊审评审批政策的文件。此后，我国政府陆续出台了系列加快罕见病药品审评审批的政策法规。2015 年，国务院印发《关于改革药品医疗器械审评审批制度的意见》，开启了我国药审制度改革，也为罕见病药品加速引入和审评审批奠定了基础。2016 年，原国家食品药品监管总局发布《关于解决药品注册申请积压实行优先审评审批的意见》并于 2017 年 12 月修订实施，对包括罕见病治疗药品在内的 18 种情形的药品注册申请实施优先审评审批。2020 年新修订的《药品注册管理办法》，将具有明显临床价值的防治罕见病的创新药和改良型新药纳入到优先审评审批程序。对纳入优先审评审批程序的药品上市许可申请，优先配置资源，安排优先审评审批，审评时限为 130 日，其中临床急需的境外已上市境内未上市的罕见病药品审评时限为 70 日，大大缩短了罕见病药品在我国审批的时间。2021 年，CDE 又公布了《罕见疾病药物临床研发技术指导原则》，对罕见病药物临床研发提出建议，为罕见病药物科学的开展临床试验提供参考。据统计，2018 年以来，国家药监局共批准了 56 个罕见病药品上市，罕见病药品在优先审评审批品种中的占比从 3.6% 提升到 9%，部分药品境内外上市时间差缩短至一年以内[6]。

国家药监局还将临床急需境外上市罕见病治疗新药纳入专门通道审评

审批。目前已经遴选发布了三批临床急需境外新药品种名单，快速引进临床急需境外药品。纳入这三批名单的药品共计 73 款，其中，罕见病药品达到 38 个，占比 52%。在已经获批的 46 个药品中，罕见病药达到 21 个，占比 45.6%[7]。

（二）罕见病诊疗服务能力持续增强，为罕见病药品进入中国提升市场预期

2018 年，国家卫生健康委、科技部、工信部、药监局、中医药局联合公布《第一批罕见病目录》，收录了 121 种罕见病。这是中国政府首次以疾病目录的形式管理罕见病，为罕见病管理和政策制订提供了依据和边界。2019 年，国家卫生健康委在全国遴选了 324 家医院作为协作网医院，并成立了诊疗协作网办公室，大大提升了我国罕见病诊疗服务能力。国家卫生健康委又建立了罕见病诊疗信息登记系统，印发《关于开展罕见病病例诊疗信息登记工作的通知》，要求各省级卫生健康行政部门及协作网成员医院进行罕见病病例诊疗信息登记，为完整、标准的罕见病病例数据收集提供政策依据和系统载体，也为进一步掌握罕见病患者分布和发病情况提供依据，对罕见病药品研发和市场预测起到重要参考作用。截至目前，该系统累计登记罕见病病例数 57 万例，近400 家医院参与了病例报告[8]。

2021 年，启动了中央专项彩票公益金支持罕见病诊疗水平能力提升项目，在十四五期间计划投入 3 亿元，用于提高罕见病多学科诊疗水平，开展罕见病遗传检测，罕见病诊疗能力培训等工作，免费为 5 万名患者开展基因检测及咨询，为罕见病患者的早发现、精准诊疗提供依据，进一步提升罕见病临床诊疗服务水平。此外，国家卫生健康委不断健全全国新生儿疾病筛查网络，对包括罕见病在内的新生儿出生缺陷进行筛查。目前，已做到全国新生儿出生缺陷筛查中心省级全覆盖，对预防罕见病等出生缺陷起到重要作用。

（三）医疗保障水平持续提升，为罕见病药品进入中国提高可负担性

中国政府一直致力于提升罕见病的用药保障问题，提升罕见病药品的可及性和可负担性。2016 年，《"健康中国 2030"规划纲要》提出要"完善罕见病用药保障政策"。2020 年，中共中央、国务院颁布的《关于深化医疗保障制度改革的意见》中也明确提出要"探索罕见病用药保障机制"。

多年来，国家基本医疗保障在罕见病保障方面发挥了重要的基石作用。对

于罕见病患者的一般性诊疗服务，包括常规门诊检查和治疗、并发症住院，都已经被基本医保覆盖。对于罕见病专科药品，我国政府部门通过多年的努力，也将相当部分的药品纳入了医保报销目录中。对我国印发的两批207种罕见病目录内疾病，在中国已上市的治疗药物有147种（涉及76种罕见病），至2023年国家医保谈判后已有113种药物纳入医保（涉及56种罕见病），占比77%。此外，各地也不断探索罕见病专项保障的政策试点，对尚未被纳入国家医保目录的高值罕见病药品，通过特定的筹资机制建立独立于基本医保之外的资金池，对部分罕见病药品进行报销支付。

近些年，随着商业健康险的不断发展，越来越多的商业健康险在罕见病医疗保障领域开展探索，逐渐成为罕见病支付保障的重要补充力量。尤其是普惠型商业补充健康保险（简称"普惠险"），通过不限目录及特药保障等方式，为罕见病群体提供了一种新的保障模式。截至2021年底，全国已有62款普惠险产品涉及对罕见病药品的保障责任[9]。

（四）快速引入渠道持续扩展，为罕见病药品进入中国提供多种路径

在不断完善罕见病药品常规进口注册政策的基础上，我国政府还探索了多种快速进口渠道，让一些临床急需、短期内无法正常进口的罕见病药品可以快速用于患者。

2022年，国家卫生健康委和药监局联合印发了《临床急需药品临时进口工作方案》，明确提出对于包含罕见病药品在内的国内无注册上市、无企业生产或短时期内无法恢复生产的境外已上市临床急需少量药品，可以申请临时进口，无需进行口岸检验。这一方案的出台进一步满足了罕见病患者的临床用药需求，让更多罕见病患者可以及早用到创新药。

2019年，国家发展改革委、卫生健康委、中医药局和药监局联合印发了《关于支持建设博鳌乐城国际医疗旅游先行区的实施方案》，开启了乐城先行区在医疗医药领域的"先行先试"改革和开放。随后，海南省人民政府印发了《海南博鳌乐城国际医疗旅游先行区临床急需进口药品管理暂行规定》，明确了临床急需进口药品由省药监局快速审批后即可在指定医疗机构使用。2020年，博鳌乐成罕见病临床医学中心挂牌成立，进一步促进国际制药企业积极地推动罕见病创新药进入中国，让更多的罕见病患者在先行区享受到国际上最先进的诊疗方案，中心还可以开展相关真实世界研究，加速境外罕见病药品在中国注册上市。2022年，海南省药监局联合省卫生健康委印发《海南博鳌乐城国际

医疗旅游先行区临床急需进口药品带离使用管理办法》，允许适量带药离院。这一系列的改革措施极大地促进了境外上市罕见病药品在博鳌的快速引入。目前，已有 50 种罕见病新药能够在乐成使用。同样的政策在粤港澳大湾区、天竺保税区等地区也在积极探索，为境外已上市罕见病药品进入中国提供更多路径，进一步方便罕见病患者用药。

此外，各有关部门也不断完善有关政策，鼓励更多企业参与到罕见病药品的研发，将更多的境外已上市罕见病药品引入中国。如财政部、税务总局、海关总署、药监局等 4 部门配合实施了罕见病药物税收优惠，2019 年，对首批 21 个品种的罕见病药品进口环节减按 3% 征收增值税，国内环节按 3% 简易办法计征增值税；2020 年、2022 年又发布了第二批与第三批罕见病药品税收减免清单，进一步降低企业成本。国务院 2021 年发布《关于印发"十四五"市场监管现代化规划的通知》，通知中提出要加快临床急需和罕见病治疗药品、医疗器械的审评审批。2022 年，国家药监局发布《药品管理法实施条例（征求意见稿）》，明确提出国家鼓励罕见病药品的研制和创新，支持药品上市许可持有人开展罕见病药品研制，鼓励开展已上市药品针对罕见病的新适应证开发，对临床急需的罕见病药品予以优先审评审批。在药物研制和注册申报期间，加强与申办者沟通交流，促进罕见病用药加快上市，满足罕见病患者临床用药需求。对批准上市的罕见病新药，给予最长不超过 7 年的市场独占期，期间不再批准相同品种上市。2022 年，工信部等九部门联合发布《关于印发"十四五"医药工业发展规划的通知》，提出要重点发展针对罕见病治疗需求的具有新靶点、新机制的化学新药，要增强罕见病药品的保障能力。并且提出从审评审批、专利期延长等方面研究制定罕见病药物开发激励政策，落实税费优惠政策，落实研发费用加计扣除和罕见病药品增值税简易增收等扶持政策，鼓励企业加快相关品种的开发。

◎**案例**

罕见病药复彼能（氨吡啶缓释片）获批同年即被纳入医保，满足患者治疗急需的中国速度

氨吡啶 2010 年在美国上市，是首个用于改善多发性硬化合并步行功能障碍成年患者的步行能力的多发性硬化药物，纳入我国第一批临床急需境外新药名单。

借着国家药监局和医保局在罕见病领域的审评审批和医疗保障的政策

春风，罕见病研发企业把握机遇，顺势而为，创下了多项成功纪录，闪耀着中国速度。2021年1月，渤健公司"复彼能"（氨吡啶缓释片）的新药上市申请被国家药品监督管理局受理，同年5月即获得批准上市，创下了快速获批的纪录。获批半年之内，复彼能又成功通过2021年医保目录谈判，被纳入医保，再次创下历史纪录，让中国多发性硬化（MS）患者实现"医保增速、疾病减速"的心愿前进了一大步！

三、罕见病药品进入中国仍然面临诸多挑战

（一）缺乏统一的罕见病定义，罕见病目录的更新周期及流程不明晰

罕见病的界定是罕见病制药企业最关注的政策之一，也是影响罕见病药品可及性的最重要因素之一。据 RDPAC 和中国药科大学联合发起的一项企业问卷调查结果显示[10]，在"企业关注的罕见病领域政策"和"影响罕见病药品可及性的因素"两个问题中，"罕见病的界定"均被认为是第二重要的政策因素。

罕见病目录的更新及概念界定在一定程度影响着罕见病药品相关优惠政策的范围，也影响着制药企业引入境外已上市罕见病药品的意愿。

（二）罕见病药品同步研发和审评审批仍面临挑战

虽然药审改革以来，中国创新药的审评审批速度大大加快，与全球的时间差从2015年以前的5~7年缩短到2020年的3.9年[10]。但是在罕见病药品同步研发和临床试验等方面还存在较大差距。根据艾昆纬数据，目前我国获批上市罕见病药物与欧盟首次获批时间相比，即使是通过优先审评审批，上市时间仍滞后平均约9.5年[11]。我国罕见病药物的研发仍然处于起步阶段，截至2022年11月，ClinicalTrails.gov 平台检索到的552项针对罕见病的临床试验中，在美国开展的项目占45%（248项），欧洲占21%（117项），而我国仅有8项。

根据企业调研结果显示，国内外上市标准不同以致境外数据难以通过国内审批、提交数据不足需要重做临床或补充数据以及与监管部门沟通效率有待提高且沟通机制有待强化，是受调研企业在罕见病药品同步研发和注册环节3个最大的阻碍。此外，基础研究数据不足，罕见病信息数据共享问题以及我国真

实世界研究用于罕见病的研发和监管决策尚处于起步阶段等等，也是罕见病同步研发和缩短与全球上市时间差面临的挑战。

（三）罕见病药品进口引入周期长，成本高，企业缺乏积极性

罕见病由于人数少，药品市场销售总量有限，但是在进口引入环节的程序与其他药物一样，没有特殊的通道及简化程序，导致一些外资企业没有将药物引入中国市场的积极性。罕见病药物的进口与其他药物一样需要批检，而罕见病药物成本一般要远远高于普通新药的开发。以某神经免疫罕见病药品为例，2021 年 4 月在我国批准上市以来，共进口 2 批，第一批 590 支，第二批 428 支。其中每批要抽样 120 支用于进口检验。进口检测用样品量在进口总量中占很大比例，有时甚至超过患者使用数量，给企业和患者带来负担。

随着新药注册临床试验数量的增加与技术的不断发展，相关检验部门面临检验需求增加、技术难度增加等难题。有专家指出，在检验时面临一些挑战，对生物制品需要进行多个项目的检测，部分检测方法所需的检测周期较长；当产品情况复杂时，例如涉及复杂细胞的培养以及一些动物试验时，操作的复杂程度较大，也会影响到检验的时间。

（四）罕见病药品保障水平有待进一步提高

支付和保障问题是影响罕见病制药企业是否将境外上市药品引入中国的重要因素之一。虽然我国政府在罕见病保障方面开展了大量工作，保障水平也大幅提升，但仍有 29 种罕见病药品未纳入基本医保报销，且包含了治疗 7 种致残致死率高的罕见病的 9 种药品，年治疗费用均较高[12]。在基本医保目录药品谈判过程中，没有建立适合罕见病药品的价值评估方法和机制，高价值罕见病药物很难进入医保目录，导致这些患者的用药需求无法得到满足。

此外，罕见病多层次保障体系还有待完善，国家层面的罕见病专项保障基金还未建立，商业健康险如何与基本医保有效衔接、如何在罕见病保障体系中发挥更多作用还未明确。即使是基本医保目录内的罕见病药品，进院仍面临一定困难和挑战，各地门诊保障政策也存在较大差异。这些都在一定程度上影响了罕见病制药企业将境外上市罕见病药品引进中国的积极性。

四、进一步优化鼓励政策，加速境外上市罕见病药品进入中国

罕见病医药产业涉及到多个部门和多方利益主体，境外上市罕见病药品进入中国机遇与挑战并存。当前，罕见病问题已经成为政府和社会关注的热点问题，中国政府和产业界应加强沟通与合作，不断完善和优化罕见病医药产业政策，抓住机遇，克服困难与挑战，进一步加入境外上市罕见病进入中国，满足中国罕见病患者用药需求。

（一）加强顶层设计，科学界定罕见病定义

加强顶层设计，启动罕见病立法，制定罕见病国家规划或行动计划，加强部门间协调与政策衔接。建立罕见病专门沟通渠道/窗口，增加申办方与监管部门及时沟通的机会。从国家层面明确罕见病定义，推动第二批罕见病目录发布，在现有罕见病目录更新机制下，进一步完善其动态更新机制。建议将有国际/国内流行病学数据、欧美孤儿药认定或明确专家共识、明确诊疗路径、罕见病诊疗协作网等作为参考，作为罕见病目录的补充。将更多在研或者已申报注册的罕见病药品所对应疾病纳入罕见病管理，以鼓励罕见病药物研发。

（二）鼓励罕见病药品研发，继续优化审评审批机制

加强罕见病药物同步研发，优化罕见病临床试验。在中国无法与国际多中心研究同步的情况下，建议允许在该项国际多中心研究中纳入中国人群的扩展性研究，对突破性疗法豁免中国患者疗效数据，充分利用国外疗效安全数据进行申请，以缩短中国注册时间与国外的差距。探索适当开放罕见病患者登记平台数据给研究机构和企业，加强和国内外罕见病药品研发企业的合作，提升我国罕见病研发能力。

在审评审批方面，建议建立覆盖各相关专业的专家库，让更多在罕见病领域深耕的专家进入药品审评等环节，制定标准、规范、审评要点和方法，凝聚专业力量与资源、提升我国罕见病药品审评审批方面的专业性，提升审评审批效率。

（三）完善激励机制和保护措施，提升境外上市罕见病药品引进中国的积极性

在罕见病药品引入环节，对罕见病药品的进口抽检批次、抽检数量和送检方式有待完善，在检验环节中探索更灵活、合理且科学的抽检机制，提高罕见

病药品利用率，惠及更多罕见病患者。

充分发挥博鳌等医疗特区优势，从需方出发，提高罕见病诊疗水平，与其他省份医疗机构之间建立合作平台，发现未满足的用药需求。继续加强真实世界研究的机构建设与人才培养，充分发挥先行区"先行先试"作用，吸引更多罕见病药品进入。

加快推进罕见病药品市场独占期和数据保护政策的有效落地，扩大税收优惠政策覆盖的罕见病药品范围，研究探索罕见病药品研发企业激励和优惠政策，鼓励更多创新罕见病药品研发和引入。

（四）优化罕见病保障政策，提高罕见病药物的可及性和可负担性

在医保目录动态调整中优先考虑罕见病用药并逐渐增加准入数量，尤其是优先审评审批或突破性疗法认定药物。建议给予高值罕见病用药以更高的支付阈值和年治疗费用上限，适当调整罕见病药物的医保谈判年治疗费用限制，突破年费用不超 30 万的上限，以满足患者的临床亟需，鼓励罕见病产业发展。研究探索医保创新支付模式，先定医保支付最高限额，限额以内部分由医保按规定支付，限额以外部分发挥商业健康保险、慈善捐赠、财政专项等在内的多种方式，既满足患者用药需求，又提高制药企业研发和引入罕见病药品的积极性。

建立政府主导，多方参与的国家罕见病专项基金，提高高值罕见病药品的可负担性。鼓励探索可持续的适合罕见病的商业健康保险产品，逐步完善罕见病多层次保障体系。允许各地根据实际情况，开展或保留罕见病保障政策探索。

落实罕见病药品特殊的医院准入政策，建立罕见病药品进院绿色临采通道，罕见病药品不纳入医院品规数量控制、药占比、次均费用等考核，单独支付不纳入医保总额预算。将罕见病谈判药品纳入门诊报销范围（门诊慢病／特病、门诊特药管理、门诊统筹），并享受住院患者报销待遇。充分发挥全国罕见病诊疗协作网功能，建议要求省级牵头医院对国谈罕见病药品做到"应配尽配"，鼓励成员医院根据当地需求配备相应药品。

（中国外商投资企业协会药品研制和开发工作委员会　袁准）

参考文献
请扫描二维码查阅

中国基因治疗药物在罕见病治疗上的前景、优势及挑战

一、基因治疗与罕见病

随着生命科学、基因组学和基因工程技术研究的不断深入和快速发展，在基因水平上进行基因的治疗已经成为 21 世纪生物医药发展的重要方向。基因治疗是通过基因工程技术将有治疗作用的基因，通过直接或者间接的方法递送到体内，从基因水平达到对疾病的治疗。广义的基因治疗分为体内治疗（invivo）和体外治疗（exvivo）。体内基因治疗指通过递送载体直接将治疗基因或遗传物质导入体内，通过表达治疗基因或修复缺陷基因进行疾病直接治疗。体内基因治疗包括基因替代治疗和基因编辑治疗。体外基因治疗是在体外，利用基因工程技术，将治疗基因导入细胞或者对疾病细胞进行基因纠正后，将编辑细胞直接回输到患者体内，对疾病进行治疗。目前，体内基因治疗技术中的基因替代疗法和利用基因编辑技术的体外基因治疗是被广泛应用于临床基因治疗的技术。

目前，全球有 7000 余种因基因突变而引发的罕见病，虽然大多疾病的发病机制比较清楚，但是因为患者人数较少，传统药物开发难度比较大，而长期受到忽视。2018 年我国发布了《第一批罕见病目录》。2023 年国家六部委共同发布《第二批罕见病目录》。基于庞大的人口和繁多的病种，中国有 2000 多万罹患罕见病的患者。国际上，辉瑞、诺华、罗氏等国际制药巨头和专业基因治疗药物研发企业，都将罕见病基因治疗药物作为研发重点，其中包括体外基因编辑的造血干细胞治疗溶酶体贮积症和 β- 地中海贫血症基因药物，重组腺相关病毒介导的血友病、遗传性眼病、遗传性肌肉退行疾病、溶酶体贮积症基因治疗药物等。然而，在我国，还没有一款自主研发的罕见病基因治疗药物上市。因此，基因治疗药物，特别是符合我国国情自主研发的基因治疗药物在罕

见病治疗方面的应用，将对于减轻我国罕见病患者痛苦、延长寿命、提高生活质量甚至社会地位都具有重要意义。

二、针对罕见病的基因治疗药物临床应用

（一）体内基因治疗

体内治疗是直接将药物通过注射的方式递送到体内。腺相关病毒（adeno-associated virus，AAV）载体由于其无致病性、宿主范围广、能介导基因长期表达，被广泛应用于罕见病的研究。近 20 年，国内外持续在进行基因治疗疗法或相关产品化的研发。2012 年，全球首款 AAV 基因治疗疗法在欧洲药监局获批上市。Glybera 由荷兰的 UniQure 公司研发，用于治疗罕见病脂蛋白脂肪酶缺乏症（LPLD）。Glybera 在 2014 年正式上市，但是存在费用高昂、市场需求受限制、临床疗效有限（降低患者胰腺炎的发病率，且可以放松饮食限制、提高生活质量，但是并不能彻底治愈）等市场化问题，最终于 2017 年宣布退市[1]。

2017 年 12 月，Spark Therapeutics 旗下的基于 AAV 病毒的基因疗 Luxturna（voretigeneneparvovec-rzyl）[2] 获得了美国药监局 FDA 的上市批准，用于治疗罹患一种遗传性视力丧失的儿童与成人患者。

2019 年 6 月，美国 FDA 批准了另一款基于 AAV 病毒的基因治疗产品 Zolgensma（onasemnogeneabeparvovec-xioi）。Zolgensma 由诺华制药（AveXis，Novartis Gene Therapies）开发，用于治疗 2 岁以下脊髓性肌萎缩症（SMA）。目前已经成功治疗 1500 名儿童。

2022 年 7 月，PTC Therapeutics 公司宣布，欧盟委员会批准 AAV 基因疗法 Upstaza（eladocageneexuparvovec）上市。用于治疗 18 个月以上芳香族 L-氨基酸脱羧酶缺乏症（AADCD）患者。

2022 年 8 月，BioMarin Pharmaceutical 公司宣布，欧盟委员会（EC）批准其用于治疗血友病 A 的 AAV 基因疗法 Roctavian（valoctocogeneroxaparvovec）有条件上市，用于治疗严重血友病 A 成人患者。

2022 年 11 月，美国 FDA 宣布批准 UniQure 与 CSL Behring 合作研发的 AAV 基因疗法 Hemgenix（AMT-016，CSL222）上市，用于治疗严重血友病 B 成人患者。

2023 年 6 月美国 FDA 宣布批准 Sarepta Therapeutics 研发的 AAV 基因疗法 Elevidys 上市用于治疗独立行走的 4-5 岁 DMD 患者。

2024 年 4 月和 5 月美国 FDA 和欧洲药品管理局先后宣布批准辉瑞的 AAV 基因疗法 Durveqtix 上市用于治疗治疗中重度血友病 B 成人患者。

虽然基因疗法的早期市场化之路并非一帆风顺，但是基因治疗产业在近年的发展十分迅速，以及新的基因疗法产品获批上市，使得体内基因治疗成为最受关注的罕见病基因治疗手段（表 3-5-1）。

表 3-5-1　国际上市的 AAV 基因治疗产品

产品	企业	适应证	获批情况
Glybera	UniQure	脂蛋白脂肪酶缺乏症（LPLD）	2012 年 10 月 25 日已撤市
Luxturna	Spark Therapeutics	RPE65 基因突变所致视力丧失	2017（FDA）2018（EMA）
Zolgensma	AveXis	脊髓性肌肉萎缩症（SMA）	2019（FDA）2020（EMA）
Upstaza	PTC Therapeutics	AADCD	2022（EMA）
Roctavian	BioMarin	血友病 A	2022（EMA）
Hemgenix	UniQure/CSL Behring	血友病 B	2022（FDA）
Elevidys	Sarepta Therapeutics	独立行走的 4-5 岁 DMD 患者	2023（FDA）
Durveqtix	Pfizer	治疗中重度血友病 B 成人患者	2024（FDA）2024（FDA）

近年来，随着多个基因治疗产品的上市，以及研究的不断深入。AAV 基因治疗药物的开发也受到了国内外科研机构和生物医药公司的广泛关注。近年，AAV 基因治疗的临床转化数量呈逐年增加趋势（图 3-5-2）。

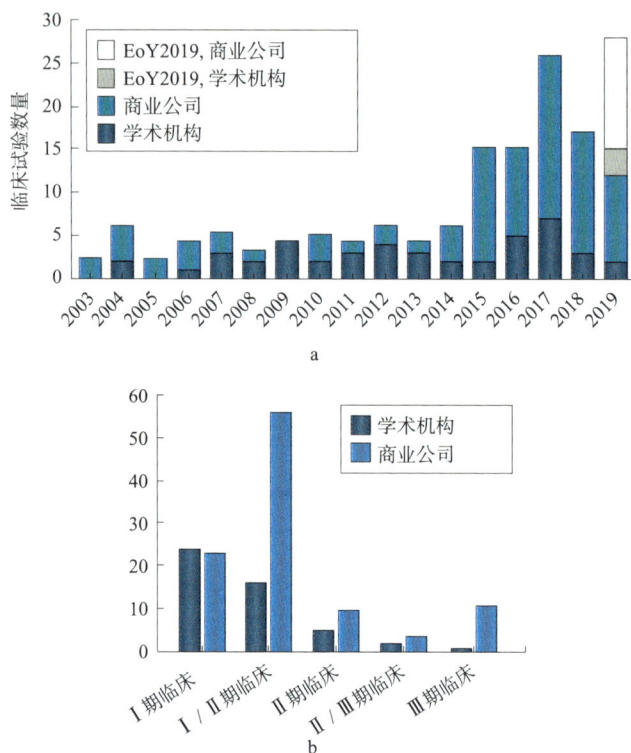

图 3-5-2　近年 AAV 基因治疗临床研究情况

（来源：Nat Rev Drug Discov. 2021 Mar；20（3）：173-174.）

AAV 基因治疗临床研究主要集中在对血液系统、眼科、骨骼肌、神经系统、代谢疾病等这几个潜在的临床治疗领域。临床研究进度方面，国际上大部分临床研究处于Ⅰ期或Ⅰ/Ⅱ期阶段，这一阶段的临床试验设计主要为了验证 AAV 基因治疗的安全性和有效性（图 3-5-3）。

治疗领域	Ⅰ期临床	Ⅰ／Ⅱ期临床或Ⅱ期临床	Ⅱ／Ⅲ期临床或Ⅲ期临床	IND to NDA	IND to NDA包括AAN基因治疗的所有药物
眼科	83%（5/6）	62%（8/13）	60%（3/5）	31%	24%
神经学	73%（8/11）	56%（5/9）	67%（2/3）	30%	19%
代谢学	NA	43%（3/7）	100%（2/2）	43%	16%
血液学	75%（3/4）	75%（6/8）	（1/1）%001	56%	47%
肌肉骨骼	38%（3/8）	60%（3/5）	NA	23%b	29%

a 该治疗领域历史成功率
b 截至目前，尚无产品完成从临床研究到申报注册上市全过程

图 3-5-3　AAN 基因治疗产品临床研究进度

（来源：Nat Rev Drug Discov. 2021 Mar；20（3）：173-174.）

由于不同 AAV 血清型及其变体对于器官的靶向性不同，因此多种不同血 AAV 壳被用于临床开发。其中，AAV2、AAV8、AAV9 血清型的临床研究最多。AAV2 具有肝脏、视网膜等组织特异性；AAV9 也具有肝脏、脑组织、心脏和肌肉等组织的靶向性（图 3-5-4）。

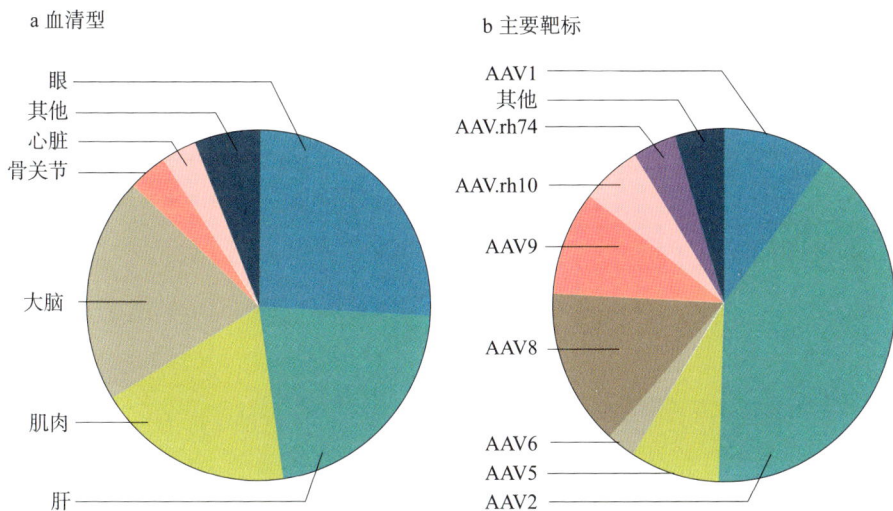

图 3-5-4　AAV 血清型分类及靶向情况

（数据来源：Nat Rev Drug Discov．2019 May；18（5）：358-378.）

综上所述，通过 AAV 进行体内基因治疗已经成为基因治疗的主流技术。然而，大部分研究仍处于临床开发早期，不同药物的安全性和有效性还要进行深入的研究和验证。

（二）体外基因治疗

体外基因治疗需要借助改造的细胞为中间体，进行疾病的治疗。细胞内高效的基因导入技术和基因编辑技术是体外基因治疗中的关键。2016 年，葛兰素史克公司旗下的基因疗法 Strimvelis 被欧洲药监局批准上市，Strimvelis 是通过将携带有腺苷脱氨酶基因的反转录病毒导入从患者自身提取的造血干细胞，经体外扩增后，将改造后的干细胞回输至患者体内，进行儿童腺苷脱氨酶重症联合免疫缺陷（ADA-SCID）的治疗。

2022 年 8 月，美国 FDA 宣布，批准 bluebird bio 公司开发的基因疗法 Zynteglo（betibeglogeneautotemcel，beti-cel）上市，用于治疗需要接受常规血红细胞输注的 β 地中海贫血患者。它将从患者体内分离的造血干细胞在体外进行基因工程改造，让它们能够生成功能正常的 β 珠蛋白。这些造血干细胞在输注回患者体内后，会源源不断地生成具有正常功能的血红细胞，极大减少患者对输血的需求。

2022 年 9 月，bluebird bio 公司宣布，美国 FDA 加速批准其基因疗法 Skysona（elivaldogeneautotemcel，eli-cel）上市，用于延缓 4~17 岁早期活动性脑性肾上腺脑白质营养不良（CALD）男童的神经功能障碍的进展。Skysona 利用慢病毒载体，在体外将 ABCD1 蛋白编码的基因（ABCD1 基因）导入到患者自身的造血干细胞中，再输回到患者体内产生肾上腺脑白质营养不良（ALD）蛋白，从而促进超长链脂肪酸（VLCFAs）的分解。其治疗目标是阻止 CALD 的进展，并尽可能维持神经功能，包括维持患者的运动功能和沟通能力。

三、中国基因治疗药物在罕见病治疗中的优势

（一）中国基因治疗药物的临床试验现状

中国基因治疗药物临床研究和应用主要使用 AAV 载体进行药物的递送和基于基因编辑技术的体外治疗。目前，中国境内尚无正式获批上市的罕见病基因治疗药物，但也有多个注册目的临床研究正在如火如荼地开展。

截至 2024 年 10 月，查询到国家药品监督管理局审评中心（CDE）批准的 AAV 新药临床试验申请（IND）约 50 个。

从适应证分布来看，中国已经开展的临床试验适应证包括常见病（帕金森、湿性黄斑变性、糖尿病性黄斑水肿）与罕见病，以罕见病为主。血友病 B、血友病 A、脊髓型肌萎缩症（SMA）、RPE65 双等位基因变异相关视网膜变性、结晶样视网膜色素变性（BCD）为临床试验开展最为活跃的疾病领域，均有至少 2~3 项临床试验同步开展。其他罕见病适应证如 ND4 突变相关的 Leber 遗传性视神经病变（LHON）、庞贝氏病、法布雷、戈谢病、反复发作急性胰腺炎的遗传性高甘油三酯血症（LPLD）也均有相关临床试验开展（表 3-5-2）。

表 3-5-2　国内开展注册临床试验的基因治疗产品

产品名称	适应证	生产厂家/申请人
RGL–193 注射液	帕金森病	上海瑞宏迪医药有限公司
VGN–R09b	原发性帕金森病和芳香族 L- 氨基酸脱羧酶缺乏症（AADCD）	上海天泽云泰生物医药有限公司、上海泰昶生物技术有限公司
KH631 眼用注射液	湿性年龄相关性黄斑变性（nAMD）	成都弘基生物科技有限公司
LX102 注射液	湿性老年性黄斑变性（wAMD）	朗信启昇（苏州）生物制药有限公司
AL–001 眼用注射液	湿性年龄相关性黄斑变性（wAMD）	北京安龙生物医药有限公司
EXG102–031 眼用注射液	湿性年龄相关性黄斑变性（wAMD）	杭州嘉因生物科技有限公司
JNJ–81201887（AAVC AGsCD59）	继发于年龄相关性黄斑变性的地图样萎缩	Janssen Research & Development, LLC
RRG001 眼内注射液	年龄相关性湿性黄斑病变（nAMD）	上海鼎新基因科技有限公司
JWK001 注射液	新生血管性年龄相关性黄斑变性（nAMD）	成都金唯科生物科技有限公司
BN–1001 眼用注射液	新生血管性（湿性）年龄相关性黄斑变性（wAMD）	南京贝思奥生物科技有限公司
NGGT007 注射液	新生血管性年龄相关性黄斑变性	苏州诺洁贝生物技术有限公司
IVB103 注射液	新生血管性年龄相关性黄斑变性（nAMD）	北京诺惟生物医药有限公司
FT–003 注射液	新生血管性年龄相关性黄斑变性（nAMD）；糖尿病黄斑水肿	方拓生物科技（苏州）有限公司
KH658 眼用注射液	新生血管性（湿性）年龄相关性黄斑变性（nAMD）	成都弘基生物科技有限公司
SKG0106 眼内注射溶液	新生血管型老年性黄斑部病变 / 湿性老年性黄斑变性	揽月生物医药科技（杭州）有限公司
XMVA09 注射液	糖尿病性黄斑水肿（DME）	合肥星眸生物科技有限公司

续表

产品名称	适应证	生产厂家/申请人
BBM-H901 注射液	血友病 B	上海信致医药科技有限公司
VGB-R04 注射液	血友病 B	上海天泽云泰生物医药有限公司
ZS801 注射液	血友病 B	四川至善唯新生物科技有限公司
FT-004 注射液	血友病 B	方拓生物科技（苏州）有限公司
GS1191-0445 注射液	血友病 A	苏州华毅乐健生物科技有限公司
ZS802 注射液	血友病 A	四川至善唯新生物科技有限公司
BBM-H803 注射液	血友病 A	上海信致医药科技有限公司、上海勉亦生物科技有限公司
EXG001-307 注射液	I 型脊髓型肌萎缩（I 型 SMA）	杭州嘉因生物科技有限公司
GC101 腺相关病毒注射液	1、2、3 型脊髓性肌萎缩症（SMA）	北京锦篮基因科技有限公司
SKG0201 注射液	I 型脊髓型肌萎缩（SMA）	揽月生物医药科技（杭州）有限公司
OAV101 注射液	脊髓型肌萎缩症（SMA）	Novartis Pharma AG；Novartis Gene Therapies,Inc.
RJK002 注射液	肌萎缩侧索硬化（ALS）	上海瑞吉康生物医药有限公司
LX101 注射液	RPE65 双等位基因突变相关的遗传性视网膜变性	上海朗昇生物科技有限公司
FT-001 注射液	RPE65 双等位基因变异相关视网膜变性	方拓生物科技（苏州）有限公司
FT-002 注射液	RPGR（Retinitis Pigmentosa GTPase Regulator）基因变异导致的 X 连锁视网膜色素变性（XLRP）	方拓生物科技（苏州）有限公司
ZVS203e 注射液	RHO 基因变异导致的视网膜色素变性	北京中因科技有限公司
RM-101 注射液	Usher 综合征 USH2A 基因相关视网膜色素变性	广州瑞凤生物科技有限公司

续表

产品名称	适应证	生产厂家/申请人
ZVS101e	结晶样视网膜色素变性（BCD）	北京中因科技有限公司
NGGT001 注射液	结晶样视网膜变性（BCD）	苏州诺洁贝生物技术有限公司
VGR-RO1 注射剂	CYP4V2 基因突变导致的结晶样视网膜变性（BCD）	上海天泽云泰生物医药有限公司
NR082 眼用注射液	ND4 突变相关的 Leber 遗传性视神经病变（LHON）	武汉纽福斯生物科技有限公司
HG004 眼用注射液	先天性黑蒙 2 型（LCA2）	辉大（上海）生物科技有限公司
GC301 腺相关病毒注射液	庞贝氏病	北京锦篮基因科技有限公司
ZS805 注射液	法布雷病	四川至善唯新生物科技有限公司
LY-M001 注射液	I 型或 III 型戈谢病	凌意（杭州）生物科技有限公司
GC304 腺相关病毒注射液	反复发作急性胰腺炎的遗传性高甘油三酯血症（LPLD）	北京锦篮基因科技有限公司
NGGT002 注射液	苯丙酮尿症	苏州诺洁贝生物技术有限公司
NFS-02 眼用注射液	Leber 遗传视神经病变（G3460A）	武汉纽福斯生物科技有限公司

（二）中国基因治疗药物在罕见病治疗上的临床疗效优势

截至 2024 年 10 月，在国内已经开展的 AAV 基因治疗临床试验中，部分临床试验已经进展到关键研究 III 期临床，并取得里程碑进展，例如信致医药 BBM-H901 注射液、纽福斯的 NR082、诺华的 OAV101、朗昇生物的 LX101。其中 BBM-H901 注射液研究进展较快该品种已被纳为国家药品监督管理局（NMPA）突破性治疗药物（BTD）名单，2024 年 7 月其新药上市申请（NDA）获受理并纳入优先审评品种。

以血友病 B 为例，现有临床试验数据显示，AAV 基因治疗药物在罕见病治疗领域将提供更多具有显著临床疗效优势的疗法选择。BBM-H901 注射液自 2019 年就开始了研究者发起的研究（Investigator Initiated Trial，IIT），Clinical Trials. gov 登记号：NCT04135300。目前已完成 10 例受试者入组，截止最后 1 例患者 52 周的数据已被 Lancet Haematology 国际期刊于 2022 年 5 月

19 日在线发表[3]10 例受试者持续随访累计 705 周（时间范围：50 周~117 周），在中位数 58 周的随访中，FIX：C 平均值为（36.93±20.49）IU／dl，未发生严重不良事件（Serious Adverse Events，SAE），且未检查到 FIX 抑制物，9 例受试者输注后未发生出血事件，仅 1 例受试者随访两年中发生了 1 次非严重陈旧性出血事件，其 FIX：C 平均水平一直维持在 30IU／dl 以上。截至目前，所有患者随访已超过 2 年，体内 FIX 活性始终稳定维持，充分体现了基因治疗一次性注射，长期有效的优势。

2022 年 10 月 27 日 New England Journal of Medicine（NEJM）在线发表文章[4] BBM-H901 注射液治疗的血友病 B 受试者，在接受 BBM-H901 注射液输注 16 个月后成功接受全膝关节置换术。此病例是全球首个基因治疗血友病后无凝血因子输注下成功实施全膝关节置换术的患者，该病例提示 BBM-H901 注射液治疗后体内 FIX Padua 对于止血能力要求很高的大手术具有良好止血效果。

成人 IIT 研究长期随访阶段数据，于 2024 年 6 月在泰国曼召开的第 32 届国际血栓与止血大会（ISTH）公开披露。截止 2024 年 4 月，10 例受试者持续随访累计 1663 周（时间范围：129 周~209 周），在中位数 158 周的随访中，FIX：C 平均值为 44.13±27.16 IU/dl（一期法：Actin FL），未发生 SAE，且未检查到 FIX 抑制物；长期随访阶段，除 1 例受试者发生了 5 次出血外，其余 9 例受试者 FIX 活性稳定较高表达，未发生出血事件。

Hemgenix 是 UniQure 公司开发的即将上市的世界第一款血友病 B 基因治疗药物。临床研究数据显示，Hemgenix 能够显著减少患者年化出血率 64%、减少患者凝血因子使用 97.8%。而我国自主研发的血友病 B 基因治疗药物，BBM-H901 注射液，在更低剂量优势情况下，能够减少患者年化出血率 99.5%、减少患者凝血因子使用 97.8%、减少患者靶关节数 100%。

综上所述，虽然目前国内开展的临床试验大多还没有公布临床数据，但是从已公布的数据与国际同类研究相比，国内自主研发的药物在有效性和安全性方面已经发到了国际领先水平。

（三）中国基因治疗药物在罕见病治疗上的经济学优势

单基因遗传罕见病相较于复杂性疾病而言，具有发病基因明确、发病机制单一等特点。但是，严重缺乏有效治疗手段，存在巨大的未满足临床需求。国际国内现有临床数据显示，AAV 基因治疗药物通过一次输注，可以在人体内长期、稳定表达具有生物活性的功能蛋白。因此，具有显著的药物经济学优势。

以血友病 B 为例，终生使用凝血酶原复合物和重组凝血因子 IX 是现阶段血友病通用的治疗方法。据报道，美国严重血友病患者采用终身预防疗法的平均年成本为 61 万美元，每 2~3 天注射一次标准半衰期（SHL）和每 7~14 天注射一次延长半衰期（EHL）治疗的血友病患者的年成本分别为 40 万美元至 79 万美元[5]尽管定期使用凝血因子替代疗法以预防出血，但严重血友病患者仍会发生突破性出血事件。研究显示，严重血友病患者除了接受终身预防治疗外，每年还需要支付住院、门诊就诊和重症监护病房等额外费用。就血友病患者治疗终生成本的调查研究显示，严重血友病患者的成人终生为标准半衰期因子替代疗法支付的预防费用为 2100 万美元[6]，终生为延长半衰期因子替代疗法支付的预防费用为 2300 万美元。轻度或中度血友病患者终生按需注射凝血因子的治疗费用也需要 2100 万美元。与预防性治疗相比，按需治疗策略没有带来任何有意义的直接成本节约。

在中国，据患者组织的不完全数据统计，严重血友病 B 患者采用终身预防疗法的平均年成本约为 47 万元人民币，按每周注射一次（年成本约 31 万元）和每周注射两次（年成本约为 62 万元人民币）重组九因子平均计算。如果 18 到 65 周岁持续治疗，则费用为 2200 万人民币，若治疗时间更长，费用更为高昂。

与终生预防和按需疗法相比，AAV 基因治疗药物为血友病患者提供了一个接受一次性治疗的机会，使其凝血因子水平持续数年以上，而不是依赖于短时间间隔内的反复用药和持续的药物供应。在摩根大通的医疗保健大会上，BioMarin 首席执行官表示，公司正在探索将血友病 A 基因治疗疗法 ValoctocogeneRoxaparvovec 定价在 200 万 ~300 万美元之间[7]。

2022 年 11 月 22 日 FDA 批准的 uniQure 与 CSL Behring 的 B 型血友病基因疗法 Hemgenix 定价为 350 万美元。该定价看似昂贵，但由于其药效的长期性，因此 AAV 基因治疗药物相较于传统的凝血因子替代疗法能够为血友病患者节省大量的治疗成本，大大降低患者的用药负担。截至目前中国尚未有自主开发的治疗血友病的基因药物获批上市，一旦国内自主研发的基因药物在国内上市，其与传统药物治疗的经济学优势和海外的趋势是一致的。

（四）中国基因治疗药物国际罕见病患者跨境治疗优势

随着全球化的推进，医疗服务也逐渐具有了国际化的特征。近些年来，患者可负担起费用，并且在国内医疗技术不足以支撑其需求等多种情况下，患者可选择"出海"诊疗。另外，国内患者还可以借助博鳌乐城国际医疗旅游先行区"急需进口使用"政策优势,使用已在美国、欧盟、日本等国家或地区批准上市,但未获我国批准注册的、国内已注册品种无法替代的药品。

随着国内 AAV 基因治疗疗法在罕见病领域展现出的良好前景,诸多国内在研的 AAV 基因治疗药物都拥有完全自主知识产权,运用自主开发技术研发 AAV 基因治疗药物将会大大降低药物上市后患者的用药成本,最大程度降低患者的经济负担。因此,在医疗水平发展、医疗制度改革和跨境医疗服务新模式交汇的今天,伴随着"一带一路"的发展,以及今年我国 38 个口岸对 54 个国家实施 72 小时或 144 小时过境免签政策,均利好我国吸引海外患者"走进来"接受 AAV 基因治疗服务。

除此之外,持续发展的商业保险,也会给国际跨境治疗市场的未来注入一剂强心针。若保险公司能够有针对性的推出系列产品,患者作为投保人只需投入与跨境治疗费用相比较小比例的投保费,便可以在需要国际跨境治疗的时候获赔相关治疗费用。如此可以大大提高我国自主研发 AAV 基因治疗药物在国际层面的吸引力,吸引更多海外患者入境接受 AAV 基因治疗。

四、基因治疗药物在罕见病患者可及性的挑战和解决路径

罕见病药物的可及性主要包括可获得性和可支付性两大方面。可获得性体现的是治疗罕见病的特效药品能够及时提供给患者,包括药品的市场准入、罕见病适应证注册;可支付性是指患者用药的经济负担程度,包括医保目录准入及待遇、药品的年治疗费用。

(一) 基因治疗药物在罕见病患者支付模式的挑战

1. 现存挑战

截至 2024 年第三季度已经有 80 多种罕见病用药被纳入医保用药目录。但在医保不能覆盖内范围内,罕见病患者必须自费承担全部的药品治疗费用,且多数罕见病是需要终生用药治疗的。因此,患者普遍面临用不起"救命药"的困境。AAV 基因治疗的显著优势就是只需一次治疗、并且长期有效。但由于罕见病患者人数较少,市场容量较小,商业投资回报率较低等原因,市场对于此类药品的开发投入明显不足。因此,药物售价的高低影响着企业基金资助者和药品研发人员的热情,更会进一步影响罕见病患者对基因治疗药物的可及性。在这种背景下,优化 AAV 基因治疗药物在罕见病患者群体中的支付模式

已迫在眉睫。

2. 解决路径 – 创新支付，按疗效挂钩的分期付款模式

基因药物的商业化存在一些非技术性难度，最突出的是定价和医保问题。在欧美国家，已获批上市的基因药物多为"天价药"，如 Zolgensma 一针价格高达 212.5 万美元，刚获 FDA 批准的血友病 B 的基因疗法 Hemgenix 定价在 350 万美金，今年 8 月在欧盟批准的血友病 A 的基因疗法 Roctavian 定价有可能在 250 万美金左右。为了解决支付的挑战，Zolgesma 和 Roctavian 已经在探索按照疗效挂钩的支付方案，比如与支付方签订 5 年期的协议，在 5 年期内对疗效进行担保，如果疗效未达到预期，则在不同的年限内按照一定比例进行退款。如果我国医保也能采用与疗效挂钩的分期付款方式，就是对罕见病基因治疗的最大支持。

（二）中国基因治疗药物在罕见病研发领域难以持续发展的挑战

AAV 基因治疗为曾经无法医治的罕见病患者带来治愈的希望。但随着 AAV 基因治疗药物逐渐从实验室走向临床，走向市场，相关问题也逐渐凸显，成为制约创新技术发展的困境。由于市场需求少，研发制造成本高等原因，AAV 基因治疗罕见病药物研发积极性不高。

1. 加大对罕见病 AAV 基因治疗药物创新研发支持力度，提升商业价值

提升商业价值才能吸引更多的科研机构、企业投入研发和临床转化，罕见病患者才有望用上治疗药物。政策方面，罕见病治疗药物审批加快，仅 2024 年 1 至 8 月，就有 37 种罕见病药物获批上市，其中多款为境外新药或新适应证在中国实现全球首次获批。2023 年，国家医保目录新增了 15 个罕见病用药，覆盖 16 个罕见病病种，填补了 10 个病种的用药保障空白。

近年国家及地方层面相继出台各项政策，大力支持基因治疗行业的发展。如 2023 年上海市发布《上海市促进基因治疗科技创新与产业发展行动方案》以推动基因治疗与细胞治疗协同发展，加快打造生物医药科技创新"核爆点"和产业发展"集聚区"。2024 年又发布了《关于支持生物医药产业全链条创新发展的若干意见》持续瞄准细胞与基因治疗等基础前沿领域和新赛道，加快基础理论创新和前沿技术突破。

基础研究方面，科技部也在基因治疗药物开发领域设置了多个重大专项，为罕见病发病机制、药物开发和临床转化提供支持。资金方面，有生物医药产业基金和财政补贴介合的扶持体系。政策、科研和资金方面的持续扶持，将有助于 AAV 基因治疗的基础研发、技术攻关、成果转化。

2. 逐步建立国家级和区域级罕见病诊疗中心，提升医生在药物临床研究的转化能力和诊疗水平

医生是罕见病事业发展中非常重要的一方，在罕见病药物研发、临床试验等方面都发挥了不可或缺的作用。但由于患者少，诊断率低，药物可及性等问题，确实会对诊疗水平产生一定的影响。国家卫健委在 2019 年就宣布建立全国罕见病诊疗协作网，以加强我国罕见病管理，提高罕见病诊疗水平。通过在全国范围内遴选一定数量的医院组建罕见病诊疗协作网，建立畅通完善的协作机制，对罕见病患者进行相对集中诊疗和双向转诊，以充分发挥优质医疗资源辐射带动作用，提高我国罕见病综合诊疗能力，逐步实现罕见病早发现、早诊断、能治疗、能管理的目标。同时，不断加强对医生的罕见病教育，全面提升医生在药物临床研究的转化能力和诊疗水平，反之能更好地为患者服务。

2022 年国家卫生健康委办公厅印发了《国家罕见病医学中心设置标准》进一步推动优质医疗资源扩容和区域均衡布局，引领医学科学发展和整体医疗服务能力提升。

五、结语

中国基因治疗药物的研发及临床应用目前处于世界的前沿，并且在罕见病治疗方面显示出显著的临床疗效、卫生经济学、跨境医疗优势。然而，中国基因治疗药物在罕见病治疗临床应用中仍然面对着社会经济现状所带来的挑战，包括罕见病基因治疗药物"无药可用"、患者支付困难、研发成本难以收回等，导致罕见病基因治疗药物研发难以持续性发展。为了广大罕见病患者的健康福祉，全社会同仁应当从医药研发、商业支付、医保政策、产业扶持、诊疗体系等多个维度共同努力，相信一定能够让中国基因治疗药物"买得到、用得起、治得好"，早日造福患者，共建健康中国！

（上海信致医药科技有限公司 肖啸、杨彩凤、谢祖全、邵文琦）

参考文献
请扫描二维码查阅

寡核酸药物技术及其在罕见病领域的应用

当前已经上市的药物，无论是以小分子为代表的化学药，还是以单抗为代表的大分子药物，绝大多数是以蛋白为靶点的。人体内大约有 20000 多种的蛋白，目前已经明确有靶点机制的药物，集中在 600~700 种蛋白上，加上已经进入临床报道的，大约也仅仅覆盖了 2000 多种。大量有生理功能的蛋白，是难以作为靶点来设计或筛选药物的。如果我们把目光放到翻译成蛋白的上游，以信使核糖核酸（mRNA）为药物干预的目标，会显著地增加药物的治疗范围（图 3-6-1）。

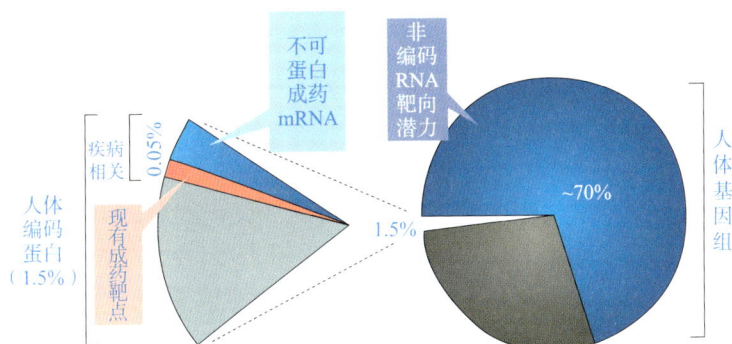

图 3-6-1　核酸药物显著拓展治疗靶点范围

核酸药物是一种从基因转录后、蛋白质翻译前阶段进行调控的疗法，作用于蛋白质合成上游的 mRNA。与传统的小分子药物和抗体药物相比，核酸药物具有设计简便、研发周期短、靶向特异性强、治疗领域广泛和长效性等优点，目前在遗传疾病、肿瘤、病毒感染等疾病的治疗上应用广泛，有望成为继小分子药物和抗体药物后的第三大类药物。

近年来，核酸药物迎来快速发展，上市药物数量逐年递增。目前，获批上市的核酸药物共 23 款，包括 21 款小核酸药物和 2 款 mRNA 疫苗。小核酸药物和 mRNA 疫苗商业化的成功，推动核酸药物研发浪潮，全球及中国小核酸药物临床适应证主要包括肝病、代谢类疾病、遗传疾病及肿瘤等，全球

mRNA 药物临床应用于遗传病、肿瘤以及感染性疾病，而国内 mRNA 临床研发集中在新冠疫苗。核酸类药物的作用机制，是通过作用于 RNA 来调控基因表达；它不仅可以作用于 pre-mRNA，mRNA，或者非编码 RNA 来引发降解，也可以进行剪切调控，或者干预蛋白翻译的过程。由于核酸药物特殊的作用机制，使得其成为治疗罕见病的一种强有力的工具（图 3-6-2）。

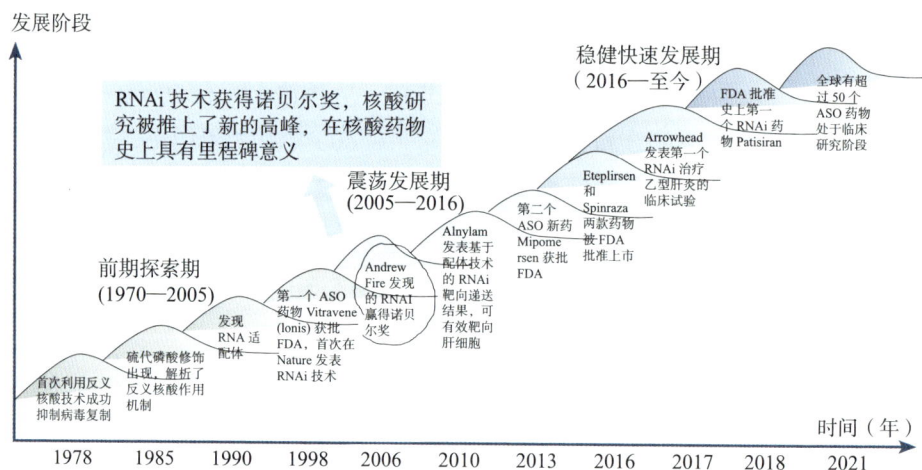

图 3-6-2　核酸药物发展历程

　　罕见病是指流行率很低、很少见的疾病，一般多为慢性、严重性疾病，常危及生命。《中国罕见病定义研究报告 2021》报告中首次提出了将"新生儿发病率小于万分之一、患病率小于万分之一、全国患病人数小于 14 万的疾病"列入罕见病。罕见病的发病率虽然很低，但种类较多，全球约有 7000 种罕见病，影响着世界约 7% 的人口。80% 罕见病是由遗传因素引起，其中儿童发病的比例过半。

　　当前罕见病药物的形式包括小分子药物、抗体药物、小核酸药物等。小核酸药物是一类经过特定设计的寡聚核苷酸，根据 Watson-Crick 碱基互补配对原理开发的基因调控方法，利用天然存在或人工合成的互补寡核苷酸片段，与目的基因（单链、双链 DNA）或 mRNA 的特定序列相结合，从基因复制、转录、剪接、翻译等水平上调节靶基因的表达，干扰遗传信息从核酸向蛋白质的传递，从而达到抑制、封闭或破坏靶基因的目的，达到治疗效果。

　　由于近些年核酸的修饰和递送载体技术的突破，使得小核酸药物成为现在治疗罕见病的有效手段。本文通过检索 Clinicaltrails.gov 和 PubMed 等公开数据库，对全球已经上市和处于中后期临床（临床二期和三期）的核酸类罕见病药物加以汇总分析。自 1998 年第一个核酸药物 Formivirsen 获批上市以来，迄今一共有 21 个核酸类的药物上市（包括 13 个 ASO，6 个 SiRNA 和 2 个核酸适配体），其中有 19 个（占比 90.5%）的适应证是罕见病。已经进入二级临床和三期临床的寓核酸分子有 76 个，正在进行 130 个临床试验，覆盖了 14 个治疗领域的 102 个适应证。从另外一个角度来看，这 77 个寓核酸分子（21 个已上市加上 76 个进入后期临床研究）来自 44 个公司，靶向 66 个不同的基因靶点。下面我们将针对这 97 个核酸药物进行不同维度的分析。

一、寓核酸药物的分子结构及类型与化学修饰

寓核酸药物是由若干个（15~25）修饰过的单核苷酸，通过磷酸酯键共价连接而成；每个单核苷酸又可看成三个部分：由杂环构成的碱基、中间的糖环（核糖、脱氧核糖或其他修饰过的糖）以及形成聚合物起连接作用的磷酸。其中碱基的序列通过 Watson–Crick 氢键配对原理，是寓核酸跟靶向的 mRNA 结合的决定性因素（图 3-6-3）。

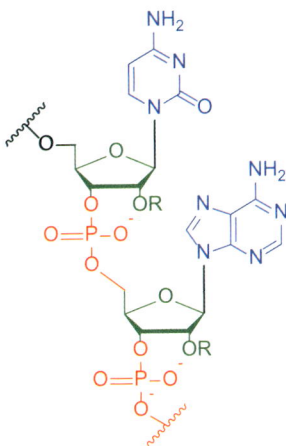

图 3-6-3　寓核苷酸分子结构示意图

天然结构的寓核酸分子在体内很容易被核酸酶降解，因此半衰期很短，无法成药；只有经过恰当化学修饰的寓核酸分子，才能具备足够的稳定性以满足药物开发的需求。常见的寓核酸化学修饰，包括针对磷酸骨架的修饰（PS 修饰），针对糖基部分的修饰（F 代、2-OMe、LNA、cEt、PMO 等），以及针对碱基部分的修饰（甲基化、氨基化等）。

二、寡核酸药物靶向的器官组织与给药方式

膜受体蛋白和酶是经典的小分子药物作用的靶点，细胞间的蛋白质和膜受体可以被单克隆抗体调节；而另外一些蛋白，例如转录因子及结构性蛋白往往"难以成药"。所有的蛋白都是由 mRNA 翻译而来，因此作用于 mRNA 的核酸类药物不仅能靶向传统小分子和抗体针对的蛋白，如酶、受体蛋白、离子通道等，还能够靶向具有挑战性的"不可成药蛋白"，例如结构性蛋白、转运蛋白等等。

核酸药物可以通过不同的作用机制，通过巧妙的设计达到上调蛋白或者下调蛋白的目的。在本文提到的 97 个核酸药物中。83 个是下调蛋白的表达抑制功能（53 个单链分子，30 个双链分子），14 个是上调蛋白的表达激活机制（12 个单链 ASO，1 个 SiRNA，1 个 miRNA）（图 3-6-4）。

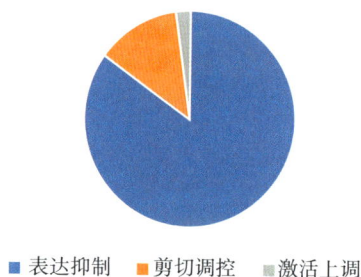

■ 表达抑制　■ 剪切调控　■ 激活上调

图 3-6-4　核酸药物作用机制情况

从给药方式来看，2/3（64 个）的核酸药物是全身系统给药（静脉注射、皮下注射或口服等），1/3（33 个）局部给药。

46% 的核酸药物是靶向肝脏的，既有双链的 siRNA，也有单链的 ASO；靶向肝脏的方法包括纳米脂质体（LNP）和 GalNAc 两种方式，使用 LNP 的寡核酸需要静脉给药，而应用了 GalNAc 的分子可以通过皮下给药的方式就能起到治疗效果，是应用最广泛的递送和修饰方式。

有 10% 的后期临床寡核酸药物是靶向肌肉的，针对的适应证都是杜氏肌营养不良（DMD）这一罕见病。优于需要靶向全身的肌肉，这些药物的给药方式都是静脉注射的系统给药。

通过口服给药的寡核酸分子很少见，目前只有两个 ASO 进入临床，都是治疗胃肠道罕见病（IBD）的（alicaforsen 和 ION-253）。由于目标疾病在胃肠道，口服方式可以更好的靶向病灶，避免系统给药的广泛分布。例如 alicaforsen 就设

计了一种特殊的片剂使得药物在回肠末端释放用于治疗结肠溃疡性结肠炎。

中枢神经系统疾病（CNS）的治疗是寡核酸药物非常擅长的领域之一，有14%的后期临床分子聚焦在 CNS 疾病。由于血脑屏障（blood-brain barrier, BBB）的存在，一般的系统给药方式，比如静脉给药或是皮下给药，都不能达到靶向 CNS 的目的。而寡核酸药物通过腰椎注射（CSF）可以高效的暴露于脊髓液、脑脊液，从而起到良好的治疗效果。最常见的修饰是使用 PS 和 2'-Ome 能够帮助分子在 CNS 体系中良好地吸收，在全身系统很低的暴露量，超长的半衰期，能从细胞亚器官中积蓄并逐步释放出来。这些性质使得寡核酸药物在临床和市场上的使用更加方便。例如治疗脊髓型肌萎缩症（SMA）的药物诺西那生钠（nusinersen/spinraza），在市场上就取得了巨大的成功。今年被 FDA 批准的渐冻症（ALS）药物托夫生（tofersen/ qalsody），也是寡核酸在 CNS 方面的又一成功应用。

与中枢神经系统类似，眼科也是一个比较特殊的领域。由于存在着血眼屏障（blood-ocular barrier，BOB），药物往往难以通过血液循环系统进入眼部，往往需要眼的局部给药来克服血眼屏障。在后期领创的寡核酸药物中有11%的分子靶向眼科疾病，局部给药也能够大幅降低药物全身的副作用。当然，不同的疾病可以采用不同的给药方式：滴眼液能治疗角膜疾病，而视网膜疾病往往需要侵入式的玻璃体注射。

这 97 个核酸分子，针对了 66 个不同的基因（RNA），一共开展了 130 个 II 期或 III 期临床试验，覆盖了 14 个疾病领域的 102 种罕见病。

三、核酸药物的类型与作用机制

从分子大小而言，在研的核酸类药物有长链（组成核酸的核苷酸数量大于100）和短链的寡核酸（一般小于 50 个核苷酸）两类。由于寡核酸可以通过化学修饰及合成的方法获得，具备很大的分子设计与成药性调整空间，目前已有15 个寡核酸成功上市，数十个进入到后期临床开发阶段。寡核酸的作用机制，主要是基于碱基互补配对（Watson-crick 原则），针对 mRNA 上的一段序列，"反义"的设计碱基互补的寡核酸，因此普遍的被称为"反义寡核酸"。

从作用机制来说，目前基于碱基互补配对的寡核酸分子得到临床验证的机制最主要有以下 3 种。

（1）与 mRNA 碱基配对结合后，通过 RNaseH 酶降解 mRNA 的表达抑制，此类寡核酸在结构上是单链分子。

（2）通过与蛋白结合为 RISC 复合物，降解 mRNA 的表达抑制，结构上一般是双链的寡核酸，因其要通过 Agonaute 蛋白为媒介才能与 mRNA 作用，故而被称为"干扰"小核酸（small interfering RNA，siRNA）。

（3）通过碱基配对与 mRNA 结合，利用空间位阻调节剪切过程，这类机制是通过单链寡核酸来实现的。

已上市的寡核酸药物在上述 3 种作用机制中，每种机制都有不少于 5 个药物获得 FDA 批准，充分验证了这些机制的临床可行性。它们的市场表现如图 3-6-5 所示。2023 年寡核酸药物的整体销售额达到 47 亿美元，其中单链寡核酸（ASO）的销售额超过 32 亿美元，双链的 siRNA 总销售额也达到了 15 亿美元（图 3-6-5）。

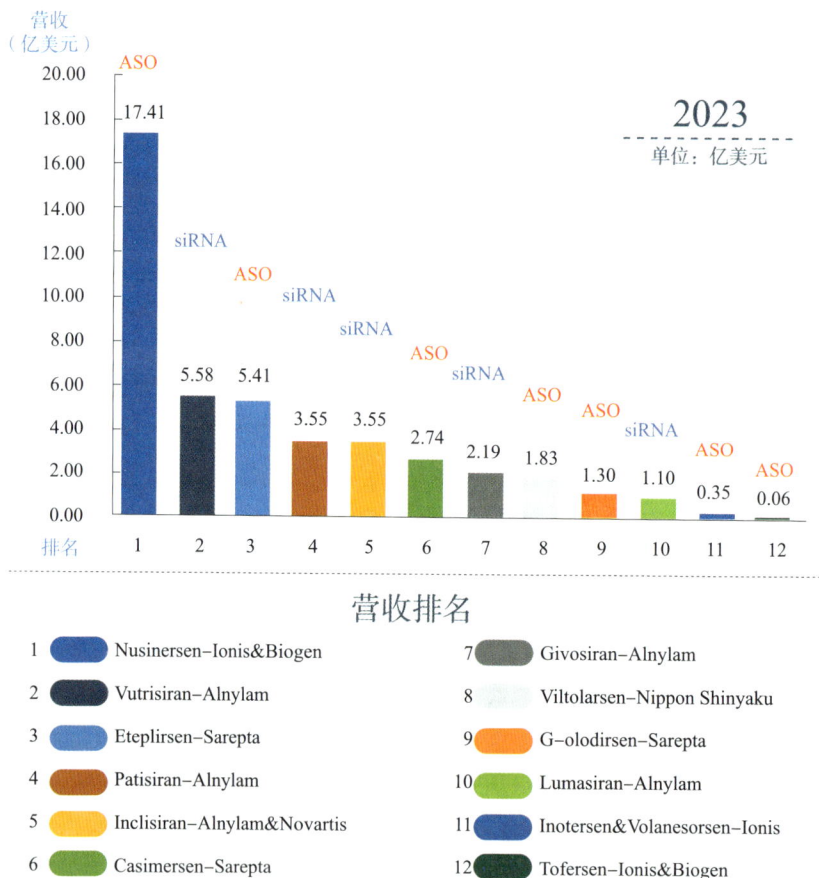

图 3-6-5　2023 年的销售额

四、已进入后期临床的寡核酸靶向基因与罕见病

下面的三个表汇总了进入后期临床的寡核酸药物及其靶向的基因等信息。如前文所述，寡核酸药物的作用机制是基于碱基配对原则靶向特定的 mRNA 基因，在机制清晰、由单个基因造成的疾病当中最能发挥出寡核酸药物的优点。因此在罕见病当中，寡核酸药物得到非常广泛的应用（表 3-6-1~表 3-6-3）。

表 3-6-1 单链的反义寡核酸（ASOs）已批准及进入临床（Ⅱ期以后）品种（共 62 个）

药物名称	靶向基因	作用机制	治疗领域	目前进展	公司
Nusinersen	SMN2	剪切调控	神经系统	Marketed	Biogen
Eteplirsen	DMD	剪切调控	肌肉	Marketed	Sarepta Therapeutics
Inotersen	TTR	表达抑制	代谢	Marketed	Akcea Therapeutics
Viltolarsen	DMD	剪切调控	肌肉	Marketed	NS Pharma
Casimersen	DMD	剪切调控	肌肉	Marketed	Sarepta Therapeutics
Golodirsen	DMD	剪切调控	肌肉	Marketed	Sarepta Therapeutics
Mipomersen	APOB	表达抑制	代谢	Marketed	Kastle Therapeutics
Volanesorsen	APOC3	表达抑制	代谢	Marketed	Akcea Therapeutics
Fomivirsen	CMV virus IE2	表达抑制	病毒感染	Marketed and withdrawn	Novartis
Eplontersen	TTR	表达抑制	代谢	Marketed	Akcea Therapeutics
Tofersen	SOD1	表达抑制	神经	Marketed	Biogen
Defibrotide	PAI-1/ tPA / vWF	表达抑制	代谢	Marketed	Jazz

续表

药物名称	靶向基因	作用机制	治疗领域	目前进展	公司
Imetelstat	Telomerase	表达抑制	血液	Marketed	Geron
Aganirsen	IRS1	表达抑制	眼科与代谢	Phase Ⅲ	Gene Signal
Alicaforsen	ICAM1	表达抑制	胃肠道	Phase Ⅲ	Atlantic Healthcare
ION-363	FUS	表达抑制	神经	Phase Ⅲ	Ionis Pharmaceuticals
Olezarsen	APOC3	表达抑制	心血管与代谢	Phase Ⅲ	Akcea Therapeutics
Pelacarsen	LPA	表达抑制	心血管与代谢	Phase Ⅲ	Novartis
Sepofarsen	CEP290	剪切调控	眼科	Phase Ⅲ	ProQR Therapeutics
Tominersen	HTT	表达抑制	神经	Phase Ⅲ	Roche
Trabedersen	TGFB2	表达抑制	肿瘤	Phase Ⅲ	Oncotelic
Zilganersen	GFAP	表达抑制	神经	Phase Ⅲ	Ionis Pharmaceuticals
Bepirovirsen	Viral HBV	表达抑制	病毒感染	Phase Ⅲ	Ionis Pharmaceuticals
ASM-8	CCR3 and CSF2RB	表达抑制	呼吸	Phase Ⅱ	Pharmaxis
Atesidorsen	GHR	表达抑制	激素紊乱	Phase Ⅱ	Antisense Therapeutics
ATL-1102	ITGA4	表达抑制	神经与肌肉疾病	Phase Ⅱ	Antisense Therapeutics
AZD-8233	PCSK9	表达抑制	代谢	Phase Ⅱ	AstraZeneca
AZD-8701	FOXP3	表达抑制	肿瘤	Phase Ⅱ	AstraZeneca
BIIB-080	MAPT	表达抑制	神经	Phase Ⅱ	Biogen
Cepadacursen	PCSK9	表达抑制	代谢	Phase Ⅱ	Civi Biopharma

药物名称	靶向基因	作用机制	治疗领域	目前进展	公司
Cimderlirsen	GHR	表达抑制	激素紊乱	Phase Ⅱ	Ionis Pharmaceuticals
CODA-001	GJA1	表达抑制	眼科	Phase Ⅱ	Eyevance Pharmaceuticals
Danvatirsen	STAT3	表达抑制	肿瘤	Phase Ⅱ	AstraZeneca
Donidalorsen	KLKB1	表达抑制	免疫与感染	Phase Ⅱ	Ionis Pharmaceuticals
DYN-101	DYN2	表达抑制	肌肉	Phase Ⅱ	Dynacure
GTX-102	UBE2A	表达抑制	神经	Phase Ⅱ	GeneTx Biotherapeutics
ION-224	DGAT2	表达抑制	胃肠道	Phase Ⅱ	Ionis Pharmaceuticals
ION-253	Undisclosed	表达抑制	胃肠道	Phase Ⅱ	Johnson & Johnson
ION-464	SNCA	表达抑制	神经	Phase Ⅱ	Ionis Pharmaceuticals
ION-541	ATXN2	表达抑制	神经	Phase Ⅱ	Ionis Pharmaceuticals
ION-859	LRRK2	表达抑制	神经	Phase Ⅱ	Ionis Pharmaceuticals
IONIS-AGTLRx	AGT	表达抑制	心血管	Phase Ⅱ	Ionis Pharmaceuticals
IONIS-FB-LRx	CFB	表达抑制	泌尿与眼科	Phase Ⅱ	Ionis Pharmaceuticals
IONIS-FXILRx	F11	表达抑制	心血管、血液与泌尿系统疾病	Phase Ⅱ	Ionis Pharmaceuticals
IONIS-GCGRRx	GCGR	表达抑制	代谢	Phase Ⅱ	Ionis Pharmaceuticals
IONIS-HBVLRx	Viral HBV	表达抑制	感染	Phase Ⅱ	Ionis Pharmaceuticals

药物名称	靶向基因	作用机制	治疗领域	目前进展	公司
IONIS-PKKRx	KLKB1	表达抑制	神经	Phase Ⅱ	Ionis Pharmaceuticals
IONISAR-2.5Rx	AR	表达抑制	肿瘤	Phase Ⅱ	Ionis Pharmaceuticals
IONISENAC-2.5Rx	SCNN1A	表达抑制	呼吸	Phase Ⅱ	Ionis Pharmaceuticals
IONISTMPRSS-6LRx	TMPRSS6	表达抑制	血液疾病	Phase Ⅱ	Ionis Pharmaceuticals
ISTH-0036	TGFB2	表达抑制	眼科	Phase Ⅱ	Isarna Therapeutics
NS-089	DMD	剪切调控	肌肉	Phase Ⅱ	Nippon Shinyaku
Prexigebersen	GRB2	表达抑制	肿瘤	Phase Ⅱ	Bio-Path Holdings
QR-1123	RHO	表达抑制	眼科	Phase Ⅱ	ProQR Therapeutics
QRX-421a	USH2A	剪切调控	眼科	Phase Ⅱ	ProQR Therapeutics
Renadirsen	DMD	剪切调控	肌肉	Phase Ⅱ	Daiichi Sankyo
SRP-5051	DMD	剪切调控	肌肉	Phase Ⅱ	Sarepta Therapeutics
STK-001	SCN1A	剪切调控	神经	Phase Ⅱ	Stoke Therapeutics
Vupanorsen	ANGPTL3	表达抑制	代谢	Phase Ⅱ	Pfizer
WVE-003	HTT	表达抑制	神经	Phase Ⅱ	Wave Life Sciences
WVE-004	C9orf72	表达抑制	神经	Phase Ⅱ	Wave Life Sciences
WVEN-531	DMD	剪切调控	肌肉	Phase Ⅱ	Wave Life Sciences

表 3-6-2 双链的干扰小核酸 (siRNAs) 已批准上市及进入临床
（Ⅱ期以后）品种（共 30 个）

药物名称	靶向基因	作用机制	治疗领域	目前进展	公司
Patisiran	TTR	表达抑制	代谢	Marketed	Alnylam Pharmaceuticals
Givosiran	ALAS1	表达抑制	代谢	Marketed	Alnylam Pharmaceuticals
Inclisiran	PCSK9	表达抑制	心血管与代谢	Marketed	Novartis
Lumasiran	HAO1	表达抑制	泌尿与代谢	Marketed	Alnylam Pharmaceuticals
Vutrisiran	TTR	表达抑制	心血管与代谢	Marketed	Alnylam Pharmaceuticals
Nedosiran	LDHA	表达抑制	泌尿	Marketed	Dicerna Pharmaceuticals
Fitusiran	SERPINC1	表达抑制	血液	Phase Ⅲ	Sanofi
QPI-1007	CASP2	表达抑制	眼科	Phase Ⅲ	Quark Pharmaceuticals
Teprasiran	TP53	表达抑制	免疫	Phase Ⅲ	Quark Pharmaceuticals
Tivanisiran	TRPV1	表达抑制	眼科	Phase Ⅲ	Sylentis
Cemdisiran	C5	表达抑制	泌尿	Phase Ⅲ	Alnylam Pharmaceuticals
Fazirsiran	SERPINA1	表达抑制	代谢	Phase Ⅲ	Arrowhead Pharmaceuticals
Olpasiran	LPA	表达抑制	心血管	Phase Ⅲ	Amgen
AB-729	HBsAg	表达抑制	感染	Phase Ⅱ	Arbutus Biopharma
ALNAAT-02	SERPINA1	表达抑制	胃肠道与代谢	Phase Ⅱ	Alnylam Pharmaceuticals
ARO-HSD	HSD17B13	表达抑制	胃肠道	Phase Ⅱ	Arrowhead Pharmaceuticals
AROANG-3	ANGPTL3	表达抑制	代谢	Phase Ⅱ	Arrowhead Pharmaceuticals

续表

药物名称	靶向基因	作用机制	治疗领域	目前进展	公司
AROAPOC-3	APOC3	表达抑制	代谢	Phase II	Arrowhead Pharmaceuticals
Bamosiran	ADRB2	表达抑制	眼科	Phase II	Sylentis
Belcesiran	SERPINA1	表达抑制	胃肠道	Phase II	Dicerna Pharmaceuticals
BMS-986263	SERPINH1	表达抑制	胃肠道与呼吸	Phase II	Bristol-Myers Squibb
JNJ-3989	viral HBV	表达抑制	感染	Phase II	Arrowhead Pharmaceuticals
MT-5745	CHST15	表达抑制	胃肠道	Phase II	Mitsubishi Tanabe Pharma
OLX-101	CTGF	表达抑制	皮肤	Phase II	Hugel/OliX Pharmaceuticals
RG-6346	HBsAg	表达抑制	感染	Phase II	Dicerna Pharmaceuticals
siG-12D-LODER	KRAS	表达抑制	肿瘤	Phase II	Silenseed
SR-063	AR	表达抑制	肿瘤	Phase II	Suzhou Ribo Life Sciences
STP-705	PTGS2/TGFB1	表达抑制	肿瘤与皮肤	Phase II	Sirnaomics
VIR-2218	HBsAg	表达抑制	感染	Phase II	Alnylam Pharmaceuticals
Zilebesiran	AGT	表达抑制	心血管	Phase II	Alnylam Pharmaceuticals

表3-6-3　其他类型进入临床（II期以后）阶段的核酸类药物（共5个）

药物名称	靶向基因	作用机制	治疗领域	目前进展	公司
Izervay	C5	表达抑制（核酸适配体）	眼科	Marketed	Astellas
Pegatinib	VEGF	表达抑制（核酸适配体）	眼科	Marketed and withdrawn	Gilead

续表

药物名称	靶向基因	作用机制	治疗领域	目前进展	公司
Lademirsen	MIR21	表达抑制 (miRNA inhibitor)	泌尿	Phase Ⅱ	Sanofi
MTL-CEBPA	CEBPA	表达激活 (saRNA)	肿瘤	Phase Ⅱ	Mina Therapeutics
Remlarsen	MIR29B1	表达激活 (miRNA mimic)	皮肤	Phase Ⅱ	Miragen Therapeutics

五、个体化反义寡核酸在罕见病领域的应用

贝敦氏症患者 Mila Makovec 是应用个体化反义寡核酸治疗的代表案例。贝敦氏症是隐性的，患有此病的人一定是遗传了 MFSD8 基因的两种突变，但 Mila 只有一组基因发生了突变，另一组基因看起来是正常的。

波士顿儿童医院的 Timothy Yu 博士发现 Mila 的一个外部 DNA 的片段打乱了一种重要蛋白质的合成，于是决定定制一段 RNA 来消除外部 DNA 的影响。这个药品由 Ionis Pharmaceuticals 负责研发，Timothy Yu 博士全程监控了药品的研发过程，并在啮齿动物中进行了试验，还向 FDA 提出了申请。2018 年 1 月，FDA 允许将该药物用于 Mila。他们以患者的名字将该药物命名为"Milasen"。

2019 年 10 月 9 日，这个具有里程碑意义的临床试验的早期结果发表在新英格兰杂志上。2021 年，FDA 发布四个针对个体化 ASO 的研究指南（图 3-6-6）。

此后，波士顿儿童医院和韩国科学技术院等机构的研究人员近日以共济失调-毛细血管扩张症（A-T）为模型建立了一个系统，用来识别哪些罕见病患者可能最适合接受剪接转换反义寡核苷酸（ASO）疗法。

剪接转换反义寡核苷酸是一些短片段的合成反义核酸，它们可与 pre-mRNA 结合，并干扰剪接过程。尽管之前的研究表明，利用这种疗法来治疗某些罕见病时能够恢复功能性蛋白的水平，但确定哪些患者有可能产生应答，一直是个挑战。

研究人员在 *Nature* 杂志上描述了一种策略，可确定哪些 A-T 患者最适合接受剪接转换反义寡核苷酸疗法。他们指出，这一框架也适用于其他的罕见遗传病。

Nonclinical Testing of Individualized Antisense Oligonucleotide Drug Products for Severely Debilitating or Life-Threatening Diseases
Guidance for Sponsor-Investigators

DRAFT GUIDANCE

This guidance document is being distributed for comment purposes only.

Comments and suggestions regarding this draft document should be submitted within 60 days of publication in the *Federal Register* of the notice announcing the availability of the draft guidance. Submit electronic comments to https://www.regulations.gov. Submit written comments to the Dockets Management Staff (HFA-305), Food and Drug Administration, 5630 Fishers Lane, Rm. 1061, Rockville, MD 20852. All comments should be identified with the docket number listed in the notice of availability that publishes in the *Federal Register*.

For questions regarding this draft document, contact (CDER) Ronald Wange at 301-796-1304.

U.S. Department of Health and Human Services
Food and Drug Administration
Center for Drug Evaluation and Research (CDER)

April 2021
Pharmacology/Toxicology

IND Submissions for Individualized Antisense Oligonucleotide Drug Products: Administrative and Procedural Recommendations
Guidance for Sponsor-Investigators

DRAFT GUIDANCE

This guidance document is being distributed for comment purposes only.

Comments and suggestions regarding this draft document should be submitted within 60 days of publication in the *Federal Register* of the notice announcing the availability of the draft guidance. Submit electronic comments to http://www.regulations.gov. Submit written comments to the Dockets Management (HFA-305), Food and Drug Administration, 5630 Fishers Lane, Rm. 1061, Rockville, MD 20852. All comments should be identified with the docket number listed in the notice of availability that publishes in the *Federal Register*.

For questions regarding this draft document, contact (CDER) Colleen Locicero at 301-796-1114.

U.S. Department of Health and Human Services
Food and Drug Administration
Center for Drug Evaluation and Research (CDER)

January 2021
Procedural

IND Submissions for Individualized Antisense Oligonucleotide Drug Products for Severely Debilitating or Life-Threatening Diseases: Chemistry, Manufacturing, and Controls Recommendations
Guidance for Sponsor-Investigators

DRAFT GUIDANCE

This guidance document is being distributed for comment purposes only.

Comments and suggestions regarding this draft document should be submitted within 60 days of publication in the *Federal Register* of the notice announcing the availability of the draft guidance. Submit electronic comments to https://www.regulations.gov. Submit written comments to the Dockets Management Staff (HFA-305), Food and Drug Administration, 5630 Fishers Lane, Rm. 1061, Rockville, MD 20852. All comments should be identified with the docket number listed in the notice of availability that publishes in the *Federal Register*.

For questions regarding this draft document, contact Carla R. Lankford at 301-796-5203.

U.S. Department of Health and Human Services
Food and Drug Administration
Center for Drug Evaluation and Research (CDER)

December 2021
CMC

Nonclinical Testing of Individualized Antisense Oligonucleotide Drug Products for Severely Debilitating or Life-Threatening Diseases
Guidance for Sponsor-Investigators

DRAFT GUIDANCE

This guidance document is being distributed for comment purposes only.

Comments and suggestions regarding this draft document should be submitted within 60 days of publication in the *Federal Register* of the notice announcing the availability of the draft guidance. Submit electronic comments to https://www.regulations.gov. Submit written comments to the Dockets Management Staff (HFA-305), Food and Drug Administration, 5630 Fishers Lane, Rm. 1061, Rockville, MD 20852. All comments should be identified with the docket number listed in the notice of availability that publishes in the *Federal Register*.

For questions regarding this draft document, contact (CDER) Ronald Wange at 301-796-1304.

U.S. Department of Health and Human Services
Food and Drug Administration
Center for Drug Evaluation and Research (CDER)

April 2021
Pharmacology/Toxicology

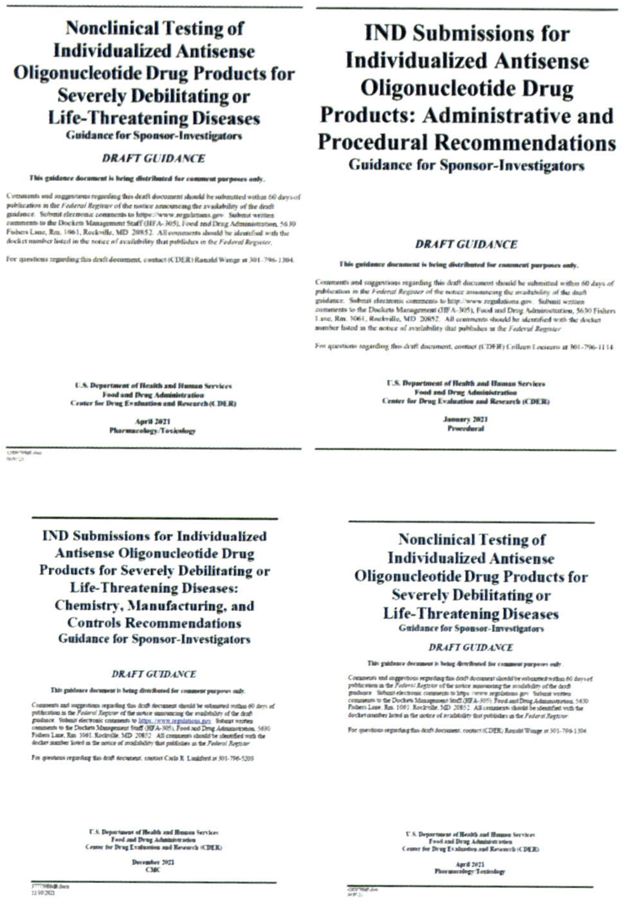

图 3-6-6 2021 年 FDA 发布的四个针对个体化 ASO 的指南

六、结语

寡核酸药物经过几十年的发展，经历了多次起伏，已经成为继小分子和抗体之后的新一代治疗分子。由于寡核酸的作用机制，使得它有可能靶向所有基因，具有广泛的应用前景。以诺西那生钠治疗 SMA 疾病在商业上的成功为代表，寡核酸药物在罕见病的治疗中发挥着越来越重要的作用。随着寡核酸药物研发技术的日趋成熟，化学修饰及新的递送技术的进一步发展，寡核酸药物在临床上必将大放光彩。

（思合基因（北京）生物科技有限公司 王海盛）

模式研究篇

市场独占权对罕见病用药市场的机遇和挑战

药品是指用于预防、治疗、诊断人的疾病，有目的地调节人的生理机能并规定有适应证或者功能主治、用法和用量的物品，是一种以改善人的健康状态为目的的特殊商品。全世界的政府部门都对药品的研制、生产、经营和使用环节开展监管，尽可能地保障其安全、有效和质量。

从 1906 年美国颁布《纯净食品和药品法案》，对标注药品成分的标签开展监管开始，在应对一次次由于药品的安全、有效和质量造成的公共危机过程中，全球政府部门对药品监管的要求在一步步提高。例如，1938 年的"磺胺酯剂"事件，推动了《美国食品、药品和化妆品法》的颁布，药品生产企业被要求向监管部门提供产品安全性的数据；1961 年的"反应停"事件，推动《科沃夫 – 哈里斯修正案》的出台，企业被要求开展研究产品毒性的动物实验和用于人体的良好对照临床试验，政府也对药品的不良反应开展监测。所有的这些监管要求，使得现代医药行业越发成为知识和科技密集型产业，需要巨额的前期研发投入，需要承担因未能满足监管需求而带来的不能上市的巨大风险，也正因为如此，相较于其他产业，医药行业非常依赖于通过市场独占权带来的垄断性利润，以回报其在高风险压力下所支付的高投入成本。

专利权是最常见的给予市场独占权的制度。出于对发明创造的鼓励，以及对有关知识通过专利申请进入公有领域的回报，法律设立专利权，授予专利权人在一定时期内的市场独占权。众所周知，医药产业高度依赖强有力的专利权保护。但是，除了对具备新颖性、发明性和实用性的发明创造提供专利权保护之外，如前所述，为了克服医药企业和患者之间的信息不对称，政府监管部门要求企业提供大量的关于安全、有效和质量的数据，以便进行审评并使其符合监管要求。对于医药企业因为要满足政府监管要求所付出的这种除发明创造以外的高昂成本，也应该有所补偿和保护，从而鼓励企业持续投入资源开展研发。为此，就需要研究专利权以外的其他市场独占权机制。

一、罕见病用药数据保护的必要性

与其他商品不同，作为特殊商品的药品想要在一个司法管辖区进入市场，需要事先得到监管部门的许可。这种在先的市场准入要求，使得在专利权以外，即便是在自由竞争的市场经济条件下，药品研发企业也可能通过政府的行政手段获得某种市场独占权。

具体到罕见病用药领域，其研发周期并不短于其他常见疾病用药，而患者人数却远远少于常见病，因此企业仅仅通过和常见疾病用药一样由专利权带来的市场独占权，可获得的经济效益很低，这也就导致研发企业积极性较差，不愿意投入资金和资源开展产品研发。这种典型的市场失灵现象，需要政府从制度设计上主动给予更多的干预。从发达国家现有的经验来看，在专利权之外可以以数据保护为主要形式，对罕见病用药给予不同于专利权的 5 至 10 年不等的市场独占权，从而增加企业的积极性。

数据保护产生的市场独占权结合其他罕见病用药的优惠政策，将有力地改变了罕见病用药的研发生态，可以将原有导致市场失灵的不利影响因素转变为有利因素。首先，因为罕见病患者症状较为严重且没有有效治疗手段，因此更愿意接受新的科学技术，相关研发过程中的患者依从度较好；其次，企业研发罕见病尽管面临高风险，但获得市场独占权将使得其获得更可预期的经济回报；其三，相对于一般药品大规模的 III 期临床试验，受试者数量较少的罕见病用药临床试验的数据收集和分析会更加完整和清晰，也更容易得到监管部门的指导和认可。因此相比较于传统的从患者人数较多的适应证出发开展药品研发的策略，部分医药企业有可能做出调整，即先从政府提供大量优惠政策的罕见病用药入手开始研发，申请罕见病用药资格后，通过加快审批、临床试验优惠等政策将产品上市并通过数据保护制度获得相应的市场独占权，随后再利用部分已经经过药监部门认可的申报资料（如临床前研究、毒理学研究等），相对更容易地把产品的适应证扩展到更常见的其他治疗领域。

简而言之，以数据保护为主要形式的市场独占权大幅度提高了企业对产品未来市场的预期，增加了从罕见病用药适应证起步逐步扩大到更常见疾病适应证的研发通路，调动了研发企业的积极性，保护并且平衡了前期研发费用与终端销售带来的经济压力，对资本市场也具有更大的说服力和吸引力。这种市场独占权的设置对于企业影响巨大，是当前各国普遍考虑采用的、激励企业将有限且高昂的研发资源投入到罕见病预防诊断和治疗领域的最有力的政策工具。

目前，中国现有罕见病用药政策主要包括加快审评审批速度、减免部分临床试验的数量要求、接受境外产生的临床试验数据等。这几项简化和加速上市许可程序的政策，主要受益方是罕见病用药已在海外获批上市，或者拟从已经在中国获批的产品中增加罕见病适应证的企业，而对于从无到有的罕见病用药研发，尤其是国内研究开发罕见病用药的企业，明显缺乏更有力的激励工具。因此，如果在法律和政策上，能够从数据保护"市场独占权"这个角度切入，将给包括本土研发企业在内的罕见病用药生产企业带来更多、更大、更可预测的激励。

二、我国数据保护制度现状

从 20 世纪 80 年代开始，中国的药品监管部门曾经以新药保护期和监测期两种形式，对新药给予了一定期限的市场独占权保护，即对国家认定的新药，在保护期或监测期（5 年）内，药品监管部门不受理其他申请人同品种的新药或已有国家标准药品申请。符合国际规则的、围绕包括罕见病用药在内的药品市场独占权的讨论，则主要源于入世谈判期间药品数据保护制度的构建。

数据保护制度源于美国的 Hatch–Waxman 法案。该法案旨在建立一个原创药和仿制药平衡的体制，一方面鼓励仿制药的研发，为其设立比传统临床试验简化的生物等效性试验，允许仿制药企业通过证明其产品"等效于"原创药来获批上市；另一方面，对于原创药企业为开展临床试验所耗费的巨额投入，政府部门则设立数据独占权来加以保护，规定在一定时间范围内（5 年）仿制药企业不得依赖原创药企业的临床试验数据获得批准。对于原创药企业而言，数据保护制度提供了不同于专利权的独占权，即便因为新颖性或其他因素丧失了专利权，企业依然可以通过不允许仿制药"搭便车"的方式，来至少保证仿制药企业同样需要支付相近的临床研发成本。

Hatch–Waxman 法案的成功改革实现了创新药和仿制药的双赢，同时也引领其他国家采取了相似的方法。后来通过《与贸易有关的知识产权协定》（TRIPS）谈判上升为全球通行规则。和每一个多边贸易谈判一样围绕TRIPS 的谈判也自然成为南北方博弈的舞台：相对于美欧日等国，因其医药产业主要基于仿制，南方国家（如印度、巴西）强烈反对数据独占权（Data Exclusivity）概念，改以更含糊的数据保护（Data Protection）概念。中国在

入世谈判中坚定支持发展中国家的立场，入世承诺中关于数据保护的制度与
TRIPS 协议基本一致，并保留了一些限定性条件，如在公共卫生紧急状况下可
以破除数据保护，以及保护仿制药企业自行获得的临床试验数据。同时，中
国综合考虑美欧等国数据独占权的时间设定，将数据保护期限设定为折中的 6
年。这一决定充分反映了当时南北方博弈和发展中国家的共同立场。

2001 年，我国正式加入世界贸易组织，基于遵守《与贸易有关的知识产
权协议》（TRIPS）第 39 条第 3 款的承诺，对含有新型化学成分的药品提供试
验数据保护。2002 年颁布的《药品管理法实施条例》第 35 条，明确规定："国
家对获得生产或者销售含有新型化学成分药品许可的生产者或者销售者提交的
自行取得且未披露的试验数据和其他数据实施保护，任何人不得对该未披露的
试验数据和其他数据进行不正当的商业利用。自药品生产者或者销售者获得生
产、销售新型化学成分药品的许可证明文件之日起 6 年内，对其他申请人未经
已获得许可的申请人同意，使用前款数据申请生产、销售新型化学成分药品许
可的，药品监督管理部门不予许可；但是，其他申请人提交自行取得数据的除
外。除下列情形外，药品监督管理部门不得披露本条第一款规定的数据：

（一）公共利益需要；（二）已采取措施确保该类数据不会被不正当地进行
商业利用。"2007 年颁布的《药品注册管理办法》第 20 条中，再次强调："按
照《药品管理法实施条例》第三十五条的规定，对获得生产或者销售含有新型
化学成分药品许可的生产者或者销售者提交的自行取得且未披露的试验数据和
其他数据，国家食品药品监督管理局自批准该许可之日起 6 年内，对未经已获
得许可的申请人同意，使用其未披露数据的申请不予批准；但是申请人提交自
行取得数据的除外。"

现有的数据保护规定，基本与 TRIPS 第 39 条第 3 款一致，强调的是保
护未披露的数据（protection on the undisclosed data），即监管机构保护相关数
据不向外披露，且对于其他申请人使用该数据提出的申请不予批准。与欧美
赋予"市场独占权"的规则相比，最关键的不同在于，没有明确监管机构不
得"依赖"（reliance）权利人的数据来批准其他申请。两种理解最大的区别在
于，中国现行的数据保护（data protection）规则只是说当竞争者的申请里使用
了原研药的相关数据时，监管机构不予批准；而欧美等国的数据独占权（data
exclusivity）制度，则是从监管机构的角度，明确不得依赖，即不得使用原研
药的数据来批准竞争者申请。原研药企业需要做大量昂贵的临床试验，而仿
制药企业只需要做规模小得多的生物等效性试验证明该产品与原研药生物等效

即可。欧美的制度，意味着在数据保护期内，即便原研药的临床数据或其他相关数据已经通过文献发表等形式进入了公有领域，监管机构仍然不能依靠原研药的这些数据，来判断仿制药是否生物等效，所以仿制药企业必须自己完成完整、昂贵的临床试验。这两种制度上的差别，对于原研药企业产生的激励效果是完全不同的。

不仅如此，我国现有的数据保护制度也没有明确"新"的概念（即该产品是中国新还是全球新），没有明确数据保护是依企业申请获得还是自动获得，把保护对象限制在"新型化学成分"上（因此排除了罕见病用药中常见的生物制药），更没有专门为罕见病用药设立额外的保护。2010 年中国和瑞士启动自由贸易谈判时，中方曾表示数据保护可以适用于生物制品，但并没有后续通过立法形式将此确定。

为此，业界一直在呼吁中国药品监管部门通过立法的形式将数据保护制度固定下来，并希望朝着给研发企业市场独占权的方向改革，以便进一步鼓励创新。2017 年 5 月，原国家食品药品监督管理总局发布了《关于鼓励药品医疗器械创新保护创新者权益的相关政策》的征求意见稿，提出要完善药品试验数据保护制度，从而为罕见病用药通过数据保护制度获取市场独占权打开了一条通路。2018 年 4 月，国家药品监督管理局向社会征求《药品试验数据保护实施办法》的意见。对此前提出的一系列问题，征求意见稿给出解决的思路：

其一，在数据保护客体即保护对象方面，没有再坚持"新型化学成分"这一概念，而是以列举的形式将创新药、创新治疗用生物制品、罕见病治疗用药、儿童专用药和专利挑战成功的药品纳入保护客体范围。据此，罕见病用药不用是创新药也可以获得数据保护。

其二，对受保护的数据做了明确界定，即申请人根据监管机构要求所提交的上市注册申请文件数据报中与药品有效性相关的非临床和临床试验数据，但依然要求提交注册申请时未公开披露。

其三，改变了此前保护期统一设置为 6 年的做法，给予创新药 6 年数据保护，创新治疗用生物制品则为 12 年，对罕见病用药，自该适应证首次在中国获批之日起也给予 6 年的数据保护。不仅如此，同一药品先后授予的保护期独立计算，因此当提交罕见病用药的新增适应证申请时，市场独占权的时间变得更长。

其四，保护形式为在保护期内，未经数据保护权利人同意，国家药监局不得批准其他申请人同品种药品上市申请。

其五，明确设置了提交申请、技术审查、异议解决、授权公示的工作程序，明确企业提交申请时应说明申请保护的期限和理由。国家药监局将在《上市药品目录集》中对数据保护的权属、时限、保护状态等进行公示。

与此前笼统简略不可操作的数据保护制度相比，《征求意见稿》在保护程度和水平上有了质的提升，一旦最终颁行将大幅度提升我国对包括罕见病用药在内的创新医药产业的保护水平。

三、与罕见病用药相关数据保护制度的改善空间

中国现行的数据保护制度，主要体现为《药品管理法实施条例》第 35 条（2016 年《条例》修订后改为第 34 条）。如前所述，对于罕见病用药来说，这个制度存在多个改善空间，包括保护客体应从新型化学成分药品扩大，设置单独的市场独占权，未披露数据如何界定，对"新"的定义如何界定等。这些问题都需要通过进一步的改革加以解决，相应的政策工具调整也具有相当的可操作空间：

首先是数据保护客体范围的扩大。目前数据保护仅限于含有新型化学成分的药品，这一定义与 TRIPS 协议一致。TRIPS 协议诞生于小分子化学药占绝对主导地位的 20 世纪 90 年代，文本则源自 1985 年美国 Hatch-Waxman 法，该法旨在建立化学仿制药通过比通常临床试验要简化许多的生物等效性试验获批上市的制度，作为对价给予了含有新型化学成分的药物一定时间的数据保护。随着生物医药的迅猛发展，这个定义明显过窄。欧盟制定相关立法时直接使用了药品（pharmaceuticals）这个词，而美国则通过专门立法将生物制品的数据保护确立为 12 年，因此，我国应考虑将数据保护的客体扩大到整个药品领域。

其次是为罕见病用药创造专门的市场独占权。在细化数据保护规则的过程中，在鼓励所有药品研发的基础上，对于因为市场失灵导致缺乏科研和资金投入的药品，如罕见病用药、儿科用药等，应该考虑设置专门的数据保护制度，并给予比其他药品更长的保护时间。市场独占权是社会价值的一种导向，为了保障患者能够公平地获得健康权，必要的政策倾斜不可避免。

第三是明确数据保护的工作程序。即申请人必须在提交药品上市申请时，同时提交数据保护的申请，从而获得保护。与之相配套的，是这一申请所需提交给政府的信息、关于数据披露的要求以及最终获得保护的相关程序。之所以

采取依申请保护这种模式，除了使得权利主体、客体更加明确以外，也有鼓励企业尽快将产品引入中国市场的考虑。如果数据保护的权利不依申请产生，则相关医药企业可以迟迟不将产品引入中国，待竞争者出现后再依数据保护行使市场独占权的情况。因此，从制度上将数据保护变为依申请获得，将鼓励医药企业，尤其是海外医药企业及时将其最新产品投入中国市场，惠及中国的罕见病患者。

第四是针对没有同步引入中国市场的新药（相当一部分罕见病用药属于这个类型），是否需要设置一个有限的"等待时间"，即允许在申请人在获得美、欧、日等药品监管机构批准后的一定时间范围内，依然可以在中国获得数据保护。关于这个问题的讨论主要涉及"新"的概念。根据国务院《国务院关于改革药品医疗器械审评审批制度的意见》中提高药品审批标准的要求，我国的新药概念由此前的"未曾在中国境内上市销售的药品"调整为"未在中国境内外上市销售的药品"，即由"中国新"改为"全球新"。这种调整旨在鼓励国外医药企业尽早将最新的药品引入中国，但在实际操作过程中，因为企业市场开发策略、监管法规衔接、国际多中心临床试验开展、遗传资源保护等种种原因，导致进口药实现中外同步申报同步注册还不是常态，因此进口药占了绝大多数地位的罕见病用药，都很难被作为"新药"获得数据保护。

中国医药产业的发展经历过仿制药为主的时代，目前已经进入到创仿结合，鼓励创新的新阶段。通过接近发达国家保护水平的数据保护市场独占权制度设计，可以为创新型企业提供更多的激励机制。尤其是在罕见病用药和儿科用药领域，这一制度可以清晰地给出明确的政策导向。因此，在药品监管部门修订《药品管理法实施条例》或者制定关于药品数据保护的专门规章时，可以考虑专门为罕见病用药增加行政性的市场独占权保护。这种制度设计将有力地改善中国本土罕见病用药的研发环境，大大提升科研、产业和投资界对罕见病用药的研发热情，同时也有助于创新型医药产业的发展。

四、构建罕见病用药数据保护制度的应用路径分析

目前，《药品试验数据保护实施办法》征求意见稿发布已有一段时间，却迟迟没有最终颁行。这其中有中美贸易谈判、中国申请加入全面与进步跨太平洋伙伴关系协定（CPTPP）等外部原因，即有些内容须待谈判结束后一并纳入，同时也有在部分问题上仿制药企业和创新药企业利益分配的问题。在各方

博弈的过程中，在《征求意见稿》的基础上，围绕以下问题依然需要一定的研究和讨论。

首先，进一步明确提交数据保护申请的程序。数据保护也是工业产权的一种，跟商标权、专利权一样，应以申请人提出申请，经监管部门按照一定程序进行审查后再确认获得保护，而不是像版权那样自动得到保护。尽管 TRIPS 协议或 CPTPP 协议中并没有明确对此做出规定，但如果在制度设计上能够让申请人明确提出申请保护的理由，可以更好地帮助监管部门做出判断。同时，如此前论述，这种机制还有助于鼓励进口医药企业尽快将其产品引入中国，可以使得中国患者更早地从药物中获益。目前的《征求意见稿》中已经建立了提交申请的程序，只需再进一步确认申请人必须先提出申请，才可以获得数据保护即可。

其次，适当增加对仿制药的鼓励条款。数据保护制度鼓励创新，这种创新主要体现在为符合政府的监管要求而承担的试验或其他研究成本上。药品的临床试验研究成本高昂，一旦建立了数据保护制度，仿制药生产企业通常不会选择自己再去投入巨资再另行做相关试验，通常都会等数据保护过期之后再提出申请。这种制度设计固然可以鼓励包括罕见病用药在内的创新药问世，但出于制度平衡的角度，也应该补充一些鼓励仿制药的机制，在原创药根据市场独占权获得相应利润后增加新的竞争者入市场，从而降低价格。目前《征求意见稿》中纳入了专利挑战成功的药品，可以考虑在此基础上，对第一个成功仿制的药品也给予一定的市场独占权，从而在一定期限内排除多个仿制药品种，鼓励国内医药企业可以早点着手研究仿制专利即将过期的药品尤其是罕见病用药，从而降低药品价格。此外，是否可以参考专利法中"博拉例外"（bolar exception）的规定，允许仿制药企业在数据保护期满之前的一定时间就提交仿制药申请，经过技术审评后待数据保护期满再正式批准该仿制药上市。

第三，数据保护制度并不应该影响合法披露部分试验数据。此前我们对数据保护的理解，过于执着于"保护"二字，强调政府有保护相关数据不进入公有领域的义务。事实上，试验数据和相关研究数据并不能直接与商业秘密画上等号，并没有必要与监管人员的保密义务直接挂钩。数据保护制度的核心，在于通过行政性的市场独占权保护研发时所投入的巨额成本不会被其他申请人"搭便车"，并不是要求一定就不能将相关信息公开。因此，相关制度设计可以与透明度和信息公开制度相结合，允许合法披露除了商业秘密等保密信息以外的其他试验和研究数据，这样一来可以使得这些数据能够被公众获得并收到监督，防止出现数据造假问题，二来也可以避免重复试验和信息不对称问题，促进有关数据能够得到持续的利用和开发。

第四，可以参考美国和欧盟关于罕见病用药市场独占权可被具有临床优势的品种打破的做法。归根到底药物政策的目的还是为了给患者提供安全有效质量可控的药品，如果有企业在此前批准的罕见病用药基础上，开发出新的更具有临床优势的产品，应该有相应机制使这些药品也能够尽快上市为患者服务，因此在文本的但书中，除了现有的较为笼统的"保护公众需要"内容外，可以增加"有明显临床优势的产品除外"的措辞。

第五，要注意数据保护制度与专利强制许可制度的衔接。避免出现公共卫生部门和知识产权部门根据公共卫生需要发放了强制许可，却因为数据保护制度依然无法使仿制药及时上市的情况出现，因此在新的数据保护制度中，应该明确强制许可可以豁免药品试验数据保护。

第六，针对罕见病患者中有相当比例为儿童的特点，在数据保护制度设计时应继续坚持同一品种保护期彼此独立的原则，使得一个药品既可以以罕见病用药身份获得一定时间的市场独占权，也可以通过儿科用药的身份获得另一段市场独占权。这种垄断的叠加将鼓励医药企业把更多的资源投入到罕见病儿科用药的领域，帮助解决中国儿童罕见病人口的燃眉之急。

综上所述，药品数据保护带来的市场独占权，是对罕见病用药研发非常有效的激励机制，应该借助中美贸易谈判、加入CPTPP等外界因素，推动《药品试验数据保护实施办法》尽快落地实施。在制度设计上，应秉承保持社会正义保障公共健康的核心价值观，在激励创新的同时，在制度设计上兼顾仿制与创新之间的平衡，保障药物可及性。

（中国食品药品国际交流中心　王翔宇）

关于制定罕见病防治与促进立法的
思考与建议

　　罕见病并不是一种疾病，而是所有患病率很低的疾病的统称。公开数据显示，全球已知 7000 多种罕见病，影响约 3.5 亿罕见病患者。

　　近年来，罕见病越来越受到社会和政府的关注。医学界和业界反复重申，罕见病既是一个医学问题，也是一个社会问题，更是一个世界性问题。

　　全球 200 个国家 / 地区（194 个 WHO 成员国和 6 个非成员国 / 地区）中有 92 个国家（46.0%）有罕见病用药相关政策。目前，全球已有 6 个国家和欧盟地区（30 个成员）单独立法。2021 年 12 月 16 日，联合国通过了首个关于"应对罕见病患者及其家庭面临的挑战"的联合国决议，将罕见病更多地纳入联合国的议程、行动和优先事项。

　　按照人口规模来看，中国拥有世界上最多的罕见病患者，罕见病立法可以促进我国罕见病诊疗服务事业的发展，激励罕见病用药、医疗器械的研发和上市，促进药物、医疗器械的可及，造福中国乃至全球的罕见病患者和家庭！

一、背景

（一）亟待破解"诊断难、治疗难、不可及"三大难题

　　罕见病诊疗面临三大难题，"诊断难、治疗难、不可及"。据权威数据统计，约 95% 的罕见病无有效治疗药物，且 90% 的罕见病是严重性疾病。约有 50% 的罕见病患者为儿童，30% 的患儿寿命不足 5 年。据研究报道，国内罕见病患者诊断前，误诊率高达 40%~90%。

　　当前，无药、无械是紧迫问题，为数不多的国内已经上市的罕见病用药主要依赖进口。"诊断难"源于患者少，基础数据缺乏，专业诊断医疗机构少，

误诊率高，部分罕见病未被认知；"治疗难"源于研发投入高、风险高、市场小、企业缺乏动力研发罕见病用药、医疗器械，存在无药、无械可用的问题；"不可及"源于研发成本高、使用者少，定价较高，患者负担重，甚至难以负担。

（二）罕见病政策取得显著成效但尚未形成合力

立法的初衷是尊重、保护公民的健康权。中共中央、国务院发布的多个文件中，已有涉及诊疗、药品研发注册、科技、税收、医保政策及供应保障政策。

诊疗政策方面。国家卫生健康委牵头 5 部门联合制定了《第一批罕见病目录》，包括 121 种罕见病。2023 年 9 月，国家发布第二批罕见病目录，新增 86 种疾病。国家卫生健康委牵头制定了《罕见病诊疗指南（2019 年版）》，组织成立了罕见病诊疗与保障专家委员会，建立全国罕见病诊疗协作网。

药品政策方面。《国务院关于改革药品医疗器械审评审批制度的意见》（国发〔2015〕44 号），《关于深化审评审批制度改革鼓励药品医疗器械创新的意见》（厅字〔2017〕42 号）《关于促进中医药传承创新发展的意见》反复强调罕见病用药、医疗器械的研发上市加速。《药品管理法》（2019 年修订）将罕见病等疾病的新药优先审评审批制度化。《药品注册管理办法》（2020）规定，临床急需境外已上市罕见病用药优先审评审批程序的时限为 70 日（比优先审评快 60 天）。

科技政策方面。《高新技术企业认定管理办法》（2016 年修订）及《国家重点支持的高新技术领域》包括生物与新医药领域—罕见病用药及诊断用药。2018 年，《关于加强和促进食品药品科技创新工作的指导意见》要求以相关国家科技计划（专项、基金等）重点支持罕见病治疗药物、医疗器械等研发。

税收政策方面。《关于罕见病药品增值税政策的通知》（财税〔2019〕24 号）自 2019 年 3 月 1 日起，增值税一般纳税人生产销售和批发、零售罕见病药品（21 个罕见病药品和 4 个原料药），可选择按照简易办法依照 3% 征收率计算缴纳增值税。

医疗保障制度方面。《中共中央国务院关于深化医疗保障制度改革的意见》（2020 年 2 月 25 日）以及《关于健全重特大疾病医疗保险和救助制度的意见》（国办发〔2021〕42 号）要求探索建立罕见病用药保障机制。

我国的罕见病政策已经初具规模，但政策分散，系统性、协同性不足。

（三）以往政策定位仅关注有限的已知罕见病患者

目前，国内罕见病政策以国家卫健委制定的罕见病目录（第一批 121 种罕见病，第二批 86 种）作为基础，其政策立足点主要关注已知的可诊、可治的罕见病。

从国际上看，罕见病判定的核心指标是"患病率"或者影响人数，以及疾病的严重程度。"患病率"是流行病学指标，根据患病率和人口数可以测算影响人数。我们根据美国、欧盟、日本、韩国的法律测算，患病率分别为 0.6‰、0.5‰、0.4‰、0.39‰。很显然，罕见病患病率界定阈值越高，政策覆盖的潜在获益罕见病人群越大，越有利于罕见病用药、医疗器械的研发。

目前，我国罕见病患病率等流行病学的基础数据缺乏，因此罕见病政策以《目录》为基础。罕见病患者人数存在低估的风险。不属于目录范围的实际用于罕见病诊疗的用药、医疗器械无法获得政策激励，一些真正罕见的疾病在境内无药、无械的难题依然无法破解。

我国罕见病政策生态的建立，应当践行以患者为中心的理念，不仅是面向国内患者，更是面向全球罕见病患者提供医疗产品，整合研发注册、生产供应、定价支付、独占激励等政策，形成积极的合力，方能产生政策激励的协同效应和持续效应，促进更多的罕见病医疗产品的研发上市，早日惠及全球患者。

二、推进立法的基本原则的思考

坚决落实"永远把人民群众生命安全身体健康放在第一位"，以患者为中心，政府引导、社会协同、科学预防、规范诊治的基本原则，坚持国际视野与中国国情相结合，突出问题导向，尽力使立法具有良好的前瞻性、操作性，形成政策合力，更好地满足罕见病患者人群的诊疗需求，促进罕见病患者生命质量和家庭幸福感的提升。

（一）以患者为中心原则

罕见病不常见、复杂且是不被理解的疾病，会给患者带来一种孤立感。罕见病诊疗更应当遵循"以患者为中心"的原则，使患者不再孤立无援。"以患者为中心"在诊疗方面体现为"尊重并响应个体患者偏好、需求和价值，并确保以患者价值为中心进行所有临床决策"；在药物研发创新方面还体现在畅通罕见病患者参与临床试验的渠道，允许罕见病患者参加药品审评专家会议发表意见并参与决策。

充分发挥公益性罕见病组织的社会功能，搭建患者社区、政府、学术界和产业的桥梁，加强诊断、治疗、治愈罕见病重大目标的行业合作、国内合作和国际协作。

（二）政府引导、社会协同原则

罕见病患者享有与普通公民相同的权利。政府在保护公民健康权中发挥关键作用，在罕见病政策方面，政府主要任务是解决市场失灵问题，通过建立基本价值导向，引导医疗卫生机构、企业的服务和研发投入方向，实现预防、诊断、治疗、保障和救助的政策协同。

由于罕见病是一个社会问题，社会协作是解决罕见病难题的理想路径，也是罕见病治理的一个新原则、新理念。所谓社会协同就是罕见病预防、诊断和治疗不能仅依靠政府，应当调动社会各利益相关方的积极性，使企业、患者组织和患者、新闻媒体共同参与，形成合力，构建罕见病预防、诊断、治疗、保障和救助的良好生态。

（三）科学预防、规范诊治原则

80% 的罕见病属于遗传性疾病，科学预防是关键。建立针对特定遗传性罕见病的孕前检查、产前筛查和新生儿筛查三级预防，加强重点人群筛查可以有效降低罕见病患儿的数量。

规范诊治是罕见病患者获得及时专业救治的保证。要求建立罕见病诊疗协作网络，制定罕见病诊疗指南，开展罕见病诊疗专业培训，开展罕见病诊断和治疗的国际合作，综合施策，提高罕见病诊治的规范性和科学性。

三、关于立法内容的思考

建议立法的主要内容包括罕见病预防、诊断和治疗；罕见病用药和医疗器械研制注册与监管、罕见病用药和医疗器械使用和供应、医疗保障与社会救助、健康促进、创新激励、法律责任。

（一）明确罕见病及罕见病药物和医疗器械的界定

首先应当明确界定罕见病的标准。罕见病界定是所有激励和保障政策的基础。草案中罕见病的界定分为三种情形：一种是按照患病率和影响人数界定，以低于 0.3‰ 作为患病率的界定标准，对应的影响人数为 42 万人以下的疾病。该患病率低于 WHO、美国、欧盟和日本、韩国的患病率界定标准。但可以让中国更多的罕见病患者"被看见"，获得更多的预防、诊断和治疗的机会。

二是考虑到罕见病界定的前瞻性，建议对尚缺乏可靠的患病率和影响人数的流行病学数据，但危及生命或使人长期衰弱的病症，境内尚无在研发中的预防、诊断、治疗产品的疾病也纳入罕见病范围。

三是延续以往由国家卫生健康委发布《罕见病目录》的做法。第三种情况仅能解决一部分可诊、可治的罕见病的界定问题，第一、第二种情况则解决更大范围的潜在罕见病患者的诊疗难题。

另外，对罕见病药物和医疗器械应当予以认定，本着诊断、预防和治疗并重的原则，在中国境内尚未批准令人满意的药品或者医疗器械，或者与已有药品或者医疗器械相比更有优势的可以获得资格认定。

（二）加强罕见病诊疗预防诊断治疗的统筹协作

国家制定和实施罕见病计划，在医疗系统和社会系统采取综合性政策措施。国家设立罕见病预防、诊断和治疗科技攻关计划。

加强六个方面的诊疗协作，即罕见病动态诊疗协作机制、全国性患者登记系统、罕见病目录及诊疗指南、罕见病三级预防、罕见病临床试验网络、罕见病中心伦理委员会、罕见病生物样本库、中西医结合与国际合作。

（三）加快罕见病药物和医疗器械的研制注册

加快罕见病药物和医疗器械的研制注册重点解决两个方面的问题：一方面是通过加速本土罕见病药物和医疗器械研发创新，改变完全依赖进口的局面；另一方面是短期内使境外已上市而境内未上市的药品和医疗器械尽快进口使用，造福罕见病患者。

建立罕见病药物和医疗器械资格认定制度，明确资格认定程序、认定资料要求、认定申请与批准、认定年度报告要求。

建立针对获得罕见病药物和医疗器械认定的注册专门沟通渠道，允许采用适应性临床试验设计加快临床试验进程。

综合运用优先审评、突破性治疗药物程序、附条件批准程序，建立加速审评路径协同再加速机制。解决历史原因导致的境外新药、新医疗器械在境内上市延迟的问题，允许附条件批准上市。

罕见病用药和医疗器械的上市许可持有人、注册人和备案人应当建立全生命周期的质量管理体系，上市后风险管理不能少。

（四）促进罕见病用药和医疗器械的合理使用和供应

促进罕见病用药和医疗器械的使用和供应重点解决合理使用和避免短缺的问题。

在合理使用方面。首先，罕见病诊疗遵循罕见病诊疗指南，国际罕见病诊疗专家共识以及药品和医疗器械说明书等。允许有条件超过药品和医疗器械说明书的用法使用。

在解决短缺的问题方面，允许医疗机构临床急需进口罕见病用药。允许将境外已经上市境内未上市的罕见病用药和医疗器械有条件纳入跨境电商正面清单管理。加快含有麻醉、精神药品的罕见病用药的进口准许证办理程序，解决氯巴占等特殊管理类罕见病用药的进口问题。解决罕见病用药和医疗器械短缺问题，建立直接报告制度和停产报告制度。

（五）建立多层次医疗保障和社会救助体系

在政府主导方面。首先，建立罕见病基本医疗保障制度，解决保基本的问题。探索建立覆盖城镇职工、城镇居民、农村居民的统一的大病罕见病医疗保险制度。建立健全罕见病患者救助制度。鼓励通过商业保险、财政专项救助、众筹等多种形式对罕见病患者救治提供保障支持。

（六）强化健康教育促进公众健康素养提升

在开辟特殊渠道满足罕见病患者紧迫需求方面。建立同情使用制度、紧急使用配制和生产制度。

在健康教育、公众健康素养提升方面。要求各级政府开展罕见病相关知识的科普教育；各级卫生健康管理部门提供心理健康救助。加强长期护理保障。鼓励建立公益性罕见病组织。新闻媒体应当加强罕见病科普宣传。

（七）运用推动型和拉动型政策激励罕见病药械研发创新

在推动型激励方面。设立罕见病研究专项基金，用于支持罕见病基础研究，罕见病用药和医疗器械转化研究。对罕见病药械申请费用实行减免；实行企业税收减免措施。

在拉动型激励方面。罕见病用药和医疗器械获得批准上市后，获得额外一次优先审评资格，并允许转让。设立罕见病十年市场独占期，并规定消减或者撤销独占期的情形。

（八）贯彻四个最严要求，严格追究法律责任

针对罕见病诊疗中的违法行为、资格认定中的申请资料造假行为、罕见病组织的非法从事营利性活动的行为、罕见病资格认定年度报告未能按时提交的违法行为、违反规定未能供应罕见病药物和医疗器械的违法行为、违反罕见病患者的隐私保护的行为、跨境电商平台违法行为等的法律责任进行规定，兼顾企业责任和关键责任人责任，对严重违法行为可以追责到人。

（九）建立跨部门协调机制，推动罕见病防治和健康促进

罕见病防治和诊疗活动涉及多个政府部门。首先从国家层面提出建立国家罕见病计划，作出顶层设计。建立罕见病预防、诊断和治疗的协作机制，促进跨部门协作，加强罕见病预防、诊断、治疗政策制定和统一领导。

罕见病防治与健康促进涉及国务院卫生健康主管部门、药品监督管理部门、财政部门、科技部门、税务主管部门、医疗保障行政部门、银保监管理部门，以及地方政府的职责，多部门协调配合有助于政策推进和落实。

四、结语

破解罕见病的诊断和治疗难题，需要政府和全社会的共同努力。罕见病政策将持续向好，使中国乃至全球罕见病患者获益！

（清华大学药学院、国家药品监督管理局创新药物研究与评价重点实验室　杨悦、过其祥、李壮琪、杜鑫）

罕见病医疗产品创新多方协作模式的
国际实践与展望

一、罕见病医疗产品创新现状及挑战

（一）罕见病药物成为国际创新药物研发上市的"热门赛道"

罕见病又称"孤儿病"，是发病率极低的疾病的统称。根据美国罕见病疾病组织（national organization for rare disorders，NORD）官网信息，目前全球已知的罕见病超过 7000 种[1]，仅有 10% 的罕见病存在有效治疗方式[2]。目前约 80% 的罕见病因遗传缺陷所致，3/4 的病例于儿童时期开始发病，5 岁前的死亡率高达 30%[3]，给患者、家庭和社会造成沉重的负担。药物治疗是应对罕见病的主要手段，但目前绝大多数罕见病患者仍面临缺医少药的问题。因此开发罕见病医疗产品具有重要的临床价值和社会意义[4]。

由于单种罕见病存在患病人数少、流行病学数据缺乏、临床研究成本高、科研进展缓慢、研发周期长和收益不确定等一系列特点，也导致罕见病治疗药物的研发成本高、研发难度大，企业创新意愿较低。因此为增强制药企业对罕见病医疗产品的研发意愿，多国政府制定了一系列激励政策，极大地推动了罕见病药物的研发与上市。

放眼全球的罕见病药物政策，有学者研究发现 200 个国家 / 地区中的 92 个国家 / 地区出台有罕见病药物相关政策[5]，例如美国、欧盟和日本等国家制定罕见病药品法律法规，形成了包含罕见病认定、罕见病药品研发、上市、生产、定价等环节的纲领性法律。政策实施后效果显著，以美国为例，罕见病药品资格认定与批准上市数量逐年增长，1983 至 2021 年间，FDA 共计认定了5947 个罕见病药物，共计批准 1035 个罕见病药物适应证[6]。

越来越多企业正在积极布局罕见病领域，全球罕见病药物市场规模将

从 2020 年的 1351 亿美元增至 2030 年的 3833 亿美元，平均复合增长率为
11.0%[3]，可见国际罕见病药物市场规模十分可观，罕见病领域日益成为国际
创新药物研发上市的"热门赛道"，罕见病药物研发已经步入春天。

（二）我国高度重视罕见病创新药物供应保障工作

近年来，党和国家高度重视罕见病患者群体，国家卫生、科技、药监、医
保等多部门通力合作，出台多项政策推动罕见病诊疗、罕见病药物研发与保障
（表 4-3-1）。

表 4-3-1　我国近年发布的罕见病药物保障政策

环节	文件名称	发文部门	时间
罕见病定义	《第一批罕见病目录》	国家卫生健康委员会、科学技术部、工业和信息化部、国家药品监督管理局、国家中医药管理局	2018 年 5 月 11 日
	《第二批罕见病目录》	国家卫生健康委、科技部、工业和信息化部、国家药监局、国家中医药局、中央军委后勤保障部	2023 年 9 月 18 日
罕见病诊疗	《国家卫生健康委关于建立全国罕见病诊疗协作网的通知》（国卫办医函〔2019〕157 号）	国家卫生健康委员会办公厅	2019 年 2 月 12 日
	《国家卫生健康委办公厅关于印发罕见病诊疗指南（2019 年版）的通知》（国卫办医函〔2019〕198 号）	国家卫生健康委员会办公厅	2019 年 2 月 27 日
	《国家卫生健康委办公厅关于开展罕见病病例诊疗信息登记工作的通知》（国卫办医函〔2019〕775 号）	国家卫生健康委员会办公厅	2019 年 10 月 10 日
	《国家卫生健康委办公厅关于设立全国罕见病诊疗协作网办公室的通知》（国卫办医函〔2020〕2 号）	国家卫生健康委员会办公厅	2020 年 1 月 2 日

环节	文件名称	发文部门	时间
罕见病 药物研发	《关于优化药品注册审评审批有关事宜的公告》（2018年第23号）	国家药品监督管理局、国家国家卫生健康委员会	2018年5月28日
	《国家药品监督管理局关于发布接受药品境外临床试验数据的技术指导原则的通告》（2018年第52号	国家药品监督管理局	2018年7月6日
	《罕见疾病药物临床研发技术指导原则》	国家药品监督管理局药品审评中心	2022年1月6日
	《以患者为中心的临床试验设计技术指导原则（试行）》《以患者为中心的临床试验实施技术指导原则（试行）》《以患者为中心的临床试验获益-风险评估技术指导原则（试行）》	国家药品监督管理局药品审评中心	2023年7月27日
	《在罕见疾病药物临床研发中应用去中心化临床试验的技术指导原则》	国家药品监督管理局药品审评中心	2024年5月30日
	《以患者为中心的罕见疾病药物研发试点工作计划（"关爱计划"）》	国家药品监督管理局药品审评中心	2024年9月25日
罕见病药物进口	《关于发布第一批临床急需境外新药名单的通知》	国家药品监督管理局药品审评中心	2018年11月1日
	《关于发布第二批临床急需境外新药名单的通知》	国家药品监督管理局药品审评中心	2019年5月29日
	《关于发布第二批适用增值税政策的抗癌药品和罕见病药品清单的公告》	财政部、海关总署、税务总局、药监局	2020年9月30日
	关于就《临床急需药品临时进口工作方案》和《氯巴占临时进口工作方案》公开征求意见的公告	国家卫生健康委药政司	2022年6月23日
	《关于发布第三批适用增值税政策的抗癌药品和罕见病药品清单的公告》	财政部、海关总署、税务总局、药监局	2022年11月14日

续表

环节	文件名称	发文部门	时间
罕见病药物供应与医疗保障	《关于改革完善仿制药供应保障及使用政策的意见》（国办发〔2018〕20号）	国务院办公厅	2018年4月3日
	《中共中央国务院关于深化医疗保障制度改革的意见（2020年第9号国务院公报）》	中共中央、国务院	2020年2月25日
	《国务院办公厅关于推动药品集中带量采购工作常态化制度化开展的意见》	国务院办公厅	2021年1月28日
	关于健全重特大疾病医疗保险和救助制度的意见（国办发〔2021〕42号）	国家医疗保障局	2021年10月28日
	关于推进普惠保险高质量发展的指导意见	国家金融监督管理总局	2024年5月29日

　　社会各方对罕见病的认知不断提高，我国也积极出台政策给予支持，不断提升罕见病医疗产品的可及性。一方面，对境外已上市境内未上市的罕见病医疗产品，我国加快境外已上市医疗产品的引进，解决罕见病患者迫切之需。2018年至2020年，我国CDE连续发布三批《临床急需境外新药名单》，纳入这三批名单的药品共计73款，其中罕见病药物达到37个[7]。此外还通过海南博鳌乐城、粤港澳大湾区等模式引进境外药品。另一方面，我国逐步细化对罕见疾病医疗产品研发的政策支持，加强鼓励罕见病创新药物研发。

　　我国不断优化审评审批程序，在《药品注册管理办法》中对罕见病药品采取优先审评审批，大大缩短了审评时限[8]。近年来，国家药监局批准的罕见病药物数量逐年上升，2019年有6个罕见病药物获批上市，到2021年已有11个罕见病药物获批上市（图4-3-1）。

　　与此同时，在用药保障方面，国家积极推动罕见病药物纳入医保，提高罕见病患者用药的可负担性。2021年国家医保目录中总共有58种罕见病药物，纳入医保的罕见病数量占所有上市的罕见病药物的比例已达到2/3。值得注意的是，原本"70万元/针"的"天价救命药"诺西那生钠注射液，经过八轮谈判，最终以略高于3.3万元/针（具体价格受保密协议保护未公布）的价格进入医保，实现高值罕见病药物纳入医保目录的重大突破。

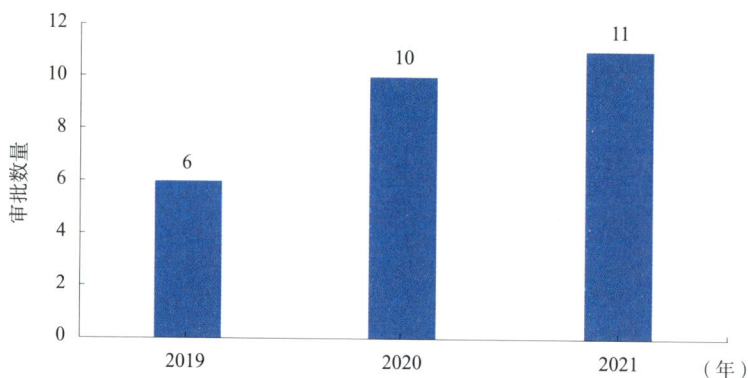

图 4-3-1 2019—2021 年罕见病新药获批数量

但研究显示，基于《第一批罕见病目录》中的 121 种罕见病，86 种罕见病在全球有治疗药物，其中 77 种罕见病在中国有治疗药物，仍有 9 种罕见病面临"境外有药、境内无药"的困境[2]。当前我国已上市的罕见病产品，主要由外资药企将全球管线直接引入中国，我国还需高度重视罕见病药物研发问题，加速罕见病医疗产品的自主创新。

（三）罕见疾病医疗产品创新活动中存在着"市场失灵"与"系统失灵"的现象

"市场失灵"是指市场失去效率，当市场的资源配置出现低效率或无效率时，就会出现市场失灵[9]，即在市场机制下不能对创新活动给予足够支持而导致创新绩效低下。例如，当某种研发给公众带来了巨大利益，而从事研发的创新主体只能获得很少利益时，此类研发就会投资不足。知识具有不确定性、非独占性和不可分性的特点，即个体创新者面对环境的变化并无法预知研发结果及其收益、不能完全获得研发带来的全部收益、无论进行何种创新都需要一定的投资。之所以会出现研发投资不足，是因为关于知识的这三个特点在一定程度上阻碍了创新过程的进行[10]。

创新活动不仅仅是企业的个体行为，通常涉及企业、高校、科研机构、用户等主体，是多个创新主体相互学习、协同合作的系统行为[11]，当创新系统各主体相互缺乏有效地配合时，便出现了"系统失灵"，即在除市场供求双方之外的其他创新系统组成部分之间出现的信息不对称或互动缺乏等现象[12]。例如科研主体之间的技术合作不畅、各创新主体之间的信息沟通困难等，最终导致创新的效率较低[13]。

由于罕见病存在发病率低、患者人数少，流行病学数据缺乏，临床研究成本高等特点，科研进展缓慢，继而导致罕见病治疗药物的研发成本高、研发难度大。同时，在产业发展初期存在创新主体能力不足、创新动力不足、创新主体间互动较少等情况，企业对罕见病药物的研发缺少积极性，使得罕见病患者面临着诊断难、治疗难、用药难的"三难"局面，罕见病患者的健康权益难以得到保障。在这一系列困境背后，是市场与系统的双重失灵，因此，找回政府的责任定位，以"看得见的手"弥补市场不足，利用政策手段对罕见病创新药物产业策进行宏观调控具有一定的必要性。

（四）我国罕见病医疗产品创新道路仍面临挑战

1. 相关政府部门之间的协调能力有待加强

通过我国罕见病产业政策的政策文本进行系统梳理，我国国家层面罕见病产业政策在 2007—2022 年之间累计发布 49 项政策，发现有单独发文和联合发文两种形式，单独发文主体约占统计总量的 82%，联合发文主体仅占 18%，发现联合发文占比较少。因此，相关政府部门之间协调能力有待加强，进一步完善政府各部门之间的合作、协调机制，包括政府部门间水平型合作、中央与地方政府部门的垂直型合作机制[12]。多个政府部门的政策相互协调，以形成政策合力，发挥政策更大的效能（图 4-3-2）。

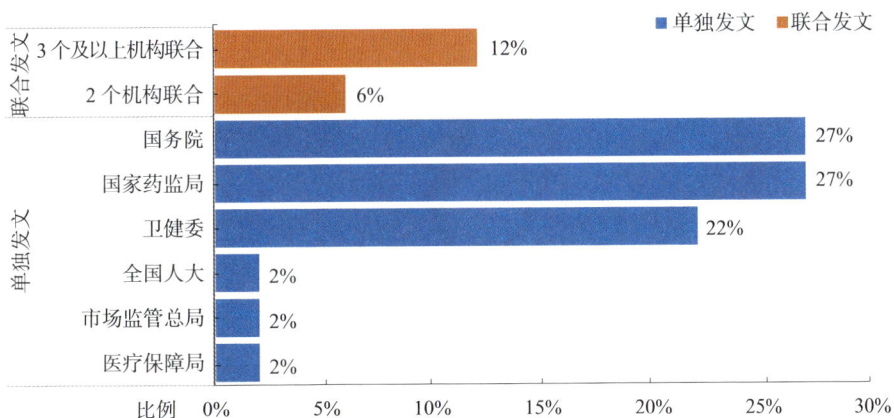

图 4-3-2　政策主体统计情况

2. 罕见病医疗产品创新主体间互动有待加强

罕见病医疗产品创新涉及医药企业、政府部门、医疗机构、患者及患者组织、科研院所多个创新主体，这些主体间的互动有待加强。其中患者组织的力量不容忽视，罕见病患者组织在临床治疗、药物研发、患者服务、公众倡导、政策协助等方面深度参与，但目前还面临着患者组织参与临床试验渠道不通畅的问题，还需要充分发挥患者组织在促进罕见病医疗产品创新中的作用。

此外，政府需要进行适当地干预，解决创新主体能力缺失、创新主体间沟通不畅等问题，搭建起创新主体间沟通互动的桥梁，加大各创新主体间联系的强度，促进各创新主体在罕见病创新医疗产品研发方面开展合作。其他创新主体也需提升创新能力，积极地参与罕见病创新医疗产品研发，共同提高罕见病创新医疗产品的可及性、惠及更多罕见病患者。

因此，为解决上述罕见病医疗产品创新中存在的障碍，本研究团队认为需要建立起有效的互动机制，打破各方交流对话的障碍，搭建起良好的互动平台，加强各创新主体间的合作，推动研究高效进行。

二、罕见病医疗产品创新多方协作模式的国际经验

自 20 世纪 90 年代以来，越来越多的国家和地区开始立法鼓励罕见病医疗产品的开发。在全球范围内，各个国家在罕见病领域的协作模式展现出多样化的特点。在罕见病医疗产品创新领域，一些国家早期就展开了积极的探索和实践，逐渐形成了强调部门间的沟通协作、重视患者的作用、建立专业中心网络与合作网络、注重数据共享平台的建立以促进创新等的特点。这些不同的协作模式为罕见病的研究、治疗和管理提供了有益的经验和启示，为全球罕见病领域的发展贡献了宝贵的经验和智慧。本章通过介绍国际主要协作模式的历程及特点，以期为我国罕见病医疗产品创新协作政策提供借鉴。

（一）国际协作体系概况

1. 美国罕见病医疗产品创新协作体系发展概况

在 1983 年美国政府颁布《罕见病法案》前，美国罕见病领域发展仅靠个别患者组织发动，企业、机构、政府部门都对该领域知之甚少。如今，美国罕见病领域通过不同利益相关方积极合作，极大地促进了美国罕见病产业发展。

30 多年来，美国政府组建了诸多罕见病研究中心，包括 NIH 的 27 个研究中心、未诊断疾病网络（UDN）和未诊断疾病项目（UDP）等。在政府的政策支持和推动下，通过技术手段、资金扶持等方式，美国罕见病领域获得高新技术的加持，各创新主体的积极性也得以提高。如 NIH 转化技术中心能够

通过对候选药物进行高通量筛选，使罕见病药品研发效率显著提升。同时，诸多私人基金会也持续关注罕见病的基础科学研究，并且作为研究经费的重要来源之一协助支持美国罕见病领域的研究进展。

在医疗机构与罕见病患者层面，美国医疗机构从最初仅负责罕见病治疗工作，发展到如今积极参与政府开展的研究项目，如哈佛大学医学中心还承接UDN与UDP两个平台的运作工作。大量的患者组织都在社会上持续倡导与呼吁对罕见病及其患者的了解和关注，也积极参与罕见病自然史等研究，为罕见病研发提供宝贵的数据。

在企业与社会公众层面，不仅药企积极响应政策指示，聚焦孤儿药的研发与上市，普通美国人对罕见病的关注近年来也不断加深，此前风靡全球的ALS冰桶挑战便是极具代表性的社会公众参与活动[14]。

美国作为最早关注罕见病多方协同的国家之一，尤为关注罕见病管理部门、患者组织以及相关联盟组织间的协同作用，并不断加强不同主体在罕见病创新医疗产品开发过程的参与程度。

2. 欧盟罕见病医疗产品创新协作体系发展概况

欧盟的起源可以追溯到欧洲煤钢共同体，该共同体成立于1950年，其最初侧重于共同的农业政策以及相处关税壁垒。而后其成员逐步扩大，也在更多领域实现各国之间的经济、社会、安全方面的合作。而罕见病领域同样一直被认为是欧盟在国际间合作不可或缺的重要领域。

70多年来，欧盟开展的很多罕见病方面的资助计划已推进相关研究，如第七框架计划（FP7）等；更有一些罕见病研究联盟如2019年1月推出的欧洲罕见病联合规划（EJPRD）是欧洲各国、各方罕见病合作创新的一个重要里程碑。

时至今日，欧盟各国之间已经创建成一个全面、可持续的罕见病研究与创新的生态系统，在罕见病研究、护理和医疗创新之间形成欧洲层面大规模的资源汇集，并且为欧洲各国罕见病患者提供高质量的支持。

3. 日本罕见病医疗产品创新协作体系发展概况

早在1972年，应对罕见病所带来的挑战就已成为日本国家卫生系统的一部分。基于政府的广泛支持，在过去的40年里，日本的罕见病协作体系取得了相当大的进展，包括1993年对罕见病药品立法、鼓励开发和研究罕见病药物、制定定价和报销系统便于获得罕见病药物、建立具体研究项目促进罕见病药物的研究和发展及政府支持的信息中心等措施，以促进罕见疾病的研究。此外，日本于 2013 年建立国家罕见疾病数据库以收集各种罕见疾病患者的信息，并得到政府的支持。为确保数据质量，从 2015 年开始政府指定专攻罕见疾病的医生负责直接将数据发送到全国罕见疾病数据库。国家层面的高质量数据将为研究和治疗罕见疾病带来了新的机会，也鼓励孤儿药物的研发[15]。

日本目前在罕见病方面的协作体系由政府、非政府组织、医疗机构、患者、药企等组成。从各方在罕见病领域所做的努力来看，日本的罕见病协作体系的构建主要是由各个利益相关者之间建立数据共享平台，来促进各方信息互通共享。

4. 加拿大罕见病医疗产品创新协作体系发展概况

总体来说，加拿大在罕见病领域发展并没有美国、欧盟、日本等国家那么早，其协作创新体系框架也没有达到其他发达国家的水平，但是近年其对于罕见病领域的重视程度逐渐提高，并逐渐探索出富有特色的罕见病协作措施与方法。

加拿大罕见病组织（CORD）于 2015 年与政府代表、研究人员、患者组织和政策专家共同制定的国家计划加拿大罕见病战略，探索一个更清晰的罕见病创新、保健路径，体现了加拿大对罕见病的重视。

过去的十年中，基因组测序技术的发展开创了一个疾病基因发现的新时代，因此，加拿大建立了不同的平台，以链接各个利益相关者。而加拿大主要注重促进研发方面的数据共享，主要是促进研究人员之间、研究人员与医生、研究人员与患者之间的交流，其中具有创新性的探索举措是加拿大建立了研发人员与临床医生的合作网络。

（二）国际典型医疗产品创新协作体系特点

在罕见病领域，全球各国的协作模式呈现出多样化的特点。一些国家在罕见病医疗产品创新方面早有积极的探索和实践。

1. 注重部门合作与患者参与，发挥联盟作用

国际上在罕见病医疗产品创新方面早有积极的探索和实践，成立了多个罕见病管理部门及患者组织等。其中，美国和欧盟等地在罕见病医疗产品创新方面注重各利益相关方之间的协作，并强调患者的作用。以下以美国为例，介绍其主要协作特点。

（1）注重罕见病管理部门间沟通协作

早在 2010 年 2 月，FDA（美国食品药品管理局）与 HIN（美国国立卫生研究院）共同制定合作计划，为符合条件的第三方罕见疾病产品开发者提供获得资助的机会，以更快、更安全地获得相关罕见病医疗产品。HIN 向 FDA 提供必要的科学知识和工具来改进 FDA 的监管途径，帮助 FDA 开发一致、综合和全面的方法来评估和监管创新疗法，包括罕见病医疗产品，从而更快速有效地交付创新医疗产品[16]。

2022 年 9 月 NIH 再宣布与 FDA 推出罕见神经退行性疾病的关键路径（CP-RND），并选择关键路径研究所（C-Path）作为该合作伙伴关系的召集人。研究所负责召集合作伙伴与专业领域人士，开展以罕见病患者为中心的药物研发，并利用 FDA 资助的罕见病治愈加速器数据和分析平台（RDCA-DAP）以汇集罕见神经退行性疾病的科学数据，从而提高罕见病药品开发的效率、可预测性和生产力[17]。

FDA 与 NIH 的协调与合作不仅展现了两机构在罕见病领域的努力，更体现出从政府端推动罕见病创新医疗产品研发的重要性和必要性。

（2）鼓励及推动患者组织参与罕见病医疗产品创新

自 20 世纪 80 年代开始，在部分医学专业人士和社会活动家的支持下，以罕见病患者及其家属为主体的罕见病患者组织在美国开始大量涌现，并在欧洲和日本等发达国家或地区快速传播。

患者组织在罕见病研究和孤儿药开发中发挥着重要的推动作用，包括促进患者注册登记、提供研究基金资助、为药物开发和临床试验提供支持，并推动有利于罕见病和孤儿药的政策等[18]。例如，美国肌萎缩疾病协会（Muscular Dystrophy Association，MDA）自成立以来已向 7000 名科学家的实验室集体投资了超过 10 亿美元，促进整个神经肌肉疾病生物学领域和开创性技术的建立。迄今为止，MDA 赞助的研究已经开发了 7 种 FDA 批准的疗法，包括用于 ALS 的利鲁唑，用于庞贝病的美而赞，用于周期性瘫痪的二氯磺胺以及用于脊髓性肌萎缩症（SMA）的诺西那生纳等[19]。MDA 的年度资助金额约占美国国立卫生研究院年度总支出的 30%，神经肌肉疾病领域许多重要进展都与 MDA 的贡献密不可分。

目前在全球的罕见病基础研究及药物研发环节中，已经越来越突显出以患者及患者组织为主导的价值模式。重视患者组织的作用，使患者端更加积极、高水平地参与到罕见病研究项目中，进一步促进罕见病医疗产品的创新研发。

（3）发挥罕见病相关联盟组织协同作用

1983 年美国成立了国家罕见疾病组织 NORD（诺德），致力于通过政策倡导、患者援助计划以及国际伙伴关系等途径来促进美国罕见病产业发展。NORD 不仅建立了专门的政策合作团队来反映罕见病患者需求，还为初创企业和成熟组织提供能力建设和指导服务，同时也促进国内各相关方之间的交流合作，提高医疗端对罕见疾病的认知程度。在国际层面，NORD 与欧洲罕见病组织（EURORDIS）和日本患者协会（JPA）等国际组织建立了战略合作伙伴关系。

多年来，NORD 建立了广泛的数据库，其中包括 2000 多个可靠的患者组织、一个财政援助资源目录、罕见病研究人员国际名单以及相关罕见病患者疾病报告可供医生、护士和医学研究人员参考。NORD 还管理一个国际临床研究赠款项目，由个人和患者团体的私人捐赠提供资金，为罕见疾病研究人员提供启动资金，以开始对特定疾病的研究。

由此可见，罕见病相关联盟或组织可以联结利益相关者，发挥自身统筹、协调能力，实现现有资源的整合，充分调动各方参与罕见病医疗产品创新的积极性，提高行动有效性。

在过去的三四十年中，美国罕见病领域发展迅速，获批药物数量与药企研发热情都得到大幅度的增长。从整体上看，美国罕见病领域的快速发展也得益于利益相关方的通力参与和社会资源联动。同时，美国罕见病协同体系不仅推动了其本土罕见病领域发展，更为全球其他地区如我国的罕见病医疗产品的创新发展提供了可参考、可借鉴的思路。

2. 资源汇集，促进各国家 / 地区间的沟通合作

欧盟在罕见病领域的协调发展体系已较为成熟，同美国类似的，同样设有罕见病组织联盟、采取措施促进患者组织参与到罕见病医疗产品创新中，而能够体现欧盟特色的则是其注重促进欧盟各成员国之间的数据共享、共同促成罕见病医疗产品的创新发展。

在欧洲，"罕见病专业中心（european networks of centres of expertise）"是提供罕见病研究和知识的中心，它将更新和促成新的罕见病相关科学发现，治疗来自欧盟各成员国的罕见病患者。"欧洲专业中心网络"将欧盟各成员国的罕见病专业中心作为节点建立网络，通过电子化或面对面的形式沟通产品创新与治疗方案，让欧洲国家的每一个患者都可以从网络中受益[6]。

欧盟在罕见病领域已形成较为成熟的生态体系，多个组织联盟合力，促进

科研界、政府组织、患者组织联盟之间的协作，达成高度的资源汇集，加速罕见病领域的医学突破，为欧洲各地的罕见病患者带来创新的医疗产品与服务，这是欧洲单独国家很难实现的。

3. 注重数据共享及其集成整合

日本罕见病协作体系已发展得较为成熟，在罕见病协同方面同美国欧盟类似，注重罕见病患者信息、基础数据及临床数据收集共享平台的搭建，通过促进基础研究与临床研究环节来促进罕见病医疗产品的创新研发。整体而言，日本更注重通过前期的数据来促进罕见病医疗产品的创新开发，尤其是注重数据的集成与整合。

厚生劳动省及日本医学研究开发机构（AMED）支持日本约 300 个罕见病研究小组。由于相关数据是由每个研究小组单独管理的，无法充分实现数据的长期稳定管理或研究小组之间的有效数据共享，并且单个研究小组所能收集到的罕见病患者信息的数量和质量都有限。因此，AMED2017 年在日本建立了一个全国性的信息基础设施和管理组织[20]，命名为"RADDAR-J"（日本罕见病数据登记处），以实现稳定的纵向管理并促进研究小组之间的有效共享、整合、分析和从研究参与者的临床和基因组信息的二次使用。

RADDAR-J 由临床信息整合、基因信息集成及个人信息管理三个数据单元组成，首先临床整合数据单元收集和存储来自具有特定诊断的患者的临床数据和生物样本相关数据。其次基因信息集成单元收集和存储项目共享的基因组数据，并将其集成以进行高级分析。最后是个人资料管理单元。

三个平台的数据交互流程见图 4-3-3，在临床信息整合系统中，根据所涉及的病例将唯一 ID 贴在相应的临床数据上，并与基因信息集成单元和个人信息管理单元共享使用这些 ID 所创建的对应表。基因信息集成单元根据对应表将基因组信息与伴随的临床信息相结合。对于拥有个人信息的项目，将临床信息整合单元生成的对应表与个人信息相结合，然后与临床信息整合单元及基因信息集成单元共享整理后的记录。最后将整理好的有组织的记录提交给提供相关数据的单位。

在数据应用上，RADDAR - J 建立了个人信息管理单元，独立管理每个项目提供的信息，可以在安全的环境中直接识别个人，并进行再识别。通过使用该函数，可以对从不同项目获得的数据进行统一和横断面分析，避免了患者在同一或不同的时间患有多种疾病项目时需重新识别的问题。随着更多的项目使用该平台，预计将带来更有效的信息收集，质量保证，改善信息获取，并促进罕见病联合研究和合作。

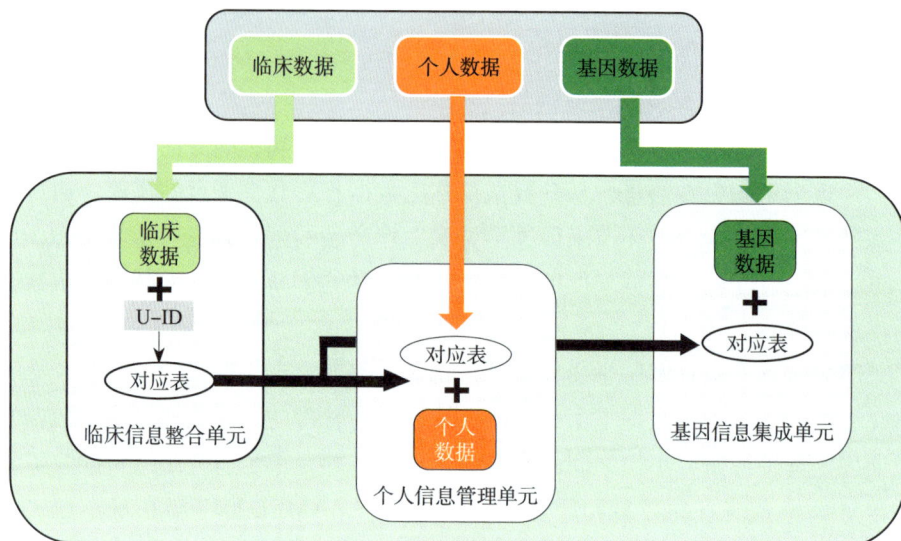

图 4-3-3　RADDAR-J 数据交互流程图

　　日本对于罕见病领域协同发展的探索开始较早，现在已形成较成熟的协同体系。总体来看，日本在罕见病协同方面更侧重于罕见病患者信息、基础数据及临床数据收集共享平台的搭建，通过促进基础研究与临床研究环节来促进罕见病医疗产品的创新研发。除此之外，也促进了患者参与罕见病医疗产品开发。整体而言，日本更注重通过前期的数据来促进罕见病医疗产品的创新开发。

　　而对我国来说，对罕见病医疗产品创新研究方面可尝试借鉴探索通过搭建数据平台的建立来促进产品的创新。

4. 建立临床端与研发端合作网络

　　基因组学的进步和发展改变了识别罕见病基因的能力，但我们对大多数基因在健康和疾病中的机制作用知之甚少。当一个新的罕见病基因首次被发现时，对其生物学功能、致病变异的致病机制以及如何进行治疗了解很少。为了解决这一差距，加拿大建立了罕见病模型和机制（RDMM）网络将发现新疾病基因的临床医生与能够研究模式生物中等效基因和途径的加拿大科学家联系起来。这是世界上第一个旨在加速和支持发现罕见病基因的临床医生与进行功能研究的模式生物学家之间的合作。该网络围绕 500 多名加拿大模式生物学家的登记册建立，RDMM 使用委员会流程来识别和评估临床医生与模式生物学家的合作，并批准 25000 加元的合作实验资金，具体流程见图 4-3-4。迄今为止，该平台已经建立了 85 个临床医生与模式生物学家的联系，并资助了 105 个合作项目。这些合作有助于确认变异致病性并揭示 RD 的分子机制，测试新疗法并促进罕见病医疗产品创新研发[21]。

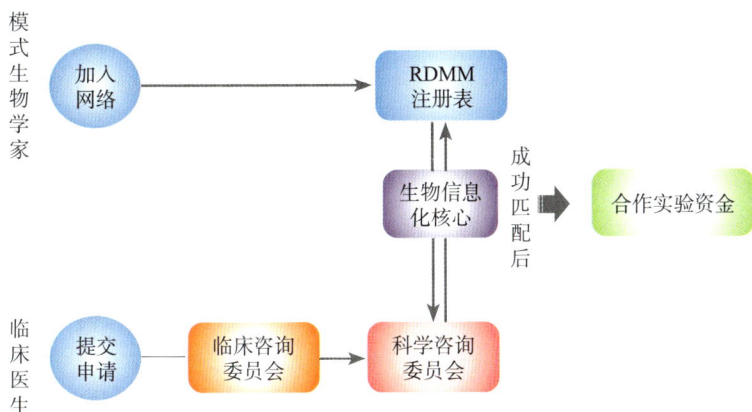

图 4-3-4　RDMM 合作流程

近年来加拿大对于罕见病创新重视程度快速提高，相关罕见病药物创新方面的协同平台建立发展迅速。在基因数据共享方面，所建立的数据共享平台和基因发现联盟已经对很多罕见病的基础研究起到了促进作用。

加拿大建立临床医生与研究人员的协作平台，这一平台使得罕见疾病基因的致病机制与如何进行治疗之间连接起来。临床医生和研究人员之间的合作，有助于揭示罕见病药物的致病机制和干预效果，从而有助于罕见病相关药物的创新，这一举措在国际上都具有创新意义，值得我国借鉴。

三、我国罕见病医疗产品创新多方协作模式的思考与启示

（一）罕见病医疗产品创新需要社会各主体参与协同治理

协同治理是建立在复杂的社会公共事务基础上，通过各个主体之间的协调与合作，使资源信息得到配置最优化，从而实现多元共建共治共享。基于社会协同治理的理论依据与视角，建议从政府、患者、患者组织、医疗机构、制药企业、科研院所、公众等多个社会主体出发，通过深入解析各主体的角色职能，充分发掘各方在罕见病协同治理框架中能够发挥的作用，并将全产业链条

串联起来，从而实现全社会共建共享的罕见病协同治理。社会各主体参与罕见病协同治理框架见图 4-3-5。

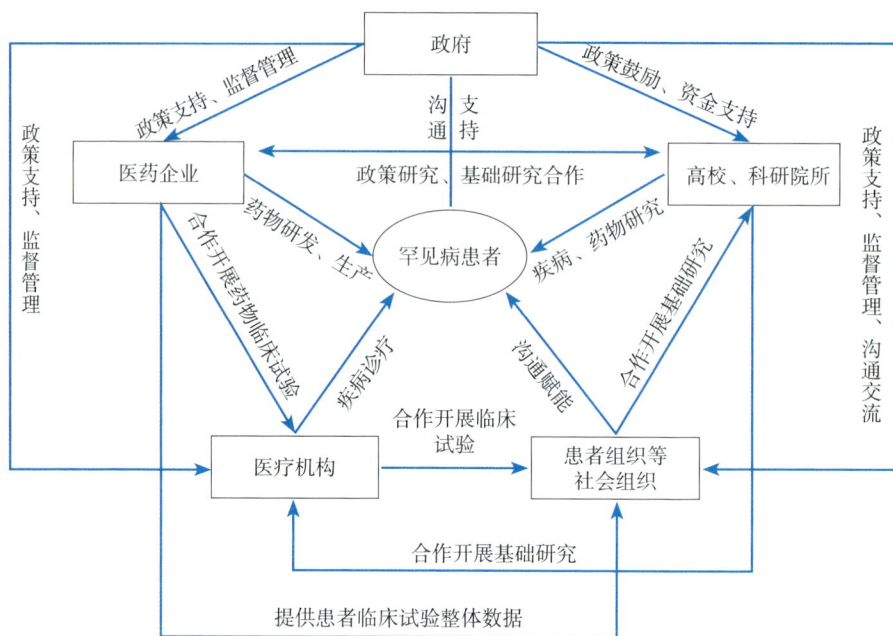

图 4-3-5　社会各主体协同治理框架

（二）完善顶层监管体系设计，加强政府部门间统筹协作

1. 推动罕见病立法及政策合力

放眼全球的罕见病药品政策的进展，全球 200 多个国家当中有 92 个国家有罕见病用药的相关政策。其中，全球 31 个发达国家中有 24 个国家/地区对罕见病实行单独立法。近年来国家高度重视罕见病患者诊疗与保障工作，让罕见病得到社会的广泛关注。建议结合我国国情，逐步推进罕见病立法工作，加强罕见病立法保障。

此外，目前国内企业自主研发罕见病用药的积极性很低，国内的罕见病用药大多依赖进口。各方高度关注罕见病的定义及目录的更新，只有从国家政策层面的推动及支持，让企业看到未来产品的市场预期，才能激发产业对罕见病医疗产品的创新研发投入。建议加快明确罕见病定义，对罕见目录动态调整与更新，同时借鉴国际经验，加快推进罕见病药品独占期和数据保护政策的有效落地，提高罕见病用药市场预期，促进罕见病药物的研发。

2.加强中央政府部门与地方政府部门之间的政策衔接

国家层面应进一步提高地方部门在罕见病及罕见病医疗产品领域的认知水平，加强对其重视的程度，并确保各部门对政策及相关信息的解读一致性。在中央的指导下，目前我国已有十余个省市地方探索建立了罕见病药物保障模式，做好地方和中央政策的衔接是保证政策效力的重要环节。

3.加快市场独占期落地实施，加强部门衔接与企业协同

随着罕见病支持政策出台步入快车道，国家药监局发布的《中华人民共和国药品管理法实施条例（修订草案征求意见稿）》提到，对批准上市的相关儿童新药和罕见病新药，分别给予不超过 12 个月和不超过 7 年的市场独占期限，独占期间内不再批准相同品种上市。"市场独占期"由此成为 2022 年罕见病领域的焦点议题之一。但我国罕见病药品的研制与创新还处于起步阶段，需要在立法中引入市场独占权制度以发挥其激励作用，同时建立合理的罕见病用药标准，严格市场独占权授予条件，并在实践中允许根据市场情况变化适时调整市场独占权的保护期限。

建议明确市场独占期实施细则，在药品审评审批、专利纠纷司法判决、专利纠纷行政裁决等环节有序衔接，加强有关职能部门密切合作与交流，共同维护市场秩序。此外，企业也应积极参与知识产权保护，一旦发生药品专利纠纷尽可能在早期阶段解决。原研药企业应在中国上市药品专利信息登记平台如实登记相关专利，仿制药企业应如实作出专利声明，严格信守承诺，共同保护知识产权创新。

（三）建立罕见病资源共享平台，实现罕见病多方共治共享

1.构建多元共享的罕见病信息系统，实现数据信息治理

鉴于罕见病的疾病特征、政府与社会各方可采集到的流行病信息与其他相关基础数据较为缺乏，以及我国当前相关罕见病数据信息平台的建设尚不完善等原因，在整个罕见病治理体系中存在各主体间信息沟通与共享的效率不高等问题。

因此，在这种罕见病数据汇聚难与各方信息沟通难的双重困境之下，我国亟需建立与完善多元共建共享的罕见病研发公共服务平台——将参与罕见病多元共治的各个主体在公共平台上进行链接，实现任意主体间的信息交互、协同共治。

同时，建立信息共享链，将患者数据、罕见病药物研发与上市等供给信息智能化，并采取多方面监管措施，以便为参与罕见病研发的社会各方提供全面、及时、准确的信息，提高社会协同的效率，更好地解决罕见病研发难题。

2. 激活全国罕见病诊疗协作网的创新活力，建立以临床需求为导向的罕见病医疗产品创新研发模式

临床医生是罕见病药品创新的重要主体之一，可在早期接触罕见病患者与丰富的医疗资源。建议通过完善激励政策和评价机制，调动临床医生参与罕见病药品研发，鼓励临床医生在接触罕见病患者过程中产生新想法、新观点，依托全国罕见病诊疗协作网将信息聚集起来，激发全国罕见病诊疗协作网成员机构的创新活力，通过多方交流，探索罕见病的发病机制、基因表型等。医疗机构管理层与企业在此过程中应给予支持，企业与临床医生形成良好地互动，医疗机构管理层需具备创新思维，同时具备风险防范的能力，平衡创新风险与创新机会。

目前医院、高校或科研院所与企业的交流互动较少，通常企业的新药进入到临床阶段才会与临床医生进行沟通。在研究的突破点上，企业应该提高对临床端的重视程度，与在罕见病领域具有创新激情和创新能力的医生多加沟通，建立起良好的互动机制，共同促进罕见病药品的创新研发。

另一方面，国家要建立起有效的互动机制，打破企业与临床医生的对话障碍，搭建良好的互动平台，通过营造良好的交流氛围，共同推动罕见病研究更高效进行。

3. 搭建各主体间的沟通交流平台及沟通机制

目前我国政府和研发企业之间已建立起沟通渠道，其中针对罕见病药品还可进行早期沟通，对每一类药品可进行单独沟通。但总体而言，相较于上市后交流，在上市前的指导较少，对某种疾病可参考的新药开发临床试验设计、指南或 CDE 指导原则较为有限。

在罕见病医药创新发展的进程中，政府通过政策制度实施与监督管理，发挥平衡社会多方利益的重要作用。因此，为促进我国罕见病医疗产品创新，建议设立国家重大专项、设立国家罕见病专项基金等举措支持罕见病药品研发，对罕见病药品的创新研发全链条进行布局，鼓励企业、科研高校及临床端开展罕见病流行病学、发病机制、基因治疗等项目的研究；建立国家罕见病药物创新研究中心并调动国家级科研院所开展罕见病相关研究；对本土从事罕见病药物研发的企业进行激励或者特殊考虑，如强化知识产权保护力度、完善药物临床试验数据保护工作以及探索罕见病药物研发企业税收优惠政策。

建议药审部门通过早期介入罕见病药物的研发过程，组织审评专家、临床专家与药物研发企业的沟通交流会，或在设立专家咨询委员会，针对前沿产品、短板环节给予企业更多地研发指导，便于更快捷地通过系列审核。

最后，由于罕见病药品的临床开发难度大、患者数量少以及研究周期长等因素，建议将罕见病与其他药品的交流沟通路径区别开来，设立专门沟通窗口，缩短与 CDE 沟通的周期，确保企业可以及时获得 CDE 的指导性建议。

（四）加强患者及患者组织在罕见病医疗产品创新中的参与

在罕见病领域，通过建立患者网络和倡导社群团体，提供患者参与药物研发的路径对推动罕见病医疗产品的创新研发具有积极作用。

我国 CDE 于 2022 年 7 月发布了《组织患者参与药物研发的一般考虑指导原则（征求意见稿）》，指出申办者可以根据研发目的决定是否以及何时开展患者参与工作，鼓励申办者在药物研发整体计划中纳入患者体验信息和数据[22]。此前，我国尚无此类指导原则出台。而且我国的患者组织发展较晚，尚不成熟，且与罕见病相关学会、协会、研究机构等相关主体间在解决相应问题上缺乏协同性。由此，可通过学习国外患者组织先进经验，鼓励患者及患者组织在罕见病研发中参与，充分发挥患者组织在我国罕见病领域的重要作用。

患者组织的目标之一是改善受某种疾病影响的患者及其家属的生活质量。它们将患者和患者的家属聚集在一起，分享照护指南并给予心理支持等。并通过线上直播、专家讲座、国外疾病手册翻译等方式，让患者更清楚自身疾病状况。此外，患者组织还可通过慈善基金等形式为患者家庭减轻经济负担，缓解家庭压力。

患者组织可通过传播疾病及其治疗信息，提高公众对疾病的认知程度，引导人们更好地了解这种疾病，促进对罕见病的科学研究。同时，罕见病的注册登记取决于医生的意愿程度和患者的信任度。患者组织可在此环节发挥积极作用，通过患者组织的渠道及影响力，宣传罕见病的注册登记项目。

同时，还可通过组织罕见病患者参与患者咨询会议，参与企业临床三期实验，对研究方案提供建议及相关信息。通过与监管当局、行业代表和医疗保健专家密切合作，有助于推动开发和获得适当的治疗，惠及更多罕见病患者。

（中国药科大学国际医药商学院 茅宁莹、袁惠琴、董方正、田梦妍、邬镜净、曾凯欣、杨雨菲）

参考文献
请扫描二维码查阅

罕见病高额药物创新保障模式的探索

一、背景及现状

目前，全球范围内已知的罕见病约为 6000~8000 种，总体的罕见病患者数量约为 2630 万至 4460 万人，其中中国患者群体约 2000 万人，且该数字每年仍在迅速增长[1-2]。在已知的罕见病病种中，仅 10% 具有切实有效的治疗措施[3]。由于单病种罕见病患者群体小、药物研发费用高，医药企业通常会对创新型罕见病用药进行高定价以回收成本。特别是近年来，随着生物技术的不断发展，罕见病领域新兴的生物药品，治疗效果明显，但价格昂贵，甚至可以达到一针几百万美元[4]。无论在发达国家还是发展中国家，该类型药物都给罕见病患者及其家庭带来沉重的经济负担。因此，罕见病高额药物的保障问题日益受到全球的广泛关注[5-6]。

随着我国综合国力的不断提高和经济水平的不断发展，罕见病用药保障也日渐成为国内医疗保障的热门议题。虽然我国早在 1986 年就启动了罕见病相关的调研工作，但由于经济发展、诊疗技术等各种历史原因所限，相关用药保障工作相对起步较晚[7]。该项工作直到 2000 年左右才有所突破[1]。2012 年，新型农村合作医疗首次将部分罕见病纳入国家大病保障领域。2018 年《第一批罕见病目录》发布后，罕见病用药保障工作得到迅速发展。2019 年，国家医保局在医保目录调整工作中特别强调："罕见病药品可以优先准入。"[8-9] 截止到 2021 年，国家医保已经基本覆盖了大部分罕见病低额用药，我国罕见病低额用药保障问题已经基本得到解决。而随着罕见病低额药品保障的逐步覆盖和深入，同国际上大部分国家一样，罕见病高额药品保障已经成为我们国家罕见病用药保障面临的最主要问题之一。

为了解决这个问题，国家医保局在 2021 年医保谈判过程中，首次尝试对

---

1 1999 年，《新药审批办法》《药品注册管理办法》明确提出将罕见病新药纳入特殊审批，罕见病用药应加快审评，及时审批。

罕见病高额药物进行医保准入的突破。同时，我国部分地区也在尝试探索罕见病高额药物保障的特殊模式，如专项用药保障、专项基金保障、用药清单保障、商业健康险等。无论是基本医保还是各地现有的尝试，虽然在部分罕见病高额药物的保障中取得了一定成效，但也都面临许多困境，难以实现全病种用药保障和全国性的推广。

因此，为更好促进我国罕见病高额用药保障工作发展，本文主要基于目前我国国家医保对罕见病高额药物的保障现状和各地实践，结合我国相关政策的发展方向，对我国罕见病高额药物保障提出一些新的创新和探索，以期在未来可以为减轻我国罕见病患者高昂的疾病经济负担提供一点思路和建议。

二、国内目前罕见病高额药物创新保障实践总结

（一）国内罕见病高额药物国家医疗保障实践

自 2018 年《第一批罕见病目录》发布以来，我国卫生健康相关部门陆续发布多项文件探索罕见病药物在国家层面的医疗保障工作。2019 年 4 月，国家医疗保障局在《2019 年国家医保药品目录调整工作方案》中指出，要继续将罕见病用药纳入优先考虑范围；争取进一步降低昂贵罕见病药品价格；同时将在大病保险、医疗救助政策上，进一步向罕见病患者倾斜。同年，国家医保局通过医保谈判的形式，将原发性肉碱缺乏症、早发性帕金森等罕见病药物纳入到国家医保乙类目录中进行保障。2020 年，中共中央、国务院发布《关于深化医疗保障制度改革的意见》明确要"促进多层次医疗保障体系发展""探索罕见病用药保障机制"。2021 年 11 月，国务院办公厅发布《关于健全重特大疾病医疗保险和救助制度的意见》，提出应整合多方力量探索建立罕见病用药保障机制[10]。

截止到 2021 年，我国医保目录包含的罕见病药品为 58 种，覆盖 29 种罕见病[11]。当年的医保谈判实现了将罕见病高额药物——诺西那生钠注射液、阿加糖酶 α 注射用浓溶液准入医保的突破，为后续我国探索罕见病高额用药的国家保障提供了参考经验。

2022 年 6 月，国家医保局发布《2022 年国家基本医疗保险、工伤保险和生育保险药品目录调整工作方案》及相关文件，再次提出医保目录调整时应对罕见病患者等特殊人群给予适当倾斜，同时不对罕见病用药申报设置条件[12]。

同年 9 月，国家医保局发布《关于公示 2022 年国家基本医疗保险、工伤保险和生育保险药品目录调整通过初步形式审查的药品及相关信息的公告》，包含 28 种可用于治疗《第一批罕见病目录》适应证的药物[13-14]。

从政策和实际医保目录调整情况来看，我国国家医疗保障已经在罕见病高额药物保障方面做出了许多工作和重大探索。但仍有部分罕见病高额药物，其价格确实超出了我国医保基金的支付能力，即便是进行医保谈判，也很难达到医保准入的价格。如果这类罕见病高额药物按现有价格准入医保，将给国家医保基金带来巨大冲击，甚至影响医保资金的公平性和可持续性。即便是发达国家和地区，依靠国家医保对罕见病高额创新药品进行保障，其医保基金都面临着巨大压力。我国各地的经济水平发展不均衡，目前医保基金还无法实现国家级统筹，各地区医保筹资和支付能力存在巨大差距，如果统一由国家医保对高额罕见病药物进行保障，经济富裕地区医保基金可能尚可承受，但经济发展相对落后的地区恐将难以负担。2020 年新冠病毒感染发生以来，给国民经济发展带来了巨大冲击，医保基金较往期压力更大，因此目前期望完全依靠国家医保来解决这类药品的保障问题，显然是不现实的。

综上，结合目前我国的经济发展形势和国家医疗保障能力，未来我国罕见病高额药物创新保障不能完全依靠国家医保，仍然需要多方共同努力，探索出多方参与、多类型保障并行的保障路径。

（二）国内罕见病高额药物地方保障实践模式

由于国家医保在罕见病高额药物保障方面承担着巨大的全国性保障压力，无法统一对大部分高额罕见病药物进行保障。我国各省市在相关药品的保障工作上，压力相对较小，自由度相对较高。因此，为了更好地实现罕见病患者的用药可获得性和可负担性，许多地区已经探索了各具特色的罕见病高额药物保障模式。本文对全国比较有代表性的相关保障模式进行了梳理，具体可分为以下 7 大类别。

1. 通过重大疾病门诊制度对罕见病高额药物进行保障的模式

通过重大疾病门诊制度对罕见病高额药物进行保障的模式，是通过将部分严重的、需要长期使用药物、治疗费用昂贵的病种列入重大疾病医疗保障范围，使用基本医疗保险基金支付患者在门诊就诊、取药产生的大部分费用，从而对重大疾病相关的罕见病患者诊疗和用药进行保障的保障模式。主要代表地区：山东省青岛市、河南省。

青岛市是我国最早将罕见病药品纳入门诊支付范围的地区之一，早在2005年便将多发性硬化、重症肌无力2种罕见病纳入职工医保门诊大病保障范围[15]。2014年12月、2021年12月也两次扩展门诊保障范围，将多种罕见病的药物纳入门诊管理，由医保统筹基金支付，且多不设置年度支付限额[16-17]。

河南省于2017年1月1日开始将血友病纳入重特大疾病门诊保障范围。2018年3月、2020年3月两次扩充门诊保障清单，纳入多种罕见病用药或特殊食品纳入基本医保保障范围内。按照相关政策规定，清单中的特定药品不设起付线，首自付比例全省统一为20%，其余由医保基金支付[18-20]。

2. 通过大病保险对罕见病高额药物进行保障的模式

通过大病保险保障罕见病高额药物的模式，是指政府管理部门将有确切疗效药物和诊疗手段、费用昂贵、人数较少的罕见病用药通过谈判的方式纳入大病保险保障范围，通过基本医疗保险支付大部分费用，再由医疗救助、专项救助、社会援助等其他方式支付剩余的部分费用，从而保障罕见病高额药品支付的模式。主要代表地区：山西省。

2019年3月，山西省将戈谢病、庞贝病纳入特殊保障范围，通过谈判将治疗这两种罕见病的药品纳入大病保险保障范围，医保支付大部分费用后，患者仅需支付药品费用的约6%，剩余费用也可通过医疗救助、社会援助负担部分[21-24]。

3. 通过特殊药品目录对罕见病高额药物进行保障的模式

特殊药品目录是各地方政府为治疗重大疾病制定的特殊药品目录，由补充医疗保险基金支付其药品花费。目录所收录药品需满足临床必需、疗效确切、价格较高、药品适应证及临床诊疗标准明确等标准，同时药品生产企业或供应商应能够保障药品供应。部分罕见病高额药品符合相关地区规定的特殊药品目录，可以在这个模式下得到一定的经济补偿和报销。主要代表地区：四川省成都市。

2016年12月，成都市开始实施《成都市重特大疾病医疗保险药品目录》，将26种药品纳入该目录，包括3种罕见病用药[25]。进入重特大疾病医疗保险药品目录后，由政府与药品企业谈判确定该药品价格，再由补充医疗保险基金承担药品费用的70%，一个治疗年度内最高支付限额为15万元[26]。

4.通过罕见病药物专项保障对罕见病高额药物进行保障的模式

（1）通过专项用药清单对罕见病高额药物进行保障的模式

专项用药清单罕见病高额药物保障是通过在大病医疗互助补充保险资金中单独设立罕见病用药清单，将药品年度总费用低于医保支付限额及患者个人负担限额之和的药品纳入保障，同时采取"累加计算、分段报销"的方式，为不同额度的药品提供不同程度支付保障的模式。主要代表地区：四川省成都市。

2021年1月，成都探索建立罕见病用药保障机制，设立罕见病专项用药保障，对药品适应证属于国家罕见病目录中载明的疾病且未进入国家医保目录支付范围的、符合突破性治疗药物特征的罕见病创新药、满足在医保支付40万/年和个人负担6万/年的限额条件下、患者可获得持续规范用药的药品纳入到用药保障清单中。清单内所有药品年度费用均不超过46万元，其中20万元内的药品费用报销比例为70%，个人支付上限6万元；20万~46万元的部分由该保障资金支付。该保障基金筹资来源于该市大病医疗互助补充保险资金，按照上一年度大病医疗互助补充保险筹资总额的2%为该保障资金筹资。目前，该特殊药品目录中包含治疗脊髓性肌萎缩症、戈谢病、庞贝病等7种罕见病的7种药品[27-28]。

（2）通过专项用药保障基金对罕见病高额药物进行保障的模式

通过专项保障基金进行罕见病高额药物保障是指通过省级统筹建设罕见病用药保障基金，实行全省统一保障范围、统一筹资标准、统一待遇水平、统一诊治规范、统一用药管理的机制。同时通过建立罕见病用药保障、医疗救助、慈善帮扶、商业保险等多层次保障机制对高额罕见病药品进行保障。主要代表地区：浙江省。

浙江省是我国首个实现省级统筹救助罕见病的地区。2019年12月，浙江省医保局发布《关于建立浙江省罕见病用药机制的通知》，指出将按照"专家论证、价格谈判、动态调整"的原则，结合浙江省经济社会发展水平、罕见病用药保障基金结余等情况，组织开展罕见病用药谈判；同时根据上年基本医保参保人数，按每年每人2元的标准，筹资建设浙江省罕见病用药保障基金，在省级医疗保险基金账户下设立罕见病基金子账户进行单独管理核算。对符合标准的参保患者，药品费用0~30万元的部分报销80%，30万~70万元部分报销90%，70万元以上的部分予以全额报销。报销后的剩余费用可通过医疗救助基金、慈善基金等渠道负担部分费用[29]。

5. 通过医疗互助基金对罕见病高额药物进行保障的模式

医疗互助基金是由政府机构同社会团体（红十字会、工人联合会等）联合创建的、强调公益性及非营利性的医疗保障基金，通常作为补充医疗保险的一部分。其具有独立的筹资机制、管理体系和运营制度，负责支付参保人员部分医疗费用的基金。通过这种模式对罕见病高额药物进行保障，主要是通过基金会向患者提供一定金额的药品费用援助。主要代表地区：上海市。

早在 1996 年，上海市红十字会便联合上海市教育委员会、市卫生健康委员会（原市卫生局）创办上海市中小学生、婴幼儿住院医疗互助基金（简称"少儿住院互助基金"），由家长集资，为 0~18 岁患病住院儿童提供互助基金。2011 年 8 月，该基金将庞贝病、戈谢病、黏多糖贮积症、法布雷病四种罕见病用药纳入保障范围。患儿在定点医院确诊后，可向基金会申请支付援助，每人每学年最高可获得 10 万元药品费用援助；需要罕见病特殊食品的患者每月最高可获得 500 元的支付援助[30-32]。

6. 通过罕见病救助基金会对罕见病高额药物进行保障的模式

罕见病救助基金会模式是利用社会捐赠资金，由政府相关部门指导，基金理事会负责具体事务管理成立为罕见病患者提供经济、药品援助的公益性慈善组织，通过该类型公益组织的服务对罕见病高额药物进行保障。主要代表地区：上海市。

2014 年 10 月 19 日，由上海市医学会罕见病分会作为发起单位的"上海市罕见病防治基金会"成立[33]。作为地方性基金会，该基金会主要通过企业、公益基金捐赠进行筹资，为具有上海市户籍、患有罕见病的低保或低收入家庭提供一次性经济援助，根据患者家庭经济状况，援助金额在 2 千~5 千元不等[34]。此外，该基金会也下设了针对特定病种的专项基金，如专门为溶酶体贮积病提供救助的溶酶体专项救助基金[34]。

除了上海，我国也有部分省份通过基金会的形式参与罕见病药品保障，如江西省罕见病基金、台湾省罕见病基金会、北京市病痛挑战公益基金会等。

7. 通过惠民保特药清单对罕见病高额药物进行保障的模式

惠民保是目前在全国发展和关注度最高的商业健康保险之一，该模式主要通过设置特药清单、清单药品采取特殊报销额度的方式对罕见病高额药物进行保障。主要代表地区：全国实行罕见病相关的惠民保城市。

在各地实践中，惠民保参与方通常包括当地政府、保险公司和第三方科技平台[35]。截至 2021 年 5 月，我国各地已出台 120 个惠民保产品，其中 16 个省级行政区的 51 个惠民保产品涉及罕见病用药保障。所有保障罕见病的惠民保产品中,广东省惠民保数量最多,达 12 个,其次为浙江省 9 个。保障金额方面,51 个罕见病相关惠民保产品中 43 个的保障金额在 100 万 ~150 万元之间,占总数量的 84.3%;其中高保障额度的惠民保主要集中在东部沿海地区,如广东省、浙江省、福建省等。但总体来看,目前惠民保产品保障的罕见病品集中在多发性硬化、特发性肺动脉高压、血友病等 15 个病种上,仅 4 个产品对所有罕见病提供保障或津贴。

三、国内罕见病高额药物创新保障模式探索

综合我国国家层面对罕见病高额药物的保障和各地目前的探索经验,可以发现,优化罕见病高额用药保障,不能单靠某一方的力量。只有多方共同努力,才能真正实现对罕见病高额药物的保障。因此,结合我国国情和现有实践经验,本文特提出几种罕见病高额药物的创新保障模式,以期提高我国的罕见病高额药物的保障水平,真正惠及罕见病患者。

(一)罕见病第三方非营利平台保障模式

构建以政府引导为核心,多方参与为基础,第三方非营利性平台独立运行的罕见病高额用药保障创新模式。

以政府引导为核心,并不意味着政府包办或主导。而是指政府以全民健康国家战略的角度出发,创建罕见病患者全生命周期服务新体系和罕见病用药全生命周期保障供应新体系,通过构建相应的机制和体制,提升医药科技攻关和医药服务能力、提高信息化建设与公众认知水平、优化多层次社会保障体系,促进我国罕见病高额用药保障的全流程化、科学化、人性化管理。

罕见病用药保障涉及多方主体,应以多方参与为基础,特别是应实现"政产学研金服用"全方位的资源共享与链接。这种多方参与在于促进各主体各司其职、发挥主观能动性和积极性。例如,政府部门应主要负责进行政策与法律规范引导;科研院校应重在强化基础研究与政策评估;医疗机构应优先发展诊疗技术与合理用药;相关企业应积极研发、促进药品可及并承担社会责任;金融资本与社会公益资金应积极投入罕见病诊疗与救助工作;商业保险机构应积极推出合适保险险种;慈善组织应加强沟通联络与资助对接;患者组织应主动保护患者权益;罕见病患者自身应加强对疾病知识的了解;社会公众应通过新

闻媒体的宣传介绍不断了解相关知识，并对需要帮助的患者提供必要援助等，以期通过多方合力提高罕见病患者的生存质量和保障水平。

目前国内罕见病高额用药保障面临的最大问题之一，就是资源无法有效匹配与协调。因此，为真正实现多方参与，应构建兼顾各方利益、第三方独立运行的非营利性罕见病用药医疗保障平台。该平台的组建形式可以是罕见病非营利组织联盟，也可以是多方共建的网络平台。平台最重要的功能就是实现"政产学研金服用"全方位的资源共享与连接，应兼具资金募集、救助保障、信息登记与共享、知识科普等职能。其主要使用对象包括政府部门、相关药品生产企业、科研机构、医疗机构、慈善机构、患者组织和罕见病患者等。各主体都可以在该平台上找到自己所需的资源，如政府部门可以通过平台了解全国罕见病总体发病率与患者整体概况，以便调整国家相关保障政策；相关科研机构、企业或慈善团体可以通过平台有条件地获取需要救助的患者信息，以便主动向罕见病患者提供救助；罕见病患者和患者组织可以在平台获取相关救助活动信息，以尽快获得救助；普通公众可以通过平台了解相关疾病知识。

该模式的资金募集可以主要依靠第三方平台采用类似非营利组织基金会的形式进行多渠道筹资，如通过基本医保、大病保险、医疗救助、商业保险、社会慈善、专项资金、社会资本、个人捐赠等多种形式筹资，具体筹资方式根据平台设立情况具体确定。筹集到的相关资金应当由第三方平台设立专项基金独立管理与使用。该基金应及时公开相关募集和使用信息，接受政府部门的管理和监督。

具体的保障形式上，由平台根据基金的筹资情况以及患者的参保形式、经济条件等，针对不同的被保障对象，采取不同的报销与救济方式，如针对药品费用相对较低、经济压力相对较小的罕见病患者，可以报销除去医保支付部分外的药品费用；对患有特定病种、使用高额治疗药品、除去相关保险外经济条件不足以承担治疗费用的罕见病患者或其家庭，可以采用赠药计划、社会捐赠与资助等形式，保障其药品使用。此外，平台也应设立报销信息登记系统，用于记录和统计被保障患者的信息登记，避免重复过度补助。

（二）罕见病高额药物专项基金保障模式

参考浙江省的罕见病专项保险基金经验，可以由国家相关部门引导建立全国性的罕见病高额用药保障基金，通过该基金对罕见病高额用药进行保障。

该基金应由政府引导建立，采取多渠道筹资方式，可以优先考虑由国家相关基金上解形成种子基金，而后吸引社会资金注入，形成整体基金池，具体形式可包括：①大病保险基金上解：参照我国浙江省罕见病保障基金的筹款模式，根据我国基本医疗保险的参保人数，以每人每年一定标准从大病保险基金中上解至高额罕见病用药保障基金。②医保结余资金上解：可以利用部分医保结余资金按参保人数以每人每年一定标准上解至高额罕见病用药保障基金。③国家福利彩票或烟草税上解：通过国家福利彩票或烟草税收部分，按每人每年一定标准进行资金上解。④社会捐助：鼓励社会企业、金融资本及个人等进行捐助，扩充高额罕见病用药保障基金。

一个全国性基金的建立，不仅需要明确的筹资渠道，更需要一套高效、有序的管理和运行机制。政府引导下，需设立该基金的第三方非营利运行机构，构建兼顾各方利益、独立运行的体系机制。该独立运行机构需要建立符合国家法律、政策要求的内部工作制度和操作流程，明确钱从哪里来、到哪里去、谁来发、发给谁、怎么发、谁来监管、怎么监管等操作方法和细节。基金运行的体系机制应包括：①资金使用管理制度，资金使用管理应该严格按照国家财务相关规定，设立筹资管理制度、资金使用审批制度、资金预算制度、资金审计制度等。②报销信息登记审核制度，对被保障患者进行信息登记和审核，避免重复过度补助、虚假补助或骗补。③保障报销制度，针对医保目录外的高额罕见病用药患者，采取不同的报销与救济方式，如免费用药、赠药计划、资金捐赠等形式。④财务公开制度，资金使用应当严格遵守财务管理相关规定，公开预算、使用明细、结算等相关信息，接受政府管理部门、社会公众的监督。⑤信息公开制度，建设开放性的非营利性高额罕见病用药保障信息使用平台，相关科研机构、企业或慈善团体也可以通过平台有条件地获取需要救助的患者信息，以便主动向罕见病患者提供救助。⑥其他管理制度，建设其他有助于基金管理的规章制度。

最后，想要真正实现高额罕见病用药保障基金有效的落地运行，需要推动其与其他制度的有效衔接。可以通过国家医保部门牵头，推进高额罕见病用药保障基金与国家各部委相关保障政策与制度的衔接工作，构建实时联动、清晰对接、严格监管和明确操作的管理机制。如可以构建：①基金管理联动机制：医保、民政、卫健、财政、银保监会等部门，建立工作联动机制，保证政策落地和工作流程舒畅，避免职责不清。②基金管理对接机制：明确慈善救助、金融资本与捐赠企业等机构与该基金相对接的工作机制，确保基金支付机制有序运行。③基金管理监管机制：明确高额罕见病用药保障基金的监管部门和主要监管流程，确保资金实现全流程的透明化管理使用。④基金资源整合机制：探索整合高额罕见病用药保障基金与国家基本医保、大病保险、医疗救助、商业保险等补偿政策及相关资源，最终实现高额罕见病药品"一站式"结算。

（三）多层次罕见病普惠性商业保险体系模式

通过政府部门引导，构建多层次罕见病普惠性商业保险体系对罕见病高额用药进行保障的模式。

由政府引导，商业健康保险公司运行，设立全国性的专项罕见病普惠性商业保险项目。目前我国尚无一种得到广泛认可的罕见病商业健康保险模式，因此未来在进行相关探索时，政府应积极参与到罕见病专项普惠性保险的设计和规划中来，协调医学专家、患者群体、药品研发生产企业和商保公司，共同充分科学考量对该类保险进行设计。通过医学专家明确疾病发病率和发病后对人体的损害，通过患者群体了解其核心的保障需求，通过药品研发生产企业明确基本的市场规模和药品的价值，由政府与商保公司共同探讨险种的涉及和理赔模式，以实现多方共赢，真正实现罕见病高额药品的保障。在该保险模式形成后，政府部门重点在于对该类险种和保险公司运营的监管，具体保险的运行工作应交由保险公司独立进行。

构建网络化多层次商业普惠险体系。可以由政府相关管理部门进行评估推荐，筛选全国性、具有资质的、抗风险能力较强的保险公司作为罕见病普惠性商业保险的顶层设计者和支付方，同时可以出台一定的激励措施，如税收优惠，在各地方鼓励地方具有资质的小型商业保险公司以加盟或合作的方式积极参与到该险种的项目中来。在项目执行过程中根据一般情况下的疾病诊疗费用设计不同级别的赔付门槛，级别可以根据诊疗所需费用由低到高，级别越低，诊疗费用越少。低级别的诊疗费用赔付，地方保险公司进行支付即可；如果是符合标准的高级别赔付，则需要省级保险公司或全国性保险公司进行协调保障。

在保险项目中设立"罕见病商业健康保险风险基金"。该基金以全国或省级为单位将所有的罕见病商业保险资金进行统一管理，由一个政府部门牵头的管理机构在结合各个保险公司的保险类型、险种风险（如被保险人的年龄、性别、健康风险和经济状况等因素）后，按照一套调整机制，将基金重新分配给各层级的商业健康保险机构以进行保障。政府重点负责市场政策法规的制定以及对医疗保险市场的监督，虽然政府统一调配风险基金，但并不继续负责医疗保险费用的筹资，而只是负责对保险费率进行制定和调整。各私营健康保险公司自行筹集保费并且自主运营。

鼓励良性竞争，联盟议价。在明确相应的市场管理规则后，积极鼓励保险公司之间的充分竞争，避免垄断，促进各个公司之间竞相推出更好更优质的保险产品。同时鼓励相关保险公司形成联盟，共同联合起来实现与药品生产厂家议价的可能，借鉴国家药品集中采购和药品谈判的经验，降低保险项目内的高额罕见病用药费用。

（四）多元化罕见病公益慈善项目网络模式

罕见病高额用药保障是一项系统性、贯穿罕见病患者全生命周期的复杂工程，不仅需要从诊疗、用药方面对患者进行救助，也需要从生活和经济上对患者及其家庭进行支持。因此，建议由政府引导，形成多元化的罕见病公益慈善项目网络来保障罕见病患者所需的高额药物。

该模式可以最大程度的利用现有的慈善资源，模式内的筹资、资金管理、具体项目运行，都由罕见病相关的公益慈善组织具体进行。政府部门更多的是对慈善组织进行规范引导并出台政策（如税收政策、公开褒奖、资金支持等），鼓励公益慈善组织积极开展全国性和地方性的罕见病高额用药相关的慈善项目，最终形成慈善项目网络化模式对罕见病高额药物进行保障。

鼓励建设或发展全国性罕见病高额用药相关的慈善项目。政府相关管理部门，经过服务经验、服务规模、管理透明度、管理效率与社会信誉等各方面综合考量，筛选出规模较大、信誉较好、在全国有各级网络化机构的慈善组织。由这些慈善组织通过与医疗机构、科研院所等单位合作，综合考量我国相关罕见病患者的整体情况，根据科学的数据和测算方法明确慈善项目的准入标准和救助形式，主动发起长期、全国性罕见病高额用药相关的资金募集或慈善赠药活动，避免依靠现有的等待型慈善救助方式（即有相关捐赠方才开展慈善救助服务），以保障更多的罕见病患者可以使用相关药品。

在各地鼓励发展地方性罕见病高额用药相关慈善项目。由于各地疾病谱不同，公益慈善力量发展的情况不同，可以由各地公益慈善组织根据各地需要与当地医疗机构、科研院所、街道及社区等保障部门开展合作，统计梳理罕见病患者对于高额用药及相关保障的迫切需求，统筹协调、整合区域慈善资源，将需求及资源信息及时汇总，设立符合当地特色的罕见病高额用药相关的慈善项目，以满足不同地区患者的需求，并对全国性罕见病高额用药相关的慈善项目形成补充。

四、结语

罕见病高额药物保障，不仅是我国罕见病用药保障面临的关键问题，也是全球罕见病用药保障共同面对的难题。本文结合我国国家医保及各地探索的罕见病高额用药保障探索，提出 4 种未来针对罕见病高额用药保障的创新保障模式，由于篇幅和研究时限精力所限，相关内容未来仍需后人进一步细化和改进。罕见病高额用药保障工作无法短时间内实现一蹴而就，希望相关模式与设想能够为未来的实际工作提供一定的思路和建议。随着各方共同努力和关注，也期待未来可以早日减轻我国的罕见病患者的高额药物使用负担。

（北京大学药学院　史录文、林芳卉、张珺怿）

参考文献
请扫描二维码查阅

罕见病药物立法与政策中不同主体的权利与义务

　　罕见病，与常见疾病相对，是指在某个特定区域内患病率极低的一类疾病，具有发病率低、症状严重、治疗方法及药物不可替代、需要长期治疗等特点。虽然患病率低，但由于病种多、人口基数大，我国罕见病患者并不罕见。由于罕见病药品研发成本高昂，市场需求小，投资回报低，企业不愿意将其作为研发重点甚至放弃研发，厂商不愿意生产，因此罕见病药品又被称为"孤儿药"（orphan drug）。罕见病药品一般定价较高，而罕见病患者大多属于低收入群体。这造成绝大多数罕见病患者常陷入无药可用或有药用不起的窘境。

　　罕见病用药保障是关乎罕见病患者健康权保障的社会问题，需要通过体系化的制度设计来帮助患者解决药品不可及、不可负担的问题。在健康中国建设道路上，"对每一个困难群体都要关爱、都不能放弃"，要更新罕见病目录、促进罕见病药品创新研发、推进罕见病医疗保障体系建设，"让更多罕见病患者吃得起药、看得起病"[1]。近年来，国家高度重视保障罕见病患者的用药可及性，2020年颁布的《中华人民共和国基本医疗卫生与健康促进法》（以下简称《基本医疗卫生与健康促进法》）、2019年修订的《中华人民共和国药品管理法》（以下简称《药品管理法》）都对罕见病用药保障作了相关制度安排。2020年2月，中共中央、国务院发布了《关于深化医疗保障制度改革的意见》，提出要探索建立罕见病用药保障机制。这些法律与政策文件的内容涉及罕见病政策网络中多元主体的权利义务，构成了进一步做好罕见病患者权益保障工作的指引。

一、罕见病患者的权利与义务

　　罕见病药物立法与政策制定的目的在于保障罕见病患者的权利。罕见病患者享有健康权、公平获得基本医疗服务的权利、依法参加基本医疗保险并享受相应医疗待遇的权利，还有参与立法和政策形成的权利。

（一）国家保护罕见病患者的健康权

罕见病患者亦享有健康权。《基本医疗卫生与健康促进法》第4条规定，国家和社会尊重、保护公民的健康权。权利有积极属性和消极属性。在私法关系中强调的是健康权具有消极的一面，其他主体负有不得侵犯健康权的义务，即公民掌握自己的健康，未经其知情同意不得强行治疗以及进行药物临床试验[2]。《中华人民共和国民法典》（以下简称《民法典》）第1004条规定，自然人享有健康权，其身心健康受法律保护。《基本医疗卫生与健康促进法》第32条规定，罕见病患者接受医疗卫生服务，对病情、诊疗方案、医疗风险、医疗费用等事项依法享有知情同意的权利。进行罕见病药物临床试验和其他医学研究时，也应取得患者的知情同意。实践中，部分已经上市的药品可能由于缺乏样本量或者市场需求量小，在申请药品注册时没有申报相关的罕见病适应证，因此，不少医师需要对罕见病患者进行超说明书用药。根据《中华人民共和国医师法》第29条第2款的规定，在尚无有效或者更好治疗手段等特殊情况下，医师取得患者明确知情同意后，可以采用药品说明书中未明确但具有循证医学证据的药品用法实施治疗。

在公法关系中，更强调健康权的积极面向，国家需要对积极权利提供制度性保障。《中华人民共和国宪法》第21条明确规定，国家发展医疗卫生事业，发展现代医药和我国传统医药，保护人民健康。这或可视为我国宪法针对医疗卫生领域设定的国家目标条款，可引导、督促国家通过制度建构来发展医疗卫生事业。《基本医疗卫生与健康促进法》的立法目的之一就是"保障公民享有基本医疗卫生服务"，并为实现此目的提供了一系列制度性安排。例如，基本医疗服务主要由政府举办的医疗卫生机构提供，鼓励社会力量举办的医疗卫生机构提供基本医疗服务[3]。再如，法律规定国家实施基本药物制度，遴选适当数量的基本药物品种，满足疾病防治基本用药需求[3]。罕见病患者作为社会中的弱势群体，更应强调其健康权的积极属性，也即国家和社会应当采取措施为罕见病患者提供必要的医疗和医药服务。

（二）公平获得基本医疗服务的权利

公平获得基本医疗服务是罕见病患者享有的一项法律权利。《基本医疗卫生与健康促进法》第 5 条第 1 款规定，公民依法享有从国家和社会获得基本医疗卫生服务的权利。这就要求国家承担相应的给付行政的责任，在基本医疗服务领域提供平等的生存照顾。平等既是公民享有的一项基本权利，也是一项法律原则。《宪法》第 33 条第 2 款规定："中华人民共和国公民在法律面前一律平等。"《基本医疗卫生与健康促进法》第 15 条第 1 款对基本医疗卫生服务的定义就突出了"公民可公平获得"这一要件。《基本医疗卫生与健康促进法》第 39 条第 2 款再次重申了"保障基本医疗卫生服务公平可及"的重要性。立法者一再强调基本医疗服务必须确保"公平"，这是贯彻宪法上平等原则的必然要求。

国家和社会应当平等保护罕见病患者获得基本医疗卫生服务的权利。病者有其药、药价可负担是实现公平获得基本医疗服务权的应有之义。"社会正义"是一种实质平等的表现，不应因疾病类型、疾病严重程度的差异，在获得医疗服务等方面产生"事实上的不平等"。在我国，在医药卫生服务资源提供和机会获得方面，罕见病患者处于相对不平等的地位。我们应建构更加公平、更可持续的医药卫生法律制度，织牢织密保障网，促进罕见病患者群体在获得基本医疗服务上实现真正的机会平等，这有助于克服"同病不同医"问题，从而实现形式平等与实质平等相统一，切实保障罕见病群体的生命健康权[4]。

（三）依法参加基本医疗保险的权利和义务

除了健康权、平等权之外，物质帮助权也是罕见病患者享有的一项基本权利。《宪法》第 45 条第 1 款的规定，公民在疾病或者丧失劳动能力的情况下，有从国家和社会获得物质帮助的权利。《宪法》第 14 条第 4 款规定，国家建立健全同经济发展水平相适应的社会保障制度。物质帮助权是一项积极权利，国家应当采取积极的行动予以保障，发展为公民享受这些权利所需的社会保险、社会救济和医疗卫生事业。《基本医疗卫生与健康促进法》第 82 条第 2 款规定，公民有依法参加基本医疗保险的权利和义务。《中华人民共和国医疗保障法（征求意见稿）》第 9 条中，也强调按照规定享受相应医疗保障待遇，即药品只有纳入医保目录，医保基金才会支付政策范围内的医疗费用。在保护罕见病患者医疗保障权益方面，应当追求实质平等而非形式平等。罕见病用药费用虽然单价较高，但患者总数不多，罕见病用药费用对于医保基金的影响位于相对可控的范围。

公民是自己健康的第一责任人，罕见病患者负有参加基本医疗保险的义务。为保障公民基本医疗需求，我国建立了基本医疗保险、大病保险和医疗救助三重制度。国家完善医疗救助制度，保障符合条件的困难群众获得基本医疗服务[3]。医疗救助帮助困难群众获得基本医疗保险服务并减轻其医疗费用负担，符合条件的罕见病患者可申请医疗救助。由医疗救助基金支付的药品、医用耗材、诊疗项目原则上应符合国家有关基本医保支付范围的规定，各地不得擅自扩大医疗救助费用保障范围[5]。医疗救助基金支付要遵循医疗保障待遇清单制度，对未纳入医保目录的罕见病用药原则上不予支付。

（四）参与罕见病药物政策形成的权利

发扬民主是立法和政策制定的基本原则。根据《立法法》第 5 条的规定，立法应当公开，保障公众通过多种途径参与立法活动。政策制定是立法的先导，在政策形成过程中同样需要听取公众意见，尤其是要听取利益相关方的意见[6]。罕见病药物政策形成过程关系患者的健康权益和福祉，其政策形成属于"重大行政决策"，应当遵循民主决策原则，充分听取各方面意见，保障公众通过多种途径和形式参与决策[7]。决策承办单位应当采取便于社会公众参与的方式充分听取罕见病患者意见[7]。当向社会公开征求罕见病政策意见时，决策承办单位应当通过政府网站、政务新媒体等便于社会公众知晓的途径，公布决策草案及其说明等材料，明确提出意见的方式和期限[7]。

罕见病患者某种程度上处于相对弱势的地位，其声音容易被社会所忽视。如今，越来越多的罕见病患者选择加入到罕见病患者组织中。通过加入社会组织，罕见病患者获得了更多地参与罕见病临床研究与药物研发的机会，不仅如此，患者组织也成为罕见病患者向政府表达利益诉求的渠道。罕见病患者希望借助组织化的方式，获得更多的政策关注与政策影响力。为实现现代行政过程的民主化，在罕见病药物政策形成过程中，应当特别注意保障罕见病患者以及患者组织的平等参与权[8]。另外，也需培育罕见病患者的参与能力，提高其组织化程度，并设计相应的程序机制，让罕见病患者通过各种途径表达自己的利益诉求。例如，2021 年 7 月，为提高罕见病患者在政策制定中的参与度，国家卫健委相关负责同志参加了罕见病患者组织的罕见病合作交流会，听取了患者声音和诉求，并向其传递相关政策。

二、罕见病药物研发企业的权利与义务

相较于普通药品，罕见病药品供给侧尤其需要政策引导和制度激励。由于罕见病患病率低，市场需求量小，患者支付能力弱，许多企业不愿研发、生产罕见病药品。为解决罕见病药品供给中存在的"市场失灵"，政府需要整合研发注册、知识产权保护、市场销售、税收缴纳等环节的激励措施，形成政策合力，在法律上消除企业的后顾之忧。

（一）强化药品知识产权保护

为加强和促进罕见病药物创新，我国一方面支持罕见病药物研发和科技攻关，一方面高度重视药品知识产权保护。在加强罕见病药品知识产权保护方面，《药品管理法》第5条规定，国家保护公民、法人和其他组织研究、开发新药的合法权益。在药物研发行业内流传"做药就是做专利"一说。专利制度的本质是以公开换保护。近年来我国密集出台了一系列鼓励药品创新的政策文件并逐渐将其制度化，全方位加强包括罕见病药物在内的药品知识产权保护。2017年10月，中共中央办公厅、国务院办公厅印发《关于深化审评审批制度改革鼓励药品医疗器械创新的意见》，在"促进药品创新和仿制药发展"部分提出了三种加强药品知识产权保护的制度方案：一是探索建立药品专利链接制度；二是开展药品专利期限补偿制度试点；三是完善和落实药品试验数据保护制度。

为进一步加强包括罕见病药品在内的药品知识产权保护提供法治保障。2018年4月，国家药监局发布《药品试验数据保护实施办法（暂行）》征求意见稿，其中第6条拟规定，对罕见病用药，自该适应证首次在中国获批之日起给予6年数据保护期。2020年《专利法》进行了修订，第42条第3款规定了新药专利期限补偿制度，"对在中国获得上市许可的新药相关发明专利，国务院专利行政部门应专利权人的请求给予专利权期限补偿"。《专利法》第76条专门对药品专利链接制度作了规定，国家药监局、国家知识产权局根据该法条的授权制定了《药品专利纠纷早期解决机制实施办法（试行）》（2021）。

（二）赋予罕见病新药市场独占权

如果说知识产权保护覆盖所有新药，那么市场独占权制度就是为罕见病

药品量身定制的市场激励措施。市场独占权最早是由美国《罕见病药物法》创设的激励制度，它赋予药品上市许可持有人在一定时期内的市场排他地位，在此期间，药品监管部门一般不会再审批治疗同种罕见病的其他药品上市。2022年5月，国家药品监督管理局公布的《药品管理法实施条例（修订草案征求意见稿）》首次提及了市场独占权制度，第29条第2款规定，"对批准上市的罕见病新药，在药品上市许可持有人承诺保障药品供应情况下，给予最长不超过7年的市场独占期，期间不再批准相同品种上市。药品上市许可持有人不履行供应保障承诺的，终止市场独占期"。对企业而言，市场独占权制度是最有力的激励措施之一，它能确保企业在较长时期内获得相对稳定的回报。

市场独占权构成了法定垄断，立法者通过法律授予药品上市许可持有人在一定时期内独占经营的权利，以换取其稳定供应罕见病药品的承诺，并激励更多的企业投身于罕见病药物研发。市场独占权制度的法理基础有两点，首先，没有市场独占权的保障，企业研发和生产罕见病药品的积极性会大大降低；其次，市场独占权能与药品专利权制度一道，为罕见病药品企业提供更系统的保护[9]。赋予罕见病新药市场独占权可能会导致罕见病用药的超高定价，罕见病药品研发、生产、销售企业应负有公平合理制定价格的义务[10]。市场独占权制度可能会带来垄断，因此要依据《反垄断法》的规定，对相应的罕见病药物研发企业加以规制，防止其滥用市场支配地位。

（三）获得税收优惠的权利

给予罕见病药物研发、生产、经营企业税收优惠是国际通行做法，但各国的税收减免方式和力度并不相同。为鼓励罕见病新药研发，降低患者用药成本，我国在罕见病药品增值税以及进口环节增值税、小微企业申请创新药注册、支持科技创新、鼓励企业加大研发投入等方面出台了一系列优惠政策。例如，我国对增值税一般纳税人生产销售和批发、零售罕见病药品，可选择按照简易办法依照3%征收率计算缴纳增值税；对进口罕见病药品，减按3%征收进口环节增值税[11]。政府也先后发布了两批罕见病药品清单。根据《国务院关税税则委员会关于2021年关税调整方案的通知》，对14种罕见病药品原料实行零关税。我国目前在罕见病药物研发以及市场供应方面的税收优惠措施法治化程度较低，未来在提高税收优惠力度、优化税收抵免方式等方面还有完善空间。

在实践中，许多罕见病药物研发企业会开展患者援助项目，即由制药企业向慈善组织、行业协会或者其他第三方组织捐赠罕见病药品，再由该受赠组织向符合特定条件的患者提供药品、资金，从而提高罕见病患者用药可及性并进行产品宣传。公民、法人和其他组织捐赠财产用于医疗卫生与健康事业的，依法享受税收优惠[3]。据此，开展罕见病患者援助项目，也可以享受税收优惠。

但药品是高风险产品，企业即使开展患者援助项目或者捐赠药品，也必须符合法律的规定。根据《药品流通监督管理办法》第20条规定，"药品生产、经营企业不得以搭售、买药品赠药品、买商品赠药品等方式向公众赠送处方药或者甲类非处方药"。据此，企业不能单独发起患者援助项目，必须与公益性社会团体、医疗机构进行合作。此外，捐赠的药品应当是经国家药监局批准上市的品种，捐赠方对捐赠药品的质量负责，受赠方对受赠药品的使用负责。开展患者援助项目的企业负有确保药品质量安全的义务。

（四）罕见病药物研发企业的上市后研究义务

开展药品上市后研究，对药品的安全性、有效性和质量可控性进行进一步确证，加强对已上市药品的持续管理，是落实上市许可持有人药品全生命周期管理的重要手段。根据《药品管理法》第30条第2款的规定，药品上市许可持有人有依法开展药品上市后研究的义务。《药品管理法》第127条规定了未按照规定开展药品上市后研究的法律责任。

药品上市后研究包括多种情形。一是IV期临床试验，即新药上市后应用阶段研究，其目的是考察广泛使用条件下的药物疗效和不良反应，评价在普通或者特殊人群中使用的利益与风险关系以及改进给药剂量等。

二是附条件批准药品的上市后研究，对附条件批准的罕见病药品，罕见药品上市许可持有人应当采取相应风险管理措施，并在规定期限内按照要求相关研究。逾期未按照要求完成研究或者不能证明其获益大于风险的，国务院药品监督管理部门应当依法处理，直至注销药品注册证书[10]。

三是罕见病药品上市许可持有人根据药品安全性、有效性和质量可控性的实际情况，针对罕见病用药可能存在的问题，主动开展或者根据药品监督管理部门相关要求开展的上市后研究[10]。

三、行政机关在罕见病用药保障中的职责

健康权是罕见病患者对国家享有的一项主观权利，罕见病患者的健康权还

可构成国家需要遵守的客观价值秩序，换言之，国家对于罕见病患者的健康权利负有保护义务，因此国家应当制定法律，为罕见病患者健康权的实现提供制度、组织和程序方面的保障[12]。立法机关通过制定法律将国家保护义务具体化，由此对健康权的保护义务就转换为行政机关的具体职责，成为它们活动的依据[13]。当然，在立法机关未能提供充足条件的情况下，行政部门也有义务促进和帮助罕见病患者健康权利的落实。现阶段，罕见病药品范围不清、品种匮乏、价格高昂，这些因素在很大程度上限制了罕见病患者健康权的实现。因此，国家需要加强顶层设计，多措并举，及时更新罕见病目录，加快罕见病药品上市，加大罕见病用药医疗保障力度。

（一）国务院在保障罕见病患者用药权益中的作用

罕见病患者所享有的健康权具有客观法面向，除了立法机关以外，它对国务院也具有拘束力。换言之，国务院也承担着保障罕见病患者健康权利得到实现的职责。国务院享有《宪法》第89条规定的一系列行政职权。与此同时，基于行政职责与行政职权的不可分割性，国务院在行使《宪法》所赋予的职权时，也负有履行宪法所施加给它的职责，其中就包括履行对基本权利的保护义务。对罕见病患者健康权的保护义务，原本主要是立法机关的义务，但在尚未制定罕见病防治法的情况下，国务院也有义务或者职责促进和帮助罕见病患者实现健康权，尤其是确保为罕见病患者提供基本药品[14]。

国务院作为最高国家权力机关的执行机关，它很少就具体事项直接对外行使职权，相反，国务院一般是通过规定其组成部门的职责权限、发布规范性文件或者召开会议等方式来行使职权[15]。在罕见病用药保障问题上，国务院一般通过颁布行政规定或者建立工作协调机制，来对罕见病用药保障作出顶层设计。第一，制定有关罕见病药物保障方面的行政规定。例如，2017年中办、国办印发《关于深化审评审批制度改革鼓励药品医疗器械创新的意见》，提出要支持罕见病治疗药品以及医疗器械的研发。第二，建立罕见病防治与药物保障工作协调机制。《基本医疗卫生与健康促进法》第58条，国家完善药品供应保障制度，建立工作协调机制，保障药品的安全、有效、可及。法律并没有明确规定该工作协调机制由谁来设立。当各部门的罕见病政策不协同现象比较突出时，理论上可以在国务院层面设立罕见病防治协调机构。当然，也可以在组成部门层面，通过国家短缺药品供应保障工作会商联动机制来履行罕见病药品的供应任务[16]。

（二）卫生健康部门应当及时更新罕见病目录

哪些药物是罕见病用药，因而适用特别审评审批程序；哪些罕见病药物有可能纳入医保药品目录，其前提在于确定哪些病是"罕见病"。确定罕见病的范围是制定罕见病药物政策并发挥其激励效果的前提条件，罕见病认定的核心指标包括患病率、患病人数以及疾病的严重程度。由于我国缺乏罕见病患病率等流行病学数据，尚不具备清晰界定"罕见病"概念的条件。因此现阶段是以疾病目录的方式确定罕见病病种，从而让有关行政决定不是"跟着感觉走"，而是以明确的罕见病目录为前提，借此来尽量削减主观判断。

2018 年，国家卫健委在征求专家、相关部委和行业协会意见的基础上牵头制定了《第一批罕见病目录》[17]，该目录涵盖了渐冻症、瓷娃娃等 121 种罕见病，它是根据我国人口疾病罹患情况、医疗技术水平、疾病负担和保障水平等，参考国际经验，由不同领域权威专家按照一定工作程序遴选产生的。2023 年，国家卫健委联合科技部等六部门共同发布了《第二批罕见病目录》[18]，新增 86 种罕见病进入目录，罕见病药物支持政策的覆盖范围进一步扩大。

从保护罕见病患者基本权利角度出发，国家卫生健康委应当采取措施，进一步调研我国罕见病患者群体规模，结合经济发展、人口情况、社会保障水平等因素，及时更新罕见病目录。国家卫生健康委于 2018 年 6 月发布了《罕见病目录制订工作程序》，规定国家分批遴选目录覆盖病种，对目录进行动态更新，目录更新时间原则上不短于 2 年。增加目录病种的申请主体为国家有关部门、省级卫生健康行政部门、国家级行业学会或协会、民政部注册登记的相关民间组织，由国家卫生健康委员会罕见病诊疗与保障专家委员会（以下简称专家委员会）负责提供技术支持和政策建议，专家委员会办公室负责罕见病病种申报材料的接收、汇总和整理等日常工作。专家委员会堪称行政机关的重要"膀臂"，它可以为最终的行政决定提供智识上的补充，提供专业性、技术性、学术性或政策性的建议或指南。应进一步规范专家委员会的运行，拓展专家的学科范围、地域范围，保证专家委员构成的结构均衡与合理，建立健全专家利益审查和利益冲突回避机制，完善专家咨询程序。

罕见病目录的更新关乎罕见病患者、药物研发企业的利益，在未来罕见病目录制修订过程中，可采取座谈会、书面征求意见、向社会公开征求意见等多种方式，听取患者、普通公众、专业团体、企业等利益相关方的意见，保障公众通过多种途径和形式参与罕见病目录的形成。

（三）药品监管部门应当完善罕见病用药审评审批机制

药品审评审批是在保障药品安全和促进药品可及性、促进医药产业发展之间寻求平衡。《基本医疗卫生与健康促进法》第 60 条规定，国家建立健全以临床需求为导向的药品审评审批制度，支持临床急需药品、儿童用药品和防治罕见病、重大疾病等药品的研制、生产，满足疾病防治需求。《药品管理法》第 16 条第 1 款规定，国家支持罕见病新药研制。《药品管理法》第 96 条明确规定，国家对临床急需的防治罕见病等疾病的新药予以优先审评审批。《药品注册管理办法》第 68 条规定，对于防治罕见病的创新药和改良型新药，当具有明显临床价值时，可以申请适用优先审评审批程序。《药品注册管理办法》第 70 条规定，当药品为临床急需的境外已上市境内未上市的罕见病药物时，审评时限则进一步缩短至 70 日。目前在所有的药品审评申请中，罕见病药品的审评速度最快，2023 年全年批准 45 个罕见病用药品种，其中 15 个品种通过优先审评审批程序得以加快上市，1 个附条件批准上市[19]。

国家药监局药品审评中心于 2018 年发布了《接受药品境外临床试验数据的技术指导原则》，规定对于用于罕见病的药品注册申请，经评估其境外临床试验数据属于"部分接受"情形的，可采用有条件接受境外临床试验数据方式，在药品上市后进一步收集有效性和安全性数据用于评价。2020 年，国家药监局药品审评中心发布了《真实世界证据支持药物研发与审评的指导原则（试行）》，针对某些缺乏有效治疗措施的罕见病，容许采用基于真实世界证据作为外部对照的单臂临床试验，为新药注册上市提供证据。2022 年，国家药监局药品审评中心先后发布了《罕见疾病药物临床研发技术指导原则》、《罕见疾病药物临床研究统计学指导原则（试行）》，结合罕见疾病特征，对罕见疾病药物临床研发提出建议。

就若干特定罕见病病症而言，我国罕见病患者客观上面临"境外有药、境内无药"，且仍存在"超适应证"使用治疗药物的现象，因此有必要探索对罕见病患者拓展使用临床试验药物的路径。《药品管理法》第 23 条就拓展使用临床试验药物加以规定，指出对正在开展临床试验的用于治疗严重危及生命且尚无有效治疗手段的疾病的药物，经医学观察可能获益，并且符合伦理原则的，经审查、知情同意后，可以在开展临床试验的机构内用于其他病情相同的患者。拓展使用临床试验制度又被称为同情用药制度，这可以让罕见病患者提前使用上处于临床阶段的试验用药物。2021 年 6 月 14 日，一位患有阵发性睡眠性血红蛋白症（PNH）的罕见病患者就以拓展使用临床试验的方式，申请服用在国外研发正处于Ⅲ期临床试验阶段的新药 Iptacopan，开启了我国罕见病同情用药破冰之旅。笔者建议未来尽快颁布拓展性同情使用临床试验用药物管理办法，规定拓展用药的适用条件、申请程序、审查主题、审查内容和审查要点，规定拓展用罕见病药品的风险防范机制，规定医师的义务。

（四）医疗保障部门应当健全罕见病用药医疗保障体系

在所有罕见病用药保障政策中，医保支付政策始终发挥着"指挥棒"的作用。罕见病用药的突出问题是"用药贵"。大部分罕见病患者属于弱势群体，仅凭其一己之力难以支付高昂的医药费用，因此需要国家和社会力量的介入。《基本医疗卫生与健康促进法》第 83 条第 1 款规定："国家建立以基本医疗保险为主体，商业健康保险、医疗救助、职工互助医疗和医疗慈善服务等为补充的、多层次的医疗保障体系。"符合条件的罕见病患者还可以申请医疗救助。2020 年，中共中央、国务院发布《关于深化医疗保障制度改革的意见》，明确提出促进多层次医疗保障体系发展，探索罕见病用药保障机制。2021 年，国务院办公厅发布《关于健全重特大疾病医疗保险和救助制度的意见》，提出要发展壮大慈善救助，整合医疗保障、社会救助、慈善帮扶等资源，对罕见病用药实施综合保障。目前全国约有 20 余个省份结合当地患者规模、医保和财政承受能力等实际情况，对罕见病医疗保障制度进行了探索，形成了各有特点的用药保障模式。

国家医保局主要通过定期调整医保药品目录、药品集中带量采购两种方式推进罕见病用药保障工作。

第一，2018 年国家医疗保障局成立之后，医保药品目录不断拓宽和调整，并明确提出鼓励企业研发申报罕见病药品。截至目前，超过 80 种罕见病治疗药已纳入国家医保药品目录，包括一些长期未得到解决的戈谢病、重症肌无力等罕见病[20]。国家医保局在答复全国人大代表建议时指出，"总的来说，符合条件的罕见病药品基本已全部被纳入了基本医疗保险支付范围。"[21] 不过，基本医保的作用是"保基本"，受经济发展水平和医保筹资能力限制，难以将市场上所有罕见病药品和诊疗项目都纳入支付范围。

第二，国家医保局逐步将罕见病用药在内的更多品种纳入药品集中带量采购，此举已经有效降低药品价格，提高了罕见病患者的用药可支付性。未来还将建立罕见病用药挂网绿色通道，方便罕见病用药挂网采购，最大限度减少罕见病用药短缺问题。

（五）科技部、工信部以及地方政府在罕见病用药保障中的职责

保障罕见病患者获得药品和必要医药服务的权利，是一项复杂的行政任务。显然，这不仅涉及卫生健康、药品监管以及医疗保障部门的职责，它还需要开展跨部门以及央地之间的合作治理。也就是说，科技部、工信部以及地方政府都在罕见病药物立法与政策中肩负重要职责。

第一，科技部门应当通过国家科技专项的形式支持罕见病药物研发。《科学技术进步法》第 27 条规定，国家建立和完善科研攻关协调机制，围绕人民生命健康，加强重点领域项目、人才、基地、资金一体化配置。研制罕见病新药是面向人民生命健康的科学技术开发活动，具有社会公益性，因而科技部有支持之责。《药品管理法》第 16 条第 1 款规定，国家支持药物创新，鼓励罕见病新药研制，推动药品技术进步。科技部门积极落实法律要求，在 2018 年初，原国家食品药品监管总局、科技部联合印发《关于加强和促进食品药品科技创新工作的指导意见》，提出以相关国家科技计划（专项、基金等）为依托，重点支持罕见病治疗药物等研发。在 2020 年，科技部决定批准以中国医学科学院北京协和医院为依托单位的疑难重症及罕见病国家重点实验室[22]，这将有力加强罕见病科学研究，从而为罕见病药物研发提供更为牢固的科学基础。

第二，工信部门应通过建设小品种药集中生产基地的方式缓解罕见病药品短缺难题。《基本医疗卫生与健康促进法》第 60 条规定，国家支持防治罕见病药品的生产。医药储备以及易短缺药品的供应保障是工信部门承担的重要职责。2018 年，针对短缺药市场用量小、企业生产动力不足的实际情况，工信部牵头组织开展小品种药集中生产基地建设[23]，并将罕见病药纳入小品种药、短缺药供应保障管理，推动罕见病药持续稳定生产。根据《药品管理法》第 94 条的规定，国家建立药品供求监测体系，及时收集和汇总分析短缺药品供求信息，对短缺药品实行预警，采取应对措施。工信部根据这一法律要求建立了短缺药品生产供应监测预警平台[24]，从而加强了政府对罕见病药品短缺的监测与预警能力。

第三，地方政府在落实中央有关罕见病药物保障政策的基础上，还应积极探索罕见病用药保障的新举措。国务院多次强调，要完善罕见病用药保障政策[25]。这是地方政府积极探索罕见病用药保障举措的政策依据。从规范角度

看，罕见病患者所享有的健康权等基本权利是一项客观价值秩序，它要求包括地方政府在内的各级国家机关积极采取措施帮助罕见病患者获得基本的医药服务。因此，在法律、行政法规和政策规定不完善的情况下，地方政府也有义务积极探索保障罕见病患者用药权益的新举措。例如，江苏省专门为罕见病患者建立一个特殊的医疗保障基金，要求罕见病用药保障资金实行省级统筹、单独筹资，建立由政府主导、市场主体和社会慈善组织等参与的多渠道筹资机制，资金纳入省财政社保专户管理，专款专用，独立核算[26]。这种特殊的基金管理模式，为其他省市探索罕见病用药保障机制提供了很好的示范作用。

四、结语

美国、欧盟、日本等国家和地区都颁布了专门的罕见病法规，法规中通常包括了对罕见病药品研制、生产、上市、定价、数据保护、筹资等在内的一系列激励政策。我国也应借鉴国际经验，适时制定罕见病防治法，以立法形式对罕见病诊治、罕见病药品审评审批、罕见病费用筹资等内容加以规定。

笔者建议以国务院颁布行政法规的形式，制定罕见病条例，条例可包括如下内容：明确立法目的；界定各级政府以及各部门在罕见病防治中的职责；对罕见病、罕见病患者、罕见病产品、罕见病药物给出定义，明确罕见病的认定标准和认定程序；规定罕见病药物和医疗器械的注册审评程序；为罕见病药物研发和生产提供激励；完善医疗保险、医疗救助等渠道，保障罕见病用药的可及性；建立罕见病诊断与治疗临床路径。

此外，建议考虑以国务院文件或国务院办公厅文件形式，就罕见病防治和管理做出系统规定，对罕见病立法与政策中不同主体权利义务加以规定。这有助于系统回应罕见病患者的需求，促进罕见病患者权益保障，进而推动我国社会政策的法治化、规范化水平。

（南开大学法学院　宋华琳、邹志、王梦之）

参考文献
请扫描二维码查阅

罕见病研究资助情况及激励方式探索

罕见病是单病种发病率极低、患病人口少、可严重危及生命的疾病总称[1]。随着社会经济的发展和医疗技术的进步，被发现的罕见疾病不断增加，罕见病患者日益增多，临床诊疗和药品需求也在不断增大，呈现出供需不平衡的现状。罕见病药物研发逐渐成了创新药研发的主战场，而良好的药物研发和创新离不开政策措施的激励。相关政策的扶持不仅能够加快包括罕见病药物在内的创新药物上市，同时能够提高患者用药可及性，减轻患者疾病负担，改善患者生活质量。本文通过梳理罕见病研究资助情况和激励政策，对比国外情况，发现存在的不足，探讨可能的原因，同时结合罕见病发展的机遇和挑战，提出有利于罕见病研究生态化发展的建议。

一、罕见病界定

由于各国国情不同，依据流行病学标准、疾病严重程度以及药物经济学指标，各国对罕见病的界定也有所不同[1]。其中，最典型的国家有美国、日本以及欧盟。美国《孤儿药法案》将罕见病定义为"任何疾病或病症在美国影响不到 200000 人，或在美国影响超过 200000 人，但孤儿药研发与推广费用无望通过药物销售弥补"，欧洲药品管理局规定患病率低于 1/2000 的疾病为罕见病，日本将患病率低于 1/2500 的疾病定义为罕见病[2]。

2018 年 5 月，我国国家卫生健康委员会联合其他部门发布了《第一批罕见病目录》，收录了 121 种罕见病[3]。2021 年 9 月，《中国罕见病定义研究报告》规定新生儿发病率 <1/10000 或患病率 <1/10000 或患病人数小于 14 万为罕见病。

二、国外罕见病研究资助情况与激励政策

（一）国外典型地区罕见病研究资助情况

1. 美国罕见病研究资助情况

美国最早开始在罕见病研究领域大量投入资金。FDA 为推进对诊断或治疗罕见病有潜力的产品，包括药物、生物制品、设备或医疗保健食品在内的评估和开发，特别设置了 OOPD（Office of Orphan Products Development）。OOPD 独立于药品与生物制品评审部门，并与医学和研究界、专业组织、学术界、政府机构、行业和罕见病患者团体合作共同处理罕见病问题[4]。OOPD 发起的罕见病临床试验研究资助计划于 2016 年、2018 年、2019 年、2020 年、2021 年分别对罕见病临床试验资助 2318.9 万美元、1855 万美元、1606 万美元、1630 万美元、2490 万美元（图 4-6-1）。

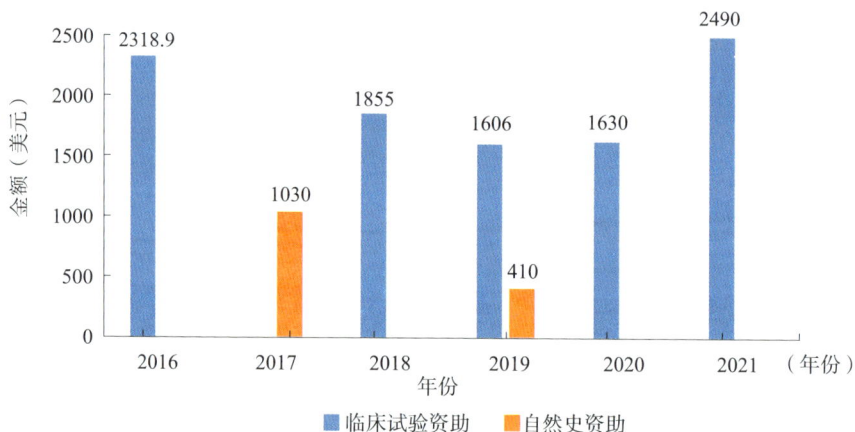

图 4-6-1　2016-2021OOPD 对罕见病研究的资助情况

其中，2016 年，OOPD 首次启动"罕见病自然史研究资助计划"，承诺 2016 年 10 月 1 日至 2017 年 9 月 30 日间提供约 200 万美元并给予 2 至 5 笔赠款。至今，FDA 共资助 8 项罕见病自然史研究，包括 2017 年 6 项和 2019 年 2 项[5-6]，分别资助 1030 万美元和 410 万美元。2021 年 2 月 17 日，OOPD 发布了最新罕见病自然史研究资助机会"解决罕见疾病未满足需求的高效和创新自然历史研究（R01）不需要临床试验"，该资助可以支持高效和创新的自然史

研究，从而促进在需求未得到满足的罕见疾病中的医疗产品开发[7]。

2. 欧盟罕见病研究资助情况

在罕见病研究和孤儿药研发阶段，欧盟通过各成员国自行发放的形式提供了大量的资助，比如在2014—2020年"地平线2020"计划提供了9亿欧元的资金用于罕见病研究[8]。欧盟成员国意大利从2015年起，就一直致力于独立的临床研究的资助。至2018年，意大利药品监管局资助了282项临床研究，其中与罕见病、罕见肿瘤相关研究共111项，约占研究总数的40%[8]。

3. 日本罕见病研究资助情况

日本是亚洲最先开展罕见病研究的国家，1972年至今，日本对于罕见病的研究从未停止脚步，并已拥有了一整套完善的研究体系。目前，日本厚生劳动省对300多个与罕见病相关研究项目给予了资金支持。以推进儿童慢性特定疾病这一罕见病的调查与研究为例，日本在2021年共投入约7754万美元，2022年共投入约7705万美元。其中厚生劳动科学研究费为该研究在2021年投入了约6786万美元，在2022年投入了约6637万美元[9]。日本罕见病研究项目具有代表性的是2017年开展的罕见病国家登记平台项目，其主要目的是收集日本的罕见病流行病学信息和实现罕见病数据共享功能，主要的支持资金来源于日本劳动厚生省和日本医学发展和研究委员[10]。

（二）国外典型地区罕见病研究激励政策

1. 美国罕见病研究激励政策

1983年美国颁布了世界上第一部罕见病法即《孤儿药法案》（《Orphan Drug Act，ODA》），规定罕见病治疗药物在通过孤儿药资格认定后，可享受优先审评审批、研究方案制定协助、税收减免、7年药品市场独占期、申请专项基金资助项目等优惠政策[11]。

在资格认定方面，美国特殊医疗计划办公室（office of special medical plans，OSMP）下设孤儿产品研发办公室（OOPD）负责审评孤儿药产品的资格认定申请。资格认定后，由FDA的药品评价与研究中心（center for drug evaluation and research，CDER）和生物制品评价与研究中心（center for biological products evaluation and research，CBER）负责孤儿药上市审评[5]。在审评上，美国探索出多种快速审评通道，孤儿药可根据条件选择优先审评、加速审评、快速通道，同时还可以获得突破性疗法和再生医学先进疗法认定[12]。在上市前研发阶段，还将获得税收减免、研究资助、申请费用豁免以及研究方案建议。在上市后，孤儿药产品可获得最长 7.5 年的市场独占期以及优先审评权。

2. 欧盟罕见病研究激励政策

2000 年 4 月，欧盟颁布《孤儿药法规》(Reg.（EC）No 141/2000)，设立了孤儿药委员会（committee for orphan medicinal products, COMP）专门负责孤儿药认定工作，欧盟委员会再根据 COMP 的意见给出最终认定结果，最后认定的孤儿药将由欧洲药品管理局人用药品委员会（committee for medicinal products for human use, CHMP）进行上市审评审批[6]，为欧盟罕见病药物认定及研发构建了法律框架。除此之外，法律规定给予孤儿药 10 年市场保护期，通过集中审批、加速审批等方法缩短孤儿药的审评审批时间，对孤儿药研发进行资助以及监管费用减免[6]。

3. 日本罕见病研究激励政策

1993 年日本修订《药事法》(pharmaceutical affairs law, PAL)，引入罕见病相关规定对孤儿药进行认定，并且为保证药企研发孤儿药给予税收优惠政策。2014 年，日本在《孤儿药指南》中进一步明确了孤儿药的资格认定程序、研究建议、税收制度、补助金以及市场独占期等激励措施[5]。在资格认定方面，日本厚生劳动省下属的药事与食品卫生委员会（pharmaceutical affairs and food sanitation council, PAFSC）负责提供孤儿药资格认定意见，厚生劳动省部长再根据 PAFSC 的意见进行认定。在获得认定资格后，孤儿药或医疗器械将由医药品医疗器械综合机构（pharmaceuticals and medical devices agency, PMDA）进行优先审评（药品优先审评期限为 9 个月，医疗器械优先审评期限 10 个月），并提出审评意见，厚生劳动省部长根据审评意见做出上市审批的决定[5]。依据《药事法》和《孤儿药指南》，孤儿药在上市前研发阶段还将获得研发费用税收优惠、临床研究资助、降低资格认定申请费用以及提供研究建议等国家支持。孤儿药和医疗器械分别在上市后还将被赋予 10 年和 7 年的市场独占期。

4. 孤儿药激励政策总结与对比

通过对美欧日孤儿药激励政策的分析和总结，不难发现对罕见病及孤儿药的激励方式主要集中在孤儿药专项立法、上市前激励（研究资助、申请费用及税收减免、提供研究建议）、资格认定和优先审批、上市后激励（市场独占期）等方面（表 4-6-1）。

表 4-6-1 罕见病研究激励政策

激励方式 国家/地区	专项立法	上市前激励		资格认定与上市审评审批	上市后激励 市场独占
		研究资助/税收减免	提供研究建议		
美国	1983 年《孤儿药品法》(Orphan Drug Act, ODA)	在纳税年度对孤儿药进行税收抵免,向公共和私营实体及个人提供资助并与之签订合同,以帮助支付孤儿药研发产生的符合规定的临床试验费用。对孤儿药的资助额度根据政府预算进行动态调整	孤儿药发起人可要求 HHS 部长提供有关该药进行非临床研究和临床研究的书面建议	认定部门:孤儿产品研发办公室(OOPD) 审评审批部门:药品评价与研究中心(CDER)和生物制品评价与研究中心(CBER) 审评审批模式:优先审评、加速审评、快速通道、突破性疗法、再生医学先进疗法	最长 7.5 年市场独占期;优先审评
日本	1993 年《药事法》(Pharmaceutical Affairs Law)	减免相当于孤儿药研发费用 12% 的税收,为获得资格认定的孤儿药研发企业给予补贴资金,补贴期最长 3 年,补贴额度最高可达研发成本的 50%	MHLW 和国家生物医学创新研究所就已获得资格认定的孤儿药的临床试验和上市申请提供指导和建议	认定部门:药事与食品卫生委员会(PAFSC) 审评审批部门:医药品医疗器械综合机构(PMDA) 审评审批模式:药品优先审评期限为 9 个月(标准审评 12 个月),医疗器械优先审评期限 10 个月(标准审评 14 个月)	孤儿药被批准上市后将被授予 10 年市场独占期,医疗器械获得 7 年市场独占期
欧盟	2000 年《孤儿药法规》[Reg. (EC) No 141/2000]	EMA 并不直接向孤儿药发起人提供研究资助,但发起人可从 EC 财政预算和其他来源获得资金,获得孤儿药认定的企业可减免监管费用	在提交上市许可申请前,孤儿药的发起人可就规定临床科学问题向 EMA 寻求科学建议,咨询与孤儿药批准相关的问题	认定部门:孤儿药委员会(COMP) 审评审批部门:医药品医疗器械综合机构(PMDA) 审评审批模式:集中审评、加速审评	最长 12 年市场独占期

三、我国罕见病研究资助情况与激励政策

（一）我国罕见病研究资助情况

本文以国家卫生健康委员会 2018 年 5 月发布的《第一批罕见病目录》中 121 种罕见病为基础，通过"国家自然科学基金项目（简称：国自然）查询"网站分病种进行检索，检索时间为 1986 年 1 月 1 日至 2019 年 12 月 31 日。

结果发现，国自然共资助罕见病相关项目 658 个，累积资助 25352.5 万元。资助项目从 1986 年的 2 项增长到 2019 年的 54 项；资助总额从 1986 年的 135 万元增加到 2019 年的 2209 万元，涨幅约 16 倍。尤其在 2016 年到 2018 年，每年资助金额都超过 3000 万元。如图 4-6-2 所示，国自然每年对罕见病的资助额在罕见病总资助额中的占比不断攀升，并从 2010 年起呈现出快速上涨的趋势。在项目类别方面，国自然各类项目中面上项目的资助金额最多，占 59.22%，详见表 4-6-2；在疾病系统类别方面，资助总额最高的是神经系统，平均每项资助金额最高的是心血管系统，详见表 4-6-3；在疾病类别方面，资助总额最高的是多发性硬化，平均每项资助额最多的是同型半胱氨酸血症，详见表 4-6-4。

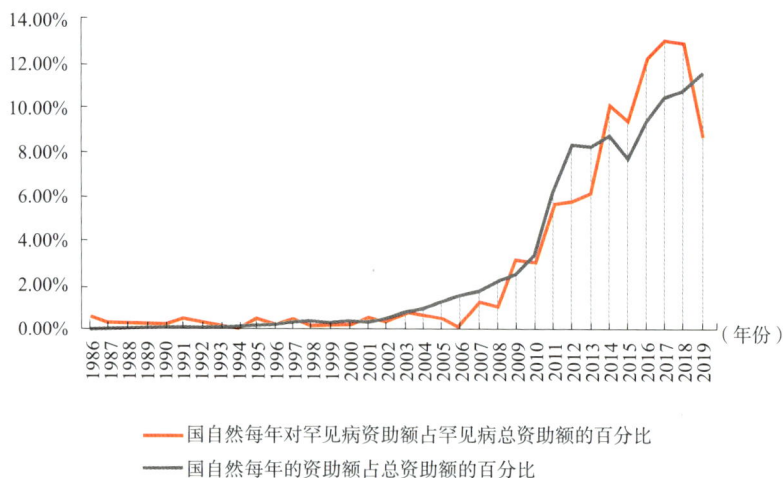

图 4-6-2　国自然对罕见病资助额与总资助额占比及其变化情况

表 4-6-2　国自然各类项目中关于罕见病的研发投入情况

项目类别	总项目数（项）	总资助额（万元）	平均每项资助额（万元/项）	占比（%）
面上项目	309	15014.50	48.59	59.22
青年科学基金项目	267	5371.90	20.12	21.19
重点项目	6	1587.00	264.50	6.26
地区科学基金项目	33	1229.70	37.26	4.85
国际（地区）合作与交流项目	11	1130.40	102.76	4.46
重大研究计划	4	450.00	112.50	1.77
优秀青年科学基金项目	2	220.00	110.00	0.87
应急管理项目	11	185.00	16.82	0.73
专项基金项目	13	126.00	9.69	0.50
海外及港澳学者合作研究基金	2	38.00	19.00	0.15
合计	658	25352.50	38.53	100.00

表 4-6-3　国自然对罕见病疾病系统类别的研发投入情况

位次	疾病系统类别	总项目数（项）	总资助额（万元）	平均每项资助额（万元/项）	占比（%）
1	神经系统	244	9318.60	38.19	36.76
2	呼吸系统	79	3544.40	44.87	13.98
3	血液和造血系统	72	2352.50	32.67	9.28
4	心血管系统	28	1989.00	71.04	7.85
5	代谢系统	46	1457.00	31.67	5.75
6	恶性肿瘤	41	1133.50	27.64	4.47
7	肌肉骨骼类	16	535.50	33.47	2.11
8	内分泌系统	5	261.00	52.20	1.03
9	泌尿生殖系统及性激素	8	252.00	31.50	1.00

位次	疾病系统类别	总项目数 （项）	总资助额 （万元）	平均每项资助额 （万元/项）	占比 （%）
10	消化系统	4	147.00	36.75	0.58
11	其他	115	4362.00	37.93	17.19
	合计	658	25352.50	38.53	100.00

表 4-6-4　国自然在罕见病主要疾病类型中研发投入情况

位次	疾病类型	总项目数 （项）	总资助额 （万元）	平均每项资 助额 （万元/项）	占比 （%）
1	多发性硬化	96	3487.00	36.32	13.75
2	特发性肺纤维化	71	2985.40	42.05	11.78
3	视网膜色素变性	72	2700.50	37.51	10.65
4	肌萎缩侧索硬化	51	2312.10	45.34	9.12
5	同型半胱氨酸血症	25	1794.00	71.76	7.08
6	血友病	55	1750.50	31.83	6.90
7	视神经脊髓炎	29	1194.00	41.17	4.71
8	视网膜母细胞瘤	41	1133.50	27.65	4.47
9	遗传性痉挛性截瘫	16	532.00	33.25	2.10
10	腓骨肌萎缩症	17	512.50	30.15	2.02
10	系统性硬化症	14	511.00	36.50	2.02
11	其他	171	6440.00	37.66	25.40
	合计	658	25352.50	38.53	100.00

此外，新药重大专项对血友病、重症肌无力、多发性硬化、特发性肺纤维化及肌萎缩侧索硬化症等罕见病用药研发进行了资助，共立项课题 15 项约1.36 亿元，详见表 4-6-5。

表 4-6-5　新药重大专项的课题支持情况

课题名称	适应证	课题承担单位
干细胞治疗重症肌无力药物临床试验	重症肌无力	江苏领航干细胞再生医学工程有限公司
新一代重组人缓释型凝血因子Ⅷ药物研究	血友病	华兰生物工程股份有限公司
注射用重组人凝血因子Ⅷ的研究开发	血友病	武汉启瑞药业有限公司
CHO 细胞表达重组人凝血因子Ⅷ的产业化研究	血友病	神州细胞工程有限公司
人凝血因子Ⅷ技术升级	血友病	华兰生物工程股份有限公司
重组人凝血因子的研制及临床前试验	血友病	苏州大学附属第一医院
乳腺生物反应器生产人凝血因子Ⅸ产品临床前研究	血友病	上海滔滔转基因工程股份有限公司
高比活人凝血因子Ⅷ工艺优化及临床研究	血友病	山东泰邦生物制品有限公司
沙美特罗替卡松粉吸入剂、重组人凝血因子Ⅷ的开发	血友病	正大天晴药业集团股份有限公司
重组人疑血因子Ⅷ临床研究及产业化开发	血友病	正大天晴药业集团股份有限公司
国家一类新药吡非尼酮胶囊治疗特发性肺间质纤维化的临床研究	特发性肺纤维化	上海睿星基因技术有限公司
治疗多发性硬化症的新型多肽药物研制	多发性便化	武汉摩尔生物科技有限公司
治疗多发性硬化症新药 XX-3 片的临床前研究	多发性硬化	中国人民解放军第二军医大学
丁苯酞高端制剂研究及其作用靶点、作用机理研究	肌萎缩侧索硬化症	石药集团有限公司
儿童用药品种及关键技术研发		首都医科大学附属北京儿童医院

（二）我国罕见病研究激励政策

近年来，我国相继陆续出台了一系列支持罕见病药物研发政策，从药物审评审批到鼓励罕见病药物研发，再到建立罕见病诊治协作网和公布"121目录"，逐渐凸显出我国罕见病研究正在诸多激励政策下快速发展。国内主要政策以及时间线见表4-6-6。

表4-6-6 国家层面主要罕见病研究激励政策

时间	主要政策
1999 年	《新药审批办法》加快罕见病新药审评
2009 年	CFDA 将罕见病纳入特殊审评范围
2012 年	国务院印发的《国家药品安全"十二五"规划》，标志着罕见病用药研发正式纳入国家层面的规划 [13] 卫计委苯丙酮尿症患儿特殊奶粉补助项目
2016 年	原国家食品药品监督管理总局发布的《关于解决药品注册申请积压实行优先审评审批的意见》中明确指出，治疗罕见病的药品可享受注册申请优先审评审批 [14] 国务院《关于印发"十三五"卫生与健康规划的通知》要围绕罕见病等健康问题和健康产业发展需求，加强医学科学前沿基础研究、关键技术研发、成果转移转化、医药产品开发和适宜技术的推广 [15] 卫计委组建罕见病诊疗与保障专家委员会
2017 年	《"健康中国 2030"规划纲要》完善罕见病药品供应保障体系 国务院《关于深化审评审批制度改革鼓励药品医疗器械创新的意见》强调要支持罕见病药物及医疗器械的研发，并对罕见病治疗药品医疗器械注册申请人可提出减免临床试验的申请，对境外已批准上市的罕见病治疗药品医疗器械，可附带条件批准上市 [16] 罕见病且具有明显临床优势药品注册申请列入优先审评范围
2018 年	原国家食品药品监管总局、科技部发布《关于加强和促进食品药品科技创新工作的指导意见》也再次提出重点支持罕见病治疗药物医疗器械等研发 [17] 国务院《关于改革完善仿制药供应保障及使用政策的意见》提出鼓励仿制重大传染病防治和罕见病治疗所需药品，将罕见病作为仿制药供应保障重点 [18] 国家卫生健康委员会等 5 部门联合制定《第一批罕见病目录》 《关于优化药品注册审评审批有关事宜的公告》进一步明确国家药品监督管理局药品审评中心对罕见病药品研发的指导罕见病药品申请，可有条件接受境外临床试验数据 [19]

续表

时间	主要政策
2019 年	国家卫生健康委办公厅《关于建立全国罕见病诊疗协作网的通知》在全国遴选了 324 家医院作为协作网医院，并要求协作网医院应当及时将罕见病用药纳入医院处方集和基本用药供应目录，开展罕见病药品临床监测，按要求做好短缺预警和信息报告，努力满足临床用药需求 国务院对首批 21 个罕见病药品和 4 个原料药实行降税优惠 [20] 国务院《关于促进中医药传承创新发展的意见》中提出开展防治重大、难治、罕见疾病等临床研究，加快中药新药创制研究，研发一批先进的中医器械和中药制药设备 [21] 国家卫生健康委办公厅发布国内首部《罕见病诊疗指南（2019 年版）》，为罕见病规范化诊疗提供指导 国家药品监督管理局在新修订的《药品管理法》中，鼓励具有新的治疗机理、治疗严重危及生命的疾病或者罕见病、对人体具有多靶向系统性调节干预功能等的新药研制，推动药品技术进步 [22]
2020 年	国家市场监督管理总局修订实施的《药品注册管理办法》提出，对于临床急需的罕见病用药符合条件的申请，药品审评机构加强服务和指导、优先配置资源加快审评 [23] 科技部批准建设疑难重症及罕见病国家重点实验室
2021 年	国家市场监督管理总局发布《医疗器械注册与备案管理办法》，规定在诊断或治疗罕见病过程中有明显临床优势，或是临床急需且在我国尚无同品种产品获准注册的医疗器械，可以申请适用优先注册程序 [24] 医学科学部的《国家自然科学基金申请代码》新增一级代码"H23 医学遗传学"，该代码下设包括"H2302 罕见病"在内的二级代码 3 个
2022 年	国家药品监督管理局 2022 年 5 月发布的《中华人民共和国药品管理法实施条例》（修订草案征求意见稿）中规定，批准上市的罕见病新药最多可获得 7 年的市场独占期 [25]

　　在国家层面各有关部门的政策引领和推动下，地方层面也在大力支持和鼓励罕见病药物研发和创新，将其纳入各地生物医药创新发展或健康产业发展规划中，并逐步探索和建立罕见病患者用药保障体系，山西、浙江、江苏、山东青岛、广州佛山和上海等地已经建立了具有地方特点的罕见病药物保障体系。2018 年 11 月，上海市委办公厅、市政府办公厅联合印发《关于深化审评审批制度改革鼓励药品医疗器械创新的实施意见》[26]，提出加大产品上市力度，对在诊断或治疗重大传染病、罕见病、老年或儿童疾病等方面具有明显临床优势的药品医疗器械，建立创新服务和优先审评审批绿色通道，推进罕见病治疗药品医疗器械研发生产；修订《上海市主要罕见病名录》，完善罕见病患者登记制度；完善协调推进罕见病防治工作机制，促进罕见病用药保障和宣传

教育；鼓励社会力量参与罕见病的诊治、研究和用药保障。2022 年 9 月 17 日，上海市发布关于申报度上海市卫生健康委员会新兴交叉领域研究专项强调对罕见病开展病因、发病机制及诊疗防治技术等相关研究。

四、我国罕见病研究资助问题及激励措施建议

整体来看，我国罕见病研究和欧美相比仍差距，但也正面临前所未有的机遇和挑战。首先，我国在罕见病立法层面还需完善。如法定明确界定罕见病和罕见病药物；其次，提升罕见病创新药物研发能力。当前除了自主研发药物能满足我国基本药物需求外，还要促进罕见病药物一类的创新产品，形成结构完备、运行高效的新药创新体系；最后，加大罕见病研究和药物研发资助力度。

在新时代背景下，我国应抓住机遇，充分发挥社会主义制度的优势，补齐罕见病研究的短板。

（一）出台专门的罕见病药物法

欧美罕见病领域取得的成就与最早发布罕见病专门法密切相关。我国应借鉴欧美的经验，尽快出台中国的罕见病法，形成一套完备的罕见病和罕见病药物的法律体系。依托《中华人民共和国药品管理法》出台《罕见病药物法》，从概念界定到激励措施，再到罕见病药物和医疗器械的资格认定和审评审批，确保整个研发和使用过程有法可依，保障我国罕见病医药事业的生态化发展。

（二）建立罕见病研究管理机构

美国 OOPD 在罕见病临床试验、自然史研究资助以及罕见药械的审评和审批过程中发挥了重要作用。美国国家转化科学促进中心（national center for advancing translational sciences，NCATS）于 2002 年建立罕见病研究办公室（office of rare disease research，ORDR）。ORDR 通过促进信息共享、建立多学科多利益相关方合作，从而促进罕见病研究。我国也应由国家卫生健康委成立专门的罕见病研究管理机构，负责罕见病研究项目申报与管理相关工作，合理研判项目的必要性和可行性，并通过项目承担单位定期汇报科研成果的方式，全程监督项目进展。除了为成功申报罕见病研究项目的单位提供资金支持，罕见病研究管理机构还可以与罕见病联盟相协同，对项目承担单位进行专业研究指导。

（三）设立罕见病基础研究及转化医学专项项目

罕见病作为一类疾病的集合，对于像我国这样人口基数大的国家来说并不罕见。国际上很多国家都对罕见病研究设立了专项资助，我国可借鉴美欧日等国家资助经验，优先选择可防可治、疾病严重程度高、对患者及其家庭影响较大、社会负担沉重的罕见病基础研究及转化医学项目设立专项资助。同时，《第一批罕见病目录》中有 49 种疾病主导科室为儿科[27]，约占 40%。儿童是不容忽视的罕见病群体，但研究资金的缺乏和不乐观的投资回报率，使得儿童罕见病的研究前景并不乐观。国家自然科学基金可考虑成立儿童罕见病专项项目，提供资金支持。

（四）创设罕见病药物研发基金

药物治疗是目前罕见病治疗的主要手段，但罕见病药物可及性仍然是世界难题。解决这一问题，首先要给予罕见病药物研发方激励和信心。目前我国对罕见病药物研发除国自然外，尚未建立专门的研发基金，应积极以政府为主导，鼓励社会方参与，设立分类别的罕见病药物研发基金，避免罕见病患者面临"无药可用"的局面。我国还应改革新药专项立项机制，对于难度大的罕见病创新研究，给予特殊激励。同时通过降低说收，降低企业的研发成本。

（大连医科大学公共卫生学院　袁妮）

参考文献
请扫描二维码查阅

以渐冻之躯探索生物科技的星辰大海

一、渐冻症相关概述及我国患者现状

（一）渐冻症相关概述

渐冻症也称 ALS（肌萎缩侧索硬化），又称 MND（运动神经元病），19 世纪 20~30 年代第一次被发现，Charles、Bell 等医生开始在法国和英国的医学文献上描述很可能的 ALS 病例报告。

1869 年前后被法国医学家 Charcot 命名，是一种神经退行性疾病。渐冻症表现为支配肌肉运动的神经元细胞慢慢变性、死亡，肌肉随之一点点萎缩，患者逐渐出现肌无力、肌萎缩、吞咽困难、喝水呛咳、呼吸困难以及说话不清等症状，逐渐失去运动能力和生活自理能力，直至死亡。ALS 至今发病原因不明，发病年龄大多在 40~70 岁，平均生存期是 2~5 年。有关数据显示，中国 ALS 患病率约为每 10 万人中 4~6 人患病。

尽管全球已经进行了大量研究，但 ALS 潜在的病理生理学变化尚不清楚，且由于临床异质性，疾病的早期诊断非常困难。目前主要依据临床体格检查、肌电图检查及排除类似疾病（副肿瘤及免疫相关疾病）确诊。

目前市场上针对 ALS 的药物只有两种：利鲁唑（Riluzole，通用名为力如太），于 1999 年在国内上市。该药只能延长生存期缓气切时间 2~3 个月，其机理暂未有充分的阐明，目前归结于对突触前谷氨酸的抑制作用上，但抑制了兴奋性神经递质会影响到患者的精神和运动的衰弱；依达拉奉（Edaravone），于 2004 年在我国上市。同样只是延长生命周期几个月的时间，且只对小部分早发型有效。其机理可能是通过抑制细胞过度氧化损伤，从而对神经元进行保护。

ALS 分几种亚型。一般情况下，渐冻症患者最初发病都是从四肢开始。球部发病是最快的，如果患者发病从球部不能说话不能吞咽，这一类型寿命是最短的，平均一年零一个月的时间基本都会去世。从四肢开始发病的相对属于良性，但大部分人三年左右就去世了，有少数人能存活五六年到七八年。

数据显示，中国每年渐冻症新增病人逾 2 万人，累计病程 4 年左右，有 10 万左右的患者，每天就有约 60 位渐冻症患者死亡。其中，约 6% 的渐冻症患者是遗传，可以找到基因和靶点；94% 的患者是散发的，可能与基因有关系，而且是多基因组合作用。

（二）我国患者现状

患病后，渐冻症患者对自己身体的控制权会被一点点吞噬，运动、语言、吞咽和呼吸功能出现不可逆的退化，直至因呼吸衰竭导致结束生命。最残酷的是，患者清醒看到自己逐渐被"封冻"的全过程，无药可治。

事实上，中国的患者情况可能更为残酷。通过统计数据来看，中国患者的实际生存期大概只有两年时间，这一数据显著低于全球渐冻症平均生存期的研究结果（3~5 年）。

通过搭建国内最大的渐冻症患者民间交流平台获知，国内 ALS 患者的致死原因很多，如因呼吸受阻被一口痰堵住导致死亡的；有以绝食等各种方式自杀的；有被家人嫌弃误伤致死的；还有一种情况，就是走路直接摔死的。比如有的人从上肢发病，腿和身上看起来都不错，但两只胳膊已经丧失功能，走路的时候不小心摔一跤，正常人自然会用手去撑地，保护头部，而上肢发病的患者没有支撑的力量，眼睁睁看着自己的头砸到地上。很多患者都出现过类似情况，即使没有致死，也会导致缝十几针或磕掉门牙。渐冻症远比想象得要凶险。

其实在我国，有一个关注罕见病患者和推动药物研发的优势就是我们拥有庞大的人口基数，多数疾病在我国都有全世界最大的患者群体。

二、为攻克渐冻症主要开展的 13 项工作

在与渐冻症殊死抗争的道路上，蔡磊先后做了多项工作，其中主要的 13 项工作包括：建立 ALS 患者全生命周期大数据平台，运营全球最大的 ALS 患者群，组建科研团队、以小时为单位的极速临床招募和药效评价系统，推动多条 ALS 药物管线的建立，搭建最优效率与成本的临床前动物实验基地，设立投资基金并协助科学家和生物科技公司实现融资，设立公益基金与慈善信托进行早期科研的持续资助，携手中医科研院所对传统医学发掘调研，与媒体、公益机构、企业家、科研机构、国外的患者组织广泛合作，搭建渐冻症人脑组织

生物样本资源库，直播带货筹集资金，搭建 ALS-IPS 细胞样本库。

在这 13 项工作中，首先要做的是建立 ALS 患者全生命周期大数据平台。所谓全生命周期，即包括患者的精神状态、家庭状况、作息习惯、工作性质、生活环境等与患者生活工作相关的各方面，这些因素都可能会对疾病的形成产生明显的影响。足量的病患信息和数据是开展医疗科研和研发对症药物的基本前提。这些数据也是医疗专家和科研人员迫切需要的，通过对这些数据的研究或许从中就可以找到致病的靶点，可能找到致病的机理，因此，数据是基础，也是宝贵的资源。

数据平台有了，接下来就需要组建科研团队开展研发工作，招募科研人员、对接医学家、寻找科学家等工作一一有序进行。药物研发需要进行若干次的动物实验，建立临床前的动物实验基地是药物研发不可少的重要环节。

基于上述工作需要数以亿计乃至十亿计的资金做支持，而由于渐冻症是罕见病，且近 200 年来毫无有效治疗办法，投行对此基本都没有投资意愿，因此，蔡磊设立公益基金与慈善信托进行早期科研的持续资助。

在前期近乎疯狂的求医问药过程中遭遇的数次被骗经历，以及相当一部分病友在治疗过程中同样经历了多次被骗，蔡磊携手中医科研院所对中医学进行发掘调研，避免以后的病友重蹈覆辙。

2022 年开始，蔡磊的病情持续发展，生活不能自理，腿部在不断萎缩，渐冻症的症状逐渐上升至头部，脖子抬起费劲，面部开始出现痉挛和肉跳，说话变得吃力，就连低头喝水这一件最平常的事，也变得困难起来。

为使后续的科研工作能有足够的科研样本做支撑，蔡磊发起并呼吁全国的渐冻症患者进行遗体和脑与脊髓组织捐献的倡议，搭建渐冻人脑组织生物样本资源库，推动中国第一个渐冻症病理及科研平台的建立。

过去五年多来，蔡磊带领团队建立了世界最大的以患者为中心 360 度全生命周期的渐冻症科研数据平台，并链接了超过一万五千名患者；带头并呼吁千人志愿遗体和脑脊髓组织捐献，从 0 到 1 推动建立了中国的渐冻症脑脊髓病理科研样本库；携手华大集团、中国科学院超算中心进行渐冻症患者规模化开放基因库建设和分析，目前已经实现基因层面病因研究的新发现；建立大规模的患者血液和脑脊液蛋白组学、代谢组学、毛发血液重金属分析、iPSC 分化运动神经元、ALS 类器官等科研样本平台；搭建渐冻症药物开发联合实验室网络，与华大集团等生物医药企业及西湖大学、北京中医药大学等科研单位合作开展基础研究和药物研发；通过数据系统和携手各方极速加快了临床前和临床试验，目前已合作及推动了一百多条渐冻症药物和治疗管线。值得一提的是，在这些药物管线中，蔡磊团队与中美瑞康、神济昌华、热休生物、达尔文等公司始终保持紧密合作，目前已经在北京天坛医院、北医三院、清华大学玉泉医院、海南博鳌恒大国际医院、杭州市第一人民医院等启动渐冻症新药临床研究，并取得阶段性进展。

三、3 项关键工作的开展情况

（一）极力推动药物研发

1. 组建科研实验团队

为什么没有治疗渐冻症的药？更进一步去想，为什么罕见病大多都没有特效药？

基于多年的商业经验，蔡磊很快找到了其中的规律：一是罕见病的药物研发往往都具有极强的前沿属性，本身就属于"无人区"，一款新药从动物实验、临床试验到最终上市可能会耗时十多年的时间，而因为罕见病的患者少、群体小，传统的大药厂很难从经济上找到收益平衡点，开发动力不足；二是较小的创业型药物研发团队、大学和机构里的研发力量或许比大药厂有更灵活的机制，他们更有可能灵活的参与与罕见疾病的搏斗，但基于种种原因，渐冻症不是这些机构的高优先级目标；三是即使有机构愿意研究，也很难找到研究的土壤。因为罕见病例分散、医院的 HIS 系统没有足够的存量数据、没有患者病前病后的数据、没有足够的患者群体作为研究对象等原因，即使前述的药厂、机构要想研究，也很难找到"土壤"，这是核心问题之一。

让对症的药物研发出来很艰难，一个项目的启动，从调研、整合及搭建各种各样的资源和平台，到去联络科学家、药物专家、写商业计划书、谈融资，无数细节……

攻克渐冻症的医学难度在于受损的神经元难以再生。针对渐冻症的新药开发主要基于病因假说，例如基因突变、线粒体功能障碍、细胞凋亡等。

为了加快寻找救命药的进度，蔡磊组建了具有专业性并且信念坚定的 20余人的基础科研和调研团队。团队抛弃了所有固有思维，跨学科跨领域围绕全力攻克渐冻症这个核心目标，向前推进科研工作，希望成为世界最拼搏、最执着、全方位研究渐冻症的团队。团队 40 余人每天可以看一千篇论文，目标是看到一百万篇以上的论文，以期从这里面找到更多治疗渐冻症的方法，联系科学家尽快向前推动。

目前，蔡磊接触到的国内外科学家达一百多位，联系了国内几乎所有关注渐冻症等 CNS 领域的科学家。研发团队与几十位院士等科学家们的顶尖实验室资源展开合作。与这些科学家合作，蔡磊不光是给予资助，还会为他们导入资源，帮助推进药物研发。

现在有几十款的药在做一期、二期、三期的试验，而药物的研发周期非常长，平均的研发周期超过 10 年，蔡磊以创新的方式"神农尝百草"，以身试药。

2. 建立实验室

为了加快推进渐冻症药物的研发，团队合作搭建了世界最大的渐冻症临床前实验平台。最多的时候，有 1500 只渐冻症实验鼠，可以说是最大的渐冻症动物实验基地。一只老鼠从美国进口需要一万多人民币，用药窗口期只有 30 天。如果 30 天没有药，这些钱就没了，所以为了加快实验，团队一直在提前储备老鼠。

药物研发过程中的临床招募是极其苛刻的。对于渐冻症患者，多数人不符合入组标准，符合标准的又不一定愿意入组。这使得患者招募非常困难，有款药招募了一年半时间，也没有完成入组。基于前期搭建的大数据平台优势，可以小时为单位进行精准招募，招募患者能够做到不过夜，团队曾经花了两个小时，就有 700 余名患者报名临床试验的招募。

这两年团队推动和参与了 50 多款渐冻症药物研发，应该是世界上效率最高的。一般一款药从科研到动物实验，再到进入临床、申报批准上市，需要 10 年以上，团队能把一款药缩短到 3 个月就上临床。

曾经有位神经系统领域的顶级科学家说，由于蔡磊的推动，渐冻症药物研发至少向前推进了 10 年。

3. 寻找和募集研发资金

蔡磊一直在互联网行业，曾经参与融资的金额超过百亿，过去十几年，认识了不少行业内的资深投资人士。因此，融资开始时信心满满。而当数百场的路演下来以后，现实无情地打了零分。现在，蔡磊仍然在融资，和几个大企业家或投资人在谈。但是非常难，几乎没有人投，因为没有人相信攻克渐冻症这件事，尤其大家感觉创始人生存期不确定的情况下。

为攻克渐冻症募资，蔡磊还发起了第二次冰桶挑战，但是公益的力量太弱了。除了自己捐的 100 万以及朋友和病友的捐款之外，社会累计捐款不到 10 万。

为了能够持续攻克渐冻症这项事业，蔡磊发起了三个公益基金并成立了一个攻克渐冻症慈善信托，这是永久存续的，像诺贝尔奖一样。如果蔡磊倒下了，它依然可以支持科学家和组织机构进行科研工作。目前基金已累计投入过数千万元。

蔡磊很清楚，如果他病倒了，资金的持续支持也是问题。他并不指望用捐款来维持渐冻症这份事业的延续，现在他把自己房子也已经卖掉了，但是攻克渐动症不是一朝一夕的事情，需要的资金可能数以亿计乃至十亿计。所以他要挣钱只能利用现有的资源，包括他在电商里的供应链资源，组建了 10 余人的直播团队，搭建了直播电商平台，就是为了构建一个可持续为攻克渐冻症事业"输血"的商业模式。

（二）运营世界最大的渐冻症患者平台

实际上，在 2019 年 10 月患病初期，蔡磊就逐步建立起多个患者微信群。从一起住院的病友开始逐步扩大，到 2020 年全球范围内新冠疫情暴发，他一直在与病友们通过微信相互了解情况，与不少人进行了一对一的深入交谈，甚至上门拜访病友，有时一个病友要聊几个小时。你是谁、我是谁，怎么发病的……病友有很多问题要咨询，等待着蔡磊的热心解答。通过交流，他和病友之间建立了信任，也成为许多患者活下去的希望和精神支柱。

同时，蔡磊开始与国内外顶级 ALS/MND 专家系统化地研究了渐冻症的所有知识，清楚地意识到在当下互联网和科技爆发增长的时代，人工智能大数据技术的应用可以大幅度缩短 ALS/MND 新药研发的周期，可以让很多患者的生存期延长甚至停止病情的演变。于是，他凭借自身的经营管理能力和广泛的社会资源，开始与生命赛跑。

携手拥有强大技术实力的人工智能大数据团队、多年罕见病救治积淀的医学专家团队、国内外顶级科学家，高效搭建以渐冻症为起点的罕见病患者科研数据服务平台——渐愈互助之家，为渐冻症患者提供最新的临床研究参与机会、通过专家咨询、基因检测原始数据解读、免疫分析、病历评估及第二诊疗建议等，对患者提供临床试验、个性化护理指导服务。

患者或家属通过拍照、语音、文字三种方式将既往病历上传至渐愈互助之家平台，借助人工智能 AI 技术手段，将繁杂的病历进行结构化，通过长周期动态生命指标监测、定期主动随访，收集了患者生理、病理、精神、工作、认知、家庭等与疾病发展及护理有密切关系的数据，这些重要的数据恰恰是医疗机构无法获取的。通过对许多患者病前和病后的数据分析，发现并预测每一位患者的病情趋势，再加以科学的调理干预，让许多患者的病情得到了合理、有效的改善。

平台以患者为中心，将患者在不同医院、不同疾病时期的救治信息进行融合打通，建立了患者 360 度全生命周期医疗健康大数据。解决了医疗机构之间不能数据互通共享、无法获取患者全生命周期医疗健康数据的难题。截至2024 年年底，已经触达了约一万五千名渐冻症患者，每月增加数百位渐冻症患者登记注册，真正成为全世界民间第一大渐冻症患者科研数据平台。

平台为渐冻症患者提供一个兼备大数据、人工智能技术、专业医学等特征的数智化服务。以患者为中心，组织各项活动让患者主动参与并干预到渐冻症的救治、护理、寻医问药等重要工作中。聚集真实世界动态数据研究，携手药品企业、医疗机构、患者组织、生物科学专家，为诊疗干预策略、完善诊疗服务体系、提高药物可及性等提供科学依据。

团队打通了数据的隔断，并且在所有患者离开医院后长达两年多的病程期里，其所做的任何治疗比如干细胞、基因、中医、西医、艾灸、针灸、心理、物理的，包括一些民间的、所谓大师的治疗方法等都做了调研。这样可以尽快发现问题、总结经验，避免一次次重复试错。

（三）发起捐献脑组织和脊髓倡议

虽然渐冻症的症状表现为身体肌肉逐渐失能，但它的本质是一种神经退行性疾病，所以其标本提取极为特殊——必须是人的脑和脊髓组织。

而医学科研需要的是大数据，只有一两个样本几乎没有任何意义，所以蔡磊想要做世界最大的渐冻症脑和脊髓组织样本库，希望让中国及全世界的科学家都能够来这里开展研究，哪怕惠及不到我们这一代病友，也要把曙光和希望留给下一代病友。

2022 年春节后不久，蔡磊开始联合中国人脑组织库协作联盟、中国器官移植发展基金会，共同发起了"中国渐冻人脑组织库计划"，旨在建设全国乃至世界第一大渐冻症脑和脊髓组织样本库。在这之前，中国没有一例渐冻症相关样本，而神经系统疾病如果无法进行活体研究，基础科研就难以进行，蔡磊决心要做成这件事。

2022 年 7 月，中国渐冻人脑组织捐献意愿登记库线上登记平台正式开通，蔡磊带头完成了捐献登记，希望在离开的那一天，将自己的脑和脊髓组织样本留给科学家们为寻找致病和治病机理提供支持。截至 2022 年 11 月底，约有1000 位渐冻症患者响应号召一起签署了捐赠协议。

"1000" 的数量是经过精心研究决定的。因为更多可能达不到，太少对研究又起不到实质性的作用。为了能够达到 "1000" 例，在年初蔡磊就挨个找病友们谈，晓之以理动之以情。

截至 2022 年 11 月底，已有 10 位意愿捐献遗体的渐冻症患者离世，5 位完成了捐献。4 位患者捐献的是遗体，1 位山西的患者在克服重重障碍、打通所有流程后，得以实现只捐献脑和脊髓组织的愿望。

当前，已经有一个美国院士团队找到我们团队，表示渴望研究这些渐冻症组织样本。甚至表示，只要给他们 100 例样本就可能在病理和病因方面获得重大发现。

北京大学第三医院神内专家樊东升教授认为，通过建立一定数量的渐冻症患者脑和脊髓组织样本库，可以有效推动基础研究走向深入，这一项目的科研价值是不可估量的。

人的颅骨和脊椎骨不仅是人体中最坚硬的部分，更重要的是对于提取标本的时间、完整性和技术都有极高的要求，不是一般医院可以做到的。一般医生很难获取完整脑和脊髓组织，但脑库联盟老师能够很熟练的完成获取组织。

但是当前，从患者去世到捐献成功的整个流程还面临许多困难和挑战。

首先，遗体的转运和接收在很多省市都存在很大的问题。病友去世后，必须在 24 小时内最好在 6 小时内取出脑组织，否则脑组织会自溶，也就失去了科研价值。有条件接收遗体、进行解剖并获取脑和脊髓组织的机构主要是医学类高校，特别是中国人脑组织库协作联盟规范化建设的 19 个人脑组织库（以下简称 "脑库"），主要分布在北京、上海、杭州等 12 个城市的医科大学。没有建立脑库的地区，则因运输流程不通畅而难以完成捐献。

多数地方的现状是，殡仪馆的车只能将遗体拉到殡仪馆，医院的救护车不能运送遗体，而医学类高校的车辆不具备运输遗体的资质。病友刚去世的时候，家属们正承受着巨大的悲伤，让逝者家属运送遗体去捐献既不现实也不人道。

曾有一例山西病友去世后，实现捐献就费尽周折。当时联系不到运送遗体的车辆，后来经中国器官移植发展基金会帮助协调当地人体器官获取组织

（OPO）协调员完成了遗体运输。北京协和医学院的马超教授积极联系当地高校老师，才得以顺利接收并获取了大脑和脊髓组织。

这其中还存在一个问题是，OPO 协调员虽然可以帮忙运送遗体，但无法跨省甚至不能出本市，有遗体捐献意愿的病友如果在二三线城市，这项工作落实起来就极其困难。

其次，有的病友只想捐赠脑和脊髓组织，事后还希望将遗体送去入殓。对于这种情况，除了浙江、安徽、湖南等少数省份有相对成熟的流程，绝大多数地区没有解决机制，病友只能放弃捐献。

2022 年 7 月 11 日，第一例完成遗体捐献的渐冻症病友来自黑龙江。该省没有脑库，渐愈互助之家平台帮助联系了有解剖和取样能力的哈尔滨医科大学，当校方了解到与之联系的非逝者家属时，便回绝了接收遗体的请求。得益于中国器官移植发展基金会跟进协调，消除误会，才促成了这次遗体捐献。更重要的是，该病友家属非常支持和配合这项工作。

对于那些能够完成捐献遗体的家庭，他们要在患病至亲弥留之际，就和团队成员围绕"如何运送"等问题商讨办法。在亲人去世后极短的时间里，极度悲伤的家属需要用自己的理性压制住感情，与团队成员讨论各种常人难以想象的细节，在这个过程中，但凡家属有一点动摇，都难以完成捐献的工作。

在 2022 年 9 月 6 日举行的中国渐冻人脑组织捐献意愿登记启动仪式上，中国科学院院士，国家健康和疾病人脑组织资源库学术委员会主任，浙江大学医药学部主任、脑科学与脑医学学院院长、双脑中心首席科学家段树民发言时介绍，"中国人脑库"已经成立 10 年，但社会公众知之甚少，也正是这个原因，中国人脑库工作受到很大的限制，因为捐献的人少，不像国外那么普及，尤其是罕见病。浙江大学过去 10 年收集了 300 例患者和健康者的脑标本，但罕见病的标本 1 例都没有。

他认为，1000 余名渐冻症患者捐献脑和脊髓组织是一个非常伟大的壮举，不仅会改写中国脑库的历史，在世界上也是绝无仅有的。以前中国科学家在研究人脑疾病的时候需要向国外要样本，而通过这次行动，未来不仅能够为中国的医学科学研究提供样本，特别在罕见病领域也可以为国外的医学研究提供样本。

脑库研究人员表示，目前渐冻症等神经退行性疾病没有完美理想的动物模型，很多药物用在动物上的有效性和用在人体的有效性差异非常大，药物研发非常艰难。如能在人体样本上进行测试，则会清晰明了。

遗憾的是，因为相关政策法规及捐献途径尚未打通、捐献机制仍不完善，截至目前，去世的 10 多位病友中只有 5 例捐献成功，接下来的情况还是未知数。

四、改善我国罕见病医疗产品开发环境的建议

（一）打通各医院之间的医疗数据

当前，各医院相互之间的医疗数据没有打通，无法实现共享。且各家医院只有本院患者在门诊和住院期间的数据，而患者患病之前和之后的情况如何，哪怕出院第二天就死亡，医院和医生都一无所知。这导致患者的信息不能被有效统计，更谈不上去做分析，因而也就无法对诊疗手段的进一步提升给予足够的帮助。就渐冻症而言，全世界最大的渐冻症单中心在北京大学第三医院，30年来累计有 3000 多个病例数据。因为每个医院之间的数据没有打通，北医三院看不了包括北京协和医院、中国人民解放军总医院等医疗机构的数据，甚至北京系统内的医疗机构相互之间也看不到彼此的数据，这给病因不明的渐冻症及其他罕见病研究带来非常大的困境和阻碍。

在当今数字化浪潮席卷的时代，推动各医疗机构之间的医疗数据标准化和院际间数据开放互通将有助于各类疾病的基础研究，发现疾病产生的原因和规律，寻找最佳诊疗方案，提高诊疗效率和效果，降低患者就医成本，助力健康中国建设。

（二）继续优化创新药上市审评审批机制

当前对于创新药在临床试验上的边界很清晰，也很严谨。但对于罕见病患者，太严谨了则意味着进度有些保守。以渐冻症为例，患者的平均存活期限在 2~5 年，也就是说有的患者存活期限还不到 2 年，甚至只有几个月。按现有的药品上市审评审批机制，即使在实验室研发出有效药物，很多患者也难以等到药品上市，将倒在"黎明之前"。蔡磊想通过呼吁，让更多人及政府相关机构能够关注到包括渐冻症在内的罕见病特殊群体，给予这个群体更宽松的医治条件，加快创新药品审评审批速度，加急创新药品上临床使用速度。

（三）畅通渐冻症患者脑和脊髓组织捐献渠道

基于前文提到的遗体捐献面临的困难及存在的问题，渐愈互助团队有如下期望。

（1）建立顺畅的捐献流程机制（尤其无脑库省份、遗体运送等问题），由各脑库老师编写指导手册，告知有捐献意愿的病友及其家属，在病友身前及身后的具体操作流程、对接单位、对接人及对接方的具体联系方式，以便后续可以顺利地完成捐献。

（2）针对部分病友只想捐献脑和脊髓组织的情况，希望国家红十字会能够出台相应的应对机制，既满足家属让患者入土为安的愿望又能实现病友为科研尽一份力的遗愿。

（四）加强对罕见病及患者的社会宣传

现在蔡磊能接触到的杰出科学家达到一两百位，这在一定程度上得益于媒体的支持。此前，渐冻症在国内的宣传基础薄弱，蔡磊不得不从头做起。但每次宣传报道之后，都可以让他链接更多的科学家和相关资源。曾经有一篇关于蔡磊患渐冻症的报道发出后，当天就有五六位相关的科学家联系到他，表示看到文章非常感动，愿意把渐冻症药物研发管线排在优先位置。

建议加大对罕见病及患者状况的宣传力度，这不仅是让更多人了解、支持和帮助对罕见病及其患者的救治，更是让全社会对更多疾病有一个全面的认知，从而能够意识到预防疾病的重要性，让民众对身心健康引起足够的重视，与国家一道齐心协力推进健康中国建设。

（渐愈互助之家）

附录

近三年罕见病相关热点事件

本文以 2021—2023 年为监测时间段，通过中国健康传媒集团舆情监测系统，以关键词的形式对罕见病热点事件在公开渠道传播的相关信息进行统计，并进行定量与定性分析。信息来源包括纸媒（电子报）、手机客户端、新闻网站、微博、微信、论坛、博客。以搜集到的每个热点事件数据为基础，通过热议度模型计算将热议程度量化为 0~100 的具体数值，从而直观反映该事件的热议程度，数值越高代表该事件的信息传播数据量越大，社会关注度越高。通过对罕见病相关热点事件的回顾、梳理，总结分析罕见病舆情事件的传播特点和规律，以期探讨罕见病相关议题更好的传播方法以及科学的舆论引导方式，进一步推动罕见病相关问题的解决。

● 诺西那生钠注射液进入 2021 版国家医保药品目录

热议程度：99.99[1]

发生时间：2021 年

类型：政策

2021 年 11 月 9 日 ~11 日，国家医保药品目录谈判持续 3 日。67 种目录外独家药品谈判成功，平均降价 61.71%。其中有 17 款肿瘤用药和 7 款罕见病药。此前备受关注的"70 万元一针天价药"——渤健脊髓性肌肉萎缩症（SMA）治疗药物诺西那生钠注射液成功纳入医保目录，开创了高值罕见病药入医保的先河，获得了舆论普遍称赞。经过这次"灵魂砍价"，诺西那生钠注射液由 70 万元 / 支降至 3.3 万元 / 支。诺西那生钠注射液是首次参与医保谈判，也是首个被纳入国家医保目录的高值罕见病药物，将大举改善中国 SMA 患者的治疗现状，切实减轻其治疗经济负担。

诺西那生钠注射液谈判现场视频曝光引发了高度关注。其中，国家医保局谈判代表的一句"每一个小群体都不应该被放弃"吸引舆论聚焦。此外，部

1　热议度指标由新闻报道量、微博传播量以及微信传播量组成。

分罕见病患儿家长通过社交媒体发声感谢国家让罕见病药物可负担。在微博平台，12 月 3 日，#医保谈判代表说每个小群体都不该被放弃##曾经近 70 万元一针罕见病救命药纳入医保##医保谈判药企代表说快掉眼泪了##医保药品谈判再现灵魂砍价##罕见病家长回应天价救命药进医保#等十余个话题登上微博热搜榜，总阅读量超 8.6 亿人次。其中话题#曾经近 70 万一针罕见病救命药纳入医保#登上热搜第 1 位，阅读量超 2.2 亿人次。在短视频平台，@人民日报、@央视新闻发布的诺西那生钠医保现场谈判视频点赞量总计超 900 万。

舆论普遍认为这充分体现了国家对罕见病群体的关注，将对 SMA 的治疗产生积极的影响，为提高罕见病患者用药可及提供了强大推力。

2022 年 1 月，山东省枣庄市的一名 4 岁患儿接受了诺西那生钠注射液入医保后全国首针注射。

● Menkes 综合征患儿父亲自制"药物"

热议程度：94.79
发生时间：2021 年
类型：患者

2021 年 9 月，云南省昆明市一名只有高中学历的父亲自制"药物"维持罹患罕见病儿子生命的故事，引发了网络关注。该事件被贴上"他不是药神只是个父亲"的标签广泛传播。媒体报道了徐伟为维系得了遗传性铜缺乏疾病 Menkes 综合征儿子的生命，自学并自制"药物"的经历：从 2019 年新冠病毒感染疫情阻断境外就医拿药渠道、使用过期进口药、寻求制药公司无果，再到参加罕见病论坛、自己搭建检疫实验室、开启科学研究、使用兔子和自身进行试验、自制"药用级化合物"有效改善儿子指标、探索皮下注射给药方式、自学基因疗法等。自制"药物"缓解了患儿病情，还在等待进一步的基因治疗。此外，文中还穿插了一些医学专家和医生的评论，认为徐伟的儿子在经过父亲系列救治后，算得上是 Menkes 疾病的奇迹。同时，也提出了对罕见病治疗的困境和自制"药物"监管方面的担忧。从专业角度，不管是从药物监管还是临床使用层面，都不会鼓励这种行为。徐伟谈及自制"药"在使用和法律方面的风险时表示，自制的组氨酸铜和伊利司莫铜并不是"药"，只是"能缓解孩子病情的化合物"，他愿意承担使用的风险。通过每日注射组氨酸铜，儿子身体情况没有继续恶化。目前正研究干细胞移植治疗办法，报道后也有团队表示愿意提供帮助。Menkes 患者家庭主要面临经济压力和没有药物治疗的困境，希望通过合理合法的方式为患者免费提供药剂。

目前，关于 Menkes 综合征的资料非常模糊：病因未明、生长迟缓、平均 19 个月死亡。文献方面，只有北京市及少数几个省会城市医院针对 1 例、3 例患儿开展了疾病特征研究。而国际上，补充组氨酸铜常被用作对 Menkes 的对症治疗，以院内制剂的形式存在。国内也有医生曾试图推动组氨酸铜作为院内制剂，但囿于院内制剂整体收紧、行政审批手续繁琐、儿童注射液要求更加严格，最终不了了之。于是，中国大陆家长的常见选择是去中国台湾地区或美国的医院拿药。

徐伟自制"药物"救子的相关话题一度登上微博、抖音、快手等平台热搜。在微博平台，相关微博发布超 10 万篇次，点赞数超 100 亿人次。其中，# 他不是药神只是个父亲 # 话题冲上热搜，阅读量超 4.5 亿人次。此外，# 高中学历父亲回应自制"罕见病药"救孩子 ## 儿子病重，你会冒险选择自制"药物"吗 # 话题也有较多关注度，阅读量超 2 亿人次。

2022 年 11 月，媒体报道称，徐伟的经历引发热议后，专注于基因载体技术的芝加哥大学教授蓝田和徐伟取得联系，第一天构建动物模型，第二天完成 ATP7A 全长序列所需要验证的质粒设计。同时，徐伟此前找公司构建的缩短版 ATP7A 得到了体外验证结果的阳性表达。病友群还在讨论成立患者组织，未来将以患者组织的名义，接受大家的善意捐赠，投入 Menkes 疾病的治疗研究中。

● 难治性癫痫药物氯巴占实现临时进口和国产化

热议程度：73.19
发生时间：2021 至 2022 年
类型：患者、政策

2021 年 11 月，河南省郑州市一位"婴儿癫痫伴游走性局灶性发作"（EIMFS，一种婴儿早期少见的难治性癫痫）患儿的母亲李某，被警方以"涉嫌走私、运输、贩卖毒品罪"采取了取保候审的强制措施。李某帮代购收寄管制药物氯巴占的行为是否应被判定为"贩毒"、罕见病用药困境等引发舆论热议。李某因"犯罪情节轻微"不予起诉，代购者"铁马冰河"则成为该案唯一被继续起诉的被告人。随后，1000 多位罕见病患儿家属联名求助氯巴占。

2021 年 12 月，国家药监局表示，对国内没有批准上市的药品，如临床救治急需，医疗机构可以按规定申请进口少量药品用于救治患者，由国家药监局或国务院授权的省政府批准（目前国务院已授权海南省、广东省）进口。由于氯巴占是第二类精神药品，进口氯巴占还应当取得国家药监局核发的精神药品进口准许证。同月，国家卫生健康委表示，正在组织对患病群体进行摸底，了解药品用量需求，并协调相关机构和部门组织进行集中申请和进口。

2022 年 6 月 29 日，国家卫生健康委、国家药监局联合制定印发《临床急需药品临时进口工作方案》和《氯巴占临时进口工作方案》。工作方案指出，国家卫生健康委组织提出氯巴占临床需求量，确定使用医疗机构名单，选定牵头进口的医疗机构，由该医疗机构向国家药监局提出临时进口申请，持进口准许证直接向海关办理通关手续。

2022 年 9 月，国家药监局批准了宜昌人福药业有限责任公司申报的氯巴占片上市。这是国内第一款氯巴占仿制药，适用于 2 岁及以上 Lennox–Gastaut 综合征（LGS）患者癫痫发作的联合治疗，通过优先审评审批程序获批。10 月 9 日，该药在山东省药械集中采购平台通过绿色通道率先挂网，定价为 84 元 / 盒。与此同时，原研药进口也取得进展。9 月 22 日，作为临床急需药品临时进口的原研药氯巴占在北京协和医院开出全国第一张处方。此后，关于氯巴占的售价、医保政策等消息不时引发关注。

管制类药品适用与滥用，将罕见病用药困境再次推向前台。舆论普遍认为这是多方联动回应社会关切的生动实践，政策支持有效缓解罕见病用药可及性，但相关部门还需在顶层设计以及加快研发、生产、上市等方面加大工作力度。

● 国际罕见病日引舆论关注

热议程度：72.78

发生时间：2022 年

类型：其他

自 2008 年 2 月 29 日，由欧洲罕见病组织（EURODIS）发起并组织了第一届国际罕见病日起，至 2022 年已有 15 个年头。之所以在 2 月 29 日召开，是因为四年一次的日子寓意"罕见"。此后，每年 2 月的最后一天被确定为"国际罕见病日"。2022 年 2 月 28 日为第 15 个国际罕见病日，主题为"Share Your Colours（分享你的色彩）"。

在这 15 年中，罕见病群体、个体，在全球、在中国都不断"被看到"。尽管我国对罕见病的关注较晚，诊疗和患者服务也面临着诸多困难，但可喜的是，随着近年来技术发展和政策环境不断优化，以及社会对罕见病关注度的日益提高，罕见病药物的研发和临床研究进展正在加速，针对罕见病的患者管理和关爱保障也日趋规范和完善。药物研发方面，智能化患者招募平台破局罕见病临床研究痛点；临床研究方面，真实世界数据对罕见病显示出积极作用；患者管理方面，为罕见病患者提供全方位关爱服务；支付保障方面，建立罕见病医疗保障"1+4"多方支付机制的建议曾引起热议，"1"是指医保兜底，将《第一批罕见病目录》中的相关药物，逐步纳入国家基本医保用药目录，或进入省级统筹范畴，"4"指的是罕见病救助项目、慈善基金、商业保险、患者自付，这为解决罕见病药品可及"最后一公里"的问题提供了新的思路，破解罕见病"天价药"之殇。

中共中央、国务院印发的《"健康中国 2030"规划纲要》中明确指出，要巩固完善国家基本药物制度，推进特殊人群基本药物保障，要完善罕见病用药保障政策。近年来，政府部门、社会各界给予越来越多的关注。罕见病既是医学问题，也是社会问题，需要立法保障、政策协同、医学关注、药品可及、社会共治，构建良好生态，以惠及患者。

• 西安某医院 1 岁 SMA 婴儿住院 4 天花 55 万元

热议程度：64.90
发生时间：2021 年
类型：患者

2021 年 9 月，一张西安交通大学附属第二医院儿科神经康复病区住院收费票据在网上传播。票据显示，一名由该院小儿内科收治的患脊髓性肌萎缩症（SMA）的 1 岁幼女于 8 月 17 日开始住院，8 月 21 日出院，4 天时间总共花费 553639.2 元。不少网民看到票据后直言"真是天价医疗费"，有网民因此质疑医院高收费"收割"患者，并呼吁监管。但是，医院和患儿家属双方均表示，网上的收费单是不知情的情况下流传出去，治疗完全符合指南，也是很有必要的。据该院专家黄绍平教授介绍，医生在救治过程中使用了诺西那生钠注射液，这是唯一用于治疗罕见病 SMA 的特效药，在国内售价高达 55 万元 / 支。

据悉，该药于 2019 年 2 月经过国家药品监督管理局引进国内，当时的价格为 70 万元 / 支，这个价格直到 2021 年 1 月降为 55 万元 / 支。诺西那生钠注射液并非首次因"天价"标签而引发关注。2016 年 12 月 23 日，诺西那生钠注射液获 FDA 批准上市，并被授予孤儿药资格。上市后不久，生产企业渤健公布了诺西那生钠注射液的美国定价为 12.5 万美元 / 支，首年需要注射 6 次，治疗费用约 75 万美元，第二年的费用降低一半至 37.5 万美元。高昂的价格引起了患者、保险公司和监管方对药物定价的强烈质疑，并导致了渤健的股价短暂下跌。渤健的发言人 Matt Fearer 回应对于药物定价的争议时表示，这个定价是经过充分考虑的，它的价格主要是基于对药品前期投入，临床价值的充分评估，以及渤健可持续地投入其他创新药研究项目的需要。

分析认为，药品高昂的定价背后，一方面或是无法被忽视的研发成本。有统计结果显示，在 2009 年至 2018 年期间，开发一种新药的中位资本化成本为 9.853 亿美元（6.836 亿美元至 12.289 亿美元），而平均总资本化成本高达 13.59 亿美元（10.425 亿美元至 16.75 亿美元）。另一方面是临床境况的复杂性。有报告指出，2011—2020 年，9704 个药物临床开发项目中从 I 期临床到获得美国 FDA 批准上市所需要的时间平均为 10.5 年。而罕见病药物开发所面临的境况则更为复杂，从临床到获批，罕见病治疗药品比其他药品长四年。与此同时，罕见病药品临床试验具有样本量小、异质性大、难招募等特点，使得在临床试验的任何一个阶段，临床试验筛查和随机入组失败率都明显更高。舆论普遍认为，药价贵的根源不在医院方面，而在药企定价。需要构建一种"政府引导、多方参与、第三方独立运行的"的罕见病保障体系新运营模式，继续通过带量采购，让相关药品进医保、药企适当降价让利，来降低药品价格。

● 醋酸氢化可的松价格飞涨—药难求

热议程度：61.71

发生时间：2023 年

类型：企业

2023 年 5 月，多名消费者反映，治疗肾上腺皮质功能减退症及先天性肾上腺皮质增生症的激素类药物醋酸氢化可的松片因包装规格更换、原料药上涨等原因涨价十倍，旧包装全网下架，出现一药难求的现象，引发舆论高度关注。

天津信谊津津药业有限公司（以下简称"信谊津津"）是全国唯一生产醋酸氢化可的松片的企业。厂商表示，目前市面上确实出现了醋酸氢化可的松片溢价现象，但这并非公司行为。此前市面上售卖的 30 片 / 瓶、100 片 / 瓶的是旧版药品，由于无法纳入医保，目前已经停产。而新版醋酸氢化可的松片虽然已经面市，但需要由各地政府统一采购，目前仅有个别省市进行了采购，进入全国各地医院还需要一段时间。除了新旧版本处在交替的"空窗期"，导致醋酸氢化可的松片在市面上供不应求、涨价；企业独家生产、缺乏竞争等因素或许也影响着药品价格的变化。据公开资料显示，国内拥有醋酸氢化可的松原料药生产批号的企业有 5 家，除了信谊津津，其他 4 家有相同疗效药品生产批号的药企均因原料药短缺、市场需求量小致原料药成本高等问题，放弃了持有的文号药品的生产。

随后，天津市医疗保障局多次约谈信谊津津。5 月 29 日，天津市医疗保障局发布公告称，信谊津津承诺下调醋酸氢化可的松片价格。目前，信谊津津正在低价保供，并在全国各省份积极开展挂网工作。

醋酸氢化可的松片是一种肾上腺皮质醇激素类药物，用于肾上腺皮质功能减退症及先天性肾上腺皮质增生症的治疗等，是罕见病库欣综合征（皮质醇增多症）的术后常用药。除此之外，肾上腺皮质癌、肢端肥大症、垂体柄阻断综合征、21 羟化酶缺乏症等十余个罕见病病种的患者群体也需要服用该药。目前，醋酸氢化可的松已经纳入甲类医保目录，国内服用者有 2 万 ~3 万人。

• 2021 年药品审评资源进一步向罕见病用药倾斜

热议程度：61.28

发生时间：2022 年

类型：政策

2022 年 6 月 1 日，国家药监局发布《2021 年度药品审评报告》（以下简称《报告》）。《报告》显示，2021 年药品审评工作交出亮眼成绩单，全年审评通过 47 个创新药，再创历史新高；全年整体按时限审结率提升至 98.93%，且多个类别注册申请按时限审结率取得历史性突破；一批新冠病毒疫苗、治疗药物，以及临床急需境外新药、儿童用药等上市；中药抗疫"三方"成果成功转化。《报告》显示，2021 年，药品加快上市注册程序持续发挥作用，审评资源进一步向具有临床优势的新药、儿童用药、罕见病用药等注册申请倾斜。在重点治疗领域的 58 种药物中，罕见病治疗药物就占了 6 种，包括布罗索尤单抗注射液、醋酸艾替班特注射液、注射用艾诺凝血素 α、注射用司妥昔单抗、奥法妥木单抗注射液和利司扑兰口服溶液用散，而在 2020 年，罕见病药物仅有 2 种。已纳入优先审评审批程序的注册申请中，2021 年有 130 件注册申请按照现行《药品注册管理办法》发布前纳入范围，其中罕见病有 13 件，占比 10%。

2022 年，国家药监局将持续深化药品审评审批制度改革，支持鼓励企业在现代医药新技术、新靶点、新机制方面开展创新，坚持鼓励以临床价值为导向的新药好药以及罕见病用药、儿童用药、重大传染病用药、公共卫生方面的临床急需药品研发创新。

《第二批罕见病目录》发布

热议程度：61.21
发生时间：2023 年
类型：政策

2023 年 9 月 20 日，国家卫生健康委、科技部、工业和信息化部、国家药监局、国家中医药局、中央军委后勤保障部 6 部门联合发布《第二批罕见病目录》，该目录收录的罕见病共涉及血液科、皮肤科、风湿免疫科、儿科、神经内科、内分泌科等 17 个学科，囊括了肢端肥大症、早老症、发作性睡病、先天性胆道闭锁、软骨发育不全、胶质母细胞瘤、皮肤 T 细胞淋巴瘤、隆凸性皮肤纤维肉瘤等 86 种疾病。涉及这些疾病中，国内已上市的药品为 35 种，覆盖 26 种罕见疾病；已有 15 个疾病所需适应证药物通过博鳌乐城特许政策率先在乐城先行区"先行先试"，其中 7 种药品已获国家药监局审批上市；至少 12 款罕见病药物有望尽快上市。

专家指出，第一批罕见病目录中，比较有辨识度的罕见病只有三四十种，有些病种患者数量非常少，有些甚至一个患者都没有出现。第二批目录中则新增较为"常见"的罕见病。罕见病目录制订，是否有治疗方案是很重要的考量因素，在第二批目录中也能得到体现。

蔡磊开发渐冻症药物

热议程度：60.86
发生时间：2022 年
类型：患者

渐冻症（ALS）因 2014 年发起的"冰桶挑战"而备受世人关注，病因至今不明，目前仅有利鲁唑、依达拉奉两款药物确认对治疗 ALS 有效，但也只能短暂延长患者生存期。京东副总裁蔡磊于 2019 年确诊渐冻症，此后，他投身科研、筹集资金、整合资源，试图推进新药研发，攻克渐冻症。

在被确诊为渐冻症后，蔡磊列出了 12 项行动计划，包括建立 ALS 患者全生命周期大数据平台、组建信念坚定的强大科研团队、搭建最优效率与成本的临床前动物实验基地、推动多条 ALS 药物管线建立、建立以小时为单位的极速临床招募和药效评价系统、设立投资基金、设立公益基金和慈善信托、搭建渐冻人脑组织生物样本资源库……

蔡磊还联合业界权威北京大学第三医院运动元神经病专家樊东升医生建立了一个以患者为中心、360 度、全生命周期的医疗科研大数据平台。他加了上千位病友的联系方式，说服他们将患病以来各个时期的身体症状，包括心理动态全都填写在调查问卷上，上传到数据平台上，为相关的药物研发做基础数据支持。蔡磊还建立了一个名为"渐愈互助之家"的机构，联合中国人脑组织库协作联盟、中国器官移植发展基金会，共同发起了"中国渐冻人脑组织库计划"，旨在建设全国第一个大样本渐冻症脑组织库，有效推动基础研究走向深入。

在支持药物研发上，蔡磊参与了 50 多条药物管线的推动，但已经有 30 多条失败了，剩下的还在继续。其中，已经有三款药物进入临床试验阶段，蔡磊本人也作为受试者，亲自试用了三四十种药物。目前，蔡磊的团队规模超过 30 人，其中，研发人员有 10 多位，团队一年的薪酬支出就过千万元。而一个基因药物的 GMP 制备和临床前实验就需花费约 5000 万元，进入临床试验阶段后所需要的资金更是难以想象，而且研发失败概率极大，回报根本无从谈起。渐冻症患病人数少，巨额投资难以获得相应回报，制药企业研发动力不足。

2022 年 6 月，蔡磊与中科院微生物所研究员、热休生物董事长孟颂东教授合作的胎盘 gp96 注射液治疗渐冻症的临床研究获得了博鳌恒大国际医院伦理审查委员会的批准。这原本是一款治疗癌症的创新药，但在通过机理研究后发现该药物在治疗渐冻症也具有潜力，于是蔡磊马上联系到了孟颂东，双方迅速启动了临床试验。

由于研究缺乏人体组织标本，他带头捐献并号召患者捐献遗体。2022 年 9 月 5 日，在第七个"中华慈善日"上，蔡磊对外宣布了捐献遗体的决定。曾担任武汉市金银潭医院院长的"人民英雄"张定宇，同样身患渐冻症，也加入到了捐赠遗体的行列中。截至 2022 年 10 月中旬，已有 10 位有意愿捐献遗体的渐冻症患者离世，有 5 位完成了捐献。

9 月 21 日，蔡磊的直播带货首秀冲上热搜。他表示，希望通过做直播带货为消费者带来一些物美价廉的商品服务，同时也能挣一些钱用来持续地支持攻克渐冻症的事业。

10月，蔡磊发布视频称，从去年开始，由于渐冻症病情恶化，自己已经向京东提出逐步退出集团日常的管理工作，申请病休，通过直播带货全力投入治病和攻克渐冻症的事业。第一次直播卖了接近8万元的商品，这个结果已经超出了蔡磊团队的意料。未来他们还是会着手在带货上持续发力，希望能多给渐冻症患者获取一丝的希望。舆论主要对蔡磊投身渐冻症用药研发的行为表达敬佩，并期待特效药尽快面世。

•《药品管理法实施条例（修订草案征求意见稿）》明确罕见疾病医疗产品拥有不超7年的市场独占权

热议程度：60.84

发生时间：2022年

类型：政策

2022年5月9日，国家药监局发布通告称，为贯彻实施新制修订的《药品管理法》《疫苗管理法》，进一步加强药品监督管理，保障人民用药安全，促进药品行业高质量发展，国家药监局组织对《药品管理法实施条例》进行研究，形成修订草案征求意见稿，向社会公开征求意见。其中，在罕见病方面，征求意见稿提出，对批准上市的罕见病新药，在药品上市许可持有人承诺保障药品供应情况下，给予最长不超过7年的市场独占期，期间不再批准相同品种上市。药品上市许可持有人不履行供应保障承诺的，终止市场独占期。征求意见稿还提出，国家鼓励罕见病药品的研制和创新，支持药品上市许可持有人开展罕见病药品研制，鼓励开展已上市药品针对罕见病的新适应证开发，对临床急需的罕见病药品予以优先审评审批。在药物研制和注册申报期间，加强与申办者沟通交流，促进罕见病用药加快上市，满足罕见病患者临床用药需求。

业内人士认为，美国罕见病药物的独占期为7年，欧洲的独占期为10年。本次征求意见稿借鉴综合了国际上主流的做法，即维持了原研药企的积极性与利润，也保护了患者有药可吃的权利，非常科学与及时。实际上，因为研发费用和时间成本都特别高，大多中国医药企业对罕见病药物的开发兴趣并不大。做原研罕见病药品的一般是小型创新药企。它们一般得先申请技术、药品专利，才能更好吸收融资推进项目研发，但因为罕见病的研发时间长，等到原研药品上市时，此前申请的专利保护期限也已快到期，仿制药品会快速跟进竞争，导致原研药企甚至连研发成本都无法回收，造成打击创新积极性恶性循环。该征求意见稿主要在于促进罕见病科研发展，可以理解为是专利的补偿，即罕见病原研企业有更长的专利期，而罕见病患者会从中受益。

• CDE 发布两项罕见疾病相关指导原则

热议程度：60.40

发生时间：2021 年

类型：政策

2021 年 10 月 11 日，《罕见疾病药物临床研发技术指导原则》（以下简称《指导原则》）公开征求意见。2022 年 1 月 6 日，该文件正式发布。此指导原则结合罕见疾病特征，对罕见疾病药物临床研发提建议，在确保严谨科学的基础上，采用更为灵活的设计，以通过有限的患者数据，获得更加充分的科学证据，满足获益与风险的评估，支持监管决策，为罕见疾病药物科学地开展临床试验提供参考。此外，为鼓励罕见疾病药物研发，从临床研究方法学角度指导申办者提高研发效率制定的原则，2022 年 6 月 6 日，国家药监局药审中心发布《罕见疾病药物临床研究统计学指导原则（试行）》。

专家认为，从完成技术指导的使命看，《指导原则》是一份专业的、操作性很强的文件，对罕见病药物研发及临床研究等相关行业将会有显著的促进作用。罕见疾病发病率 / 患病率极低，且疾病类型繁多，表型复杂，临床表现多样化。这为新药临床研发的试验设计和有效性评估带来很大挑战。尽管上述问题在行业共识、专家研讨中屡被提及，但一直缺乏监管方面的官方表述。此次药审中心对这些内容以技术指导原则的形式进行表述，并给出相应的解决策略，将使得药物研发企业在实际操作中有章可循，提升研发效率。

舆论认为，《指导原则》力争将更多原先被市场冷落的罕见疾病药物拉入研发快车道，为边缘化的罕见病患者带来更多希望的曙光。同时针对罕见病药物研发积极性较低的突出问题，促使医药企业围绕尚未满足的临床需求，将罕见病作为创新产品研发的重要方向之一。

两个罕见病药物临床相关指导原则，为罕见病药临床试验方案的制定提供了新思路，也从技术方面形成了重要的助力。

• 罕见病创新药企业北海康成登陆香港交易所主板

热议程度：60.35

发生时间：2021 年

类型：企业

2021 年 12 月 10 日，专注罕见病药物的生物医药公司北海康成成功登陆香港交易所主板。上市首日，北海康成跌破发行价，以 9.80 港元 / 股的价格开盘，较 IPO 发行价下跌 19.54%。盘中，北海康成的股价一度跌至 8.61 港元 / 股，跌幅超过 29%。

北海康成成立于 2012 年，其在上市前完成了 8 轮融资，吸引了启明创投、盈科资本、元明资本等多家明星资本加持，以及药明生物和泰格医药两大 CRO 龙头公司支持，合计融资金额超过 2.75 亿美元。

目前，北海康成的产品管线有 13 种药物，包括 3 种已上市产品、4 种处于临床阶段的候选药物、1 个处于 IND 准备阶段、2 个处于临床前阶段及 3 个处于早期研发阶段的基因疗法产品。公司的核心产品 CAN008 是一种用于治疗多形性胶质母细胞瘤（GBM）的糖基化 CD95 Fc 融合蛋白，已于 2021 年 4 月获批在中国进行 GBM 患者一线 Ⅱ 期临床试验，并于同年 10 月完成首例患者给药。北海康成的药物产品和候选药物产品针对最常见的罕见病和罕见肿瘤适应证，包括但不限于胶质母细胞瘤和 Ⅱ 型黏多糖贮积症（MPS Ⅱ 或亨特氏综合征）等。

作为罕见病领域独角兽，北海康成被认为有望在中国及全球需求庞大且未被满足的罕见病市场中占据重要地位。此次遭遇破发，舆论主要关注其研发、经营情况。据媒体报道，其研发成本要远远超过营收，有声音认为其未来恐会出现更大亏损。此外，其经营严重依赖特许产品（license in），现有的 3 种产品均不是自主研发，且未进入国家医保目录，商业化颇受影响。

● 上海发布促进基因治疗科技创新与产业发展行动方案

热议程度：60.29

发生时间：2023 年

类型：政策

2023 年 9 月 18 日，上海市科委、市经信委、市卫健委联合制定的《上海市促进基因治疗科技创新与产业发展行动方案（2023—2025 年）》（以下简称《方案》）发布。目标包括：到 2025 年，上海基因治疗科技创新策源能力进一步增强，临床研究和转化应用能力进一步提升，创新体系进一步完善，产业生态进一步优化；建设 5 个以上基因治疗及相关领域临床医学研究中心和示范性研究型病房；引进、培育 15 家以上基因治疗产业领军和骨干企业；1~2 个创新产品申请上市。对已在国内开展临床试验，由本市注册企业获得上市许可并在本市生产的基因治疗产品，给予最高 3000 万元的资金支持；对引入股权融资 5000 万元以上的基因治疗企业，按照实际获得股权融资额给予不超过 2% 的资助。

《方案》从产品审评、财税政策、支付模式等方面，推动创新基因产品惠及罕见病患者。在加快产品审评与应用方面，《方案》要求探索建立基因治疗监管科学研究基地，为提升产品监管水平提供支撑；鼓励开展真实世界研究，探索将真实世界数据应用于罕见病基因治疗药物临床评价。

在强化财税政策支持方面，《方案》提到，对已在国内开展临床试验，由本市注册企业获得上市许可并在本市生产的基因治疗产品，给予最高 3000 万元的资金支持，每个单位每年累计支持额度不超过 1 亿元；推动本市基因治疗产品进入"适用增值税政策的抗癌药品和罕见病药品清单"，切实保障患者用药需求。

《方案》指出，要完善保险支持举措，积极推荐符合条件的上市基因治疗创新产品进入国家医保药品目录，探索多元复合的支付方式；支持罕见病等领域基因治疗药物纳入"沪惠保"等惠民型商业医疗保险范围。发挥多层次商业医疗保险作用，推动本市企业、商业保险公司及医疗机构等探索分期付费、按疗效付费等创新支付模式，从多个维度提高基因治疗产品可及性。

● 协和医院落地国内首例罕见病同情用药

热议程度：60.02
发生时间：2021 年
类型：政策

2021 年 6 月，被确诊为阵发性睡眠性血红蛋白尿症（PNH）的患者张女士，在北京协和医院服用了诺华公司研发的 PNH 新药 iptacopan。这种未上市的新药在国外研发还处于Ⅲ期临床试验阶段，该患者也不是通过常规的入组新药临床试验获取，而是通过拓展性同情使用临床试验用药的方式申请到了这种药物。

此前，北京协和医院医务处组织召开了一场由 30 多位专家参加、针对张女士 PNH 治疗的临床及管理多学科诊疗（MDT），为同情用药的顺利实施保驾护航。经过讨论，大家一致认为，患者病情具备同情用药的迫切需求，协和团队将齐心协力创造条件，打通"堵点"，依法依规完善程序，探索出一条可行之路。MDT 开展的当天下午，协和医院就召开了伦理委员会会议，进行伦理审查，分析评估伦理风险，此后又多次就相关伦理问题进行讨论。国家药监局按照《药品管理法》规定，在合法合规的前提下全力推进临床试验的审批流程。药品提供方诺华公司也在快速推进用药审批流程。此后，协和专家进行了严谨的伦理审核批准和充分知情同意。多方经过 2 个多月不懈努力，终于完成了同情用药的 MDT 会诊讨论、患者知情同意、同情用药申请、伦理审批和同情用药申报等流程。6 月 11 日，药品从瑞士寄出，14 日上午终于抵达医院，14 日晚上患者张女士服用了该药物。这是国内首例罕见病同情用药案例，这种方式开启了我国罕见病同情用药的破冰之路。

● 原研盐酸沙丙蝶呤片或将退出中国

热议程度：60.01

发生时间：2022 年

类型：企业

2022 年 6 月，部分罕见病高苯丙氨酸血症（HPA）患者必不可少的一款药盐酸沙丙蝶呤片（商品名"科望"）传出将退出中国的消息。"科望"的国内市场代理商——百傲万里（上海）生物医药技术咨询有限公司（下称"百傲万里"），与国家卫生健康委及各地市卫生健康委进行沟通，不再就"科望"进口药品注册证进行再注册。沟通中提及，本药最初于 2010 年 9 月 25 日获得国家药监局批准，之后进行了再注册，最新一次再注册为 2018 年获得批准，有限期至 2023 年 3 月 21 日。该药由总部位于美国加州的跨国公司拜马林制药（BioMarin）生产。该公司的工作人员就退出中国市场一事表示，国外已有仿制药上市，使用"科望"的患者市场大量流失，从企业整体考量，继续保留该产品线的价值并不大，因此考虑退出中国市场。

针对可能的断药风险，中日友好医院牵头申请临床急需药品临时进口。药品通关后，预计 2022 年 10 月底到达医院，但不确定药量。由于距离远、异地报销比例差异，药品自身易受氧化等因素，大部分其他地区的患者没法来到北京中日友好医院开药，也便意味着将会很长一段时间无药可用。如何解决罕见病药物可及性，仍然任重道远。

分析与总结

近几年来，罕见病相关事件不时引发舆论关注，包括政策推动、行业动态、患者故事等。有自上而下的政策利好，有自下而上的舆论关切。

梳理回顾罕见病热点舆情事件，从主体来看，主要包括患者群体、政府部门、行业产业三个主要类型。具体来看，这三种类型的舆情事件主要有以下3个特点。

一是患者群体类舆情最受关注，热议度最高。这类舆情事件通常由于患者的弱势地位、用药困境、法律争议等问题容易引发公众情绪共鸣，在共情效应下引发讨论和热议。从消息源来看，该类舆情事件往往源于媒体报道或患者群体求助，引发民间舆论场广泛关注，形成舆论共振。这类舆情燃点低、话题延展性强，议题多元复杂。如罕见病药价过高导致有药用不起、境外代购管制类药品反映有药用不了、自制或研发药物自救破解无药可用困境等。其中，较有代表性的事件如西安某医院脊髓性肌萎缩症婴儿住院4天花55万元、诺西那生钠注射液通过医保谈判由70万元降至3.3万元、醋酸氢化可的松价格飞涨一药难求等，这3起舆情事件都是与药品价格密切相关；河南一家长购氯巴占被认定"贩毒"引发了对于此类事件的法律争议；父亲自制"药物"救罹患遗传性铜缺乏疾病Menkes综合征的儿子、京东前副总裁蔡磊投身渐冻症药物开发等则是患者自救的励志故事。

二是政府部门的政策响应、成效举措等，与患者急难愁盼问题的关联性越大关注更高。从热议度较高的政策举措来看，普遍与此前的热点事件相关，如诺西那生钠进医保、氯巴占临时进口、醋酸氢化可的松价格下调等。这些举措短时见效，有效促进当下问题的解决。叠加热点事件的拖尾效应，政府部门积极的政策举措与民间舆论形成良性互动，在此过程中，政府部门的相关行动也更容易被关注、被看到，同时也获得了肯定和好评。而另一方面，对相关药物、产业产生潜在、长期、深远影响的政策举措等，则在官方舆论场上有一定的声量，引发业内的关注，但在民间舆论场鲜少掀起波澜。对于相关内容的宣传力度不够、宣传方式单一、解读维度不丰富等，都影响了传播的广度、深度、烈度，因此，这些政策举措整体的影响力、知晓度、传播效果比较有限。

三是行业产业方面的动态缺乏关注度。从热点事件来看，罕见病创新药企业北海康成登陆香港交易所主板、上海发布促进基因治疗科技创新与产业发展行动方案、北京协和医院落地国内首例罕见病同情用药、罕见病药"科望"或将退出中国等行业产业相关事件排名均靠后，关注度指数较低。罕见病医药产业本身体量较小，且某种药品受益人群有限，这也决定了该话题的关注场域圈层化，传播范围较为局限于某一个圈子。如果话题不能"破圈"，实现多圈层的话题迁移，那么传播的范围和效果就无法扩大。

罕见病领域的问题十分复杂，牵涉甚广，相关的舆情事件也常常涉及难解的困境。鉴于以上分析，结合近年来媒体传播格局和舆论生态的变化，建议各相关方在舆论场上形成正向推动的合力，讲好罕见病患者、政策、产业的故事，营造良好的舆论氛围，让舆论场上关于罕见病的声音不"不罕见"。

一是加强风险沟通交流，同时关照舆论关切。信息不对称往往会造成误解、形成分歧甚至引发冲突。由于很多罕见病相关的研究仍然不够充分，了解和理解都需要较高的门槛，这就容易形成信息沟、知识沟，也为冲突埋下了隐患。因此，政府部门、医疗机构、科研机构、医药厂商与患者及其家属、患者组织、媒体需要能够进行有效地风险沟通交流，就大家共同关心的话题或及时就舆论关切坦诚地交换意见，用沟通来弥合信息差、知识差，从而消除误解和偏见，促进深入了解和互相理解，构建良好的信任基础尤为重要。

二是健全诉求渠道机制，有效疏导不良情绪。一些舆情事件的暴发会导致负面情绪的迅速扩散，甚至对政府部门形成负面评价，不利于和谐稳定的社会大局，也不利于相关问题的解决。因此，需要将不良情绪抚平在萌芽状态。政府相关部门、患者组织等应完善诉求反馈机制，畅通诉求表达渠道，让负面情绪得到纾解、找到"出口"，防止"小事闹炸"。在舆论引导的过程中，媒体的作用亦十分关键。媒体报道的初衷应是积极地推动问题的解决，而不是聚焦冲突、激化矛盾、一味"博眼球"。媒体应是风险交流中重要的建设者、参与者，也是舆论引导中重要的组织者、实施者。

三是加大政策宣贯力度，凝聚共识，推动进步。针对政策举措、产业行业相关话题关注度不足的问题，还需要借助新的多元化的媒介形式，多策划、多活动、多宣传，多角度地持续发力。一方面，聚焦垂直领域的深度。通过专业的媒体、患者组织等，让相关信息能够精准传达到相关的人群，帮助其了解相关疾病的资讯动态。另一方面，注重全社会的广度。通过有影响力的媒体、媒介让信息"破圈"，凝聚广泛的社会共识，形成全社会共同关心、关注、关怀罕见病领域的氛围，从而助力罕见病相关问题的推进和解决。

（中国健康传媒集团舆情监测中心）